浙江省普通高校"十三五"新形态教材

卫生职业教育"十三五"规划教材

高等院校数字化融媒体特色教材

U0221573

人体机能

主 编◎姚水洪 陈 敏

ZHEJIANG UNIVERSITY PRESS

浙江大学出版社

《人体机能》

编委会

主　编　姚水洪　陈　敏

副主编　朱晓萍　朱钱锋　周溢彪

编　委（按姓氏笔画排序）

卢　军（海宁卫生学校）

朱晓萍（衢州职业技术学院）

朱钱锋（海宁卫生学校）

李雨颖（衢州职业技术学院）

李群锋（衢州职业技术学院）

陈　敏（衢州职业技术学院）

周　丹（衢州中等专业学校）

周　斌（绍兴护士学校）

周溢彪（绍兴护士学校）

姚水洪（衢州职业技术学院）

曹焰晖（衢州职业技术学院）

潘建萍（赣南卫生健康职业学院）

前　言

为积极推进高职护理、助产专业医学基础课程建设与教学改革,按照高等职业教育培养高素质护理、助产技术技能人才的要求,编写组对生理学、病理学(病理生理学部分)内容进行了梳理与整合,重构一门新的医学基础课程"人体机能"。同时,在完成了本课程的慕课网络学习平台建设的基础上,编写了适应现代信息化教学需求的新形态教材。

全书基于"互联网+"信息化教学思维,以嵌入二维码的形式,将教学 PPT、微课视频、彩图、学习情境、临床链接、自测练习、拓展阅读、思维导图等数字资源融入纸质教材。本教材编写遵循两个原则:一是淡化学科意识,精选教学内容,坚持"三基五性"原则,以讲清概念、强化应用为重点,对原课程体系进行优化与整合,注重适用性和针对性,同时保持知识的连贯性;二是突出护理(助产)专业特色,以临床问题为线索,密切联系临床知识,体现基础课程为专业课程服务、为解决临床问题服务的原则,增强学生的评判思维能力。同时,编写中还注意与国家执业护士资格考试相衔接。在内容编排上,以原生理学核心内容"内环境稳态"作为主线贯穿教材始终,以系统为结构进行编排。在学习细胞的基本功能后,将神经系统单元内容提前,以突出神经系统在人体功能调节中的主导地位。每个单元均设"学习目标",便于学生自主学习。每个单元设置"临床链接",用基础知识解释临床现象,以使学生尽早接触临床。同时,设置"拓展阅读",对部分相关知识和内容做了补充,以拓宽学生视野。

本教材由衢州职业技术学院牵头,组织省内外高职院校和中高职衔接合作单位长期从事生理学、病理学教学工作的教师编写。编者克服困难,认真投入,充分结合教学实际,精心编写,力求做到教师好教,学生好用。护理、助产专业团队参与了临床案例的讨论。在编写过程中,还得到了浙江大学出版社编辑的全程指导和大力支持,在此一并表示衷心感谢!

读者也可以登录"人体机能"慕课(http://i.mooc.chaoxing.com/space/index?t=1584094534620),进行网络学习。如有意见和建议,可以反馈给我们,以便改进(邮箱:qzxyysh@126.com)。

　　本教材可供中高职院校三年制、五年一贯制护理、助产专业及相关医学类专业学生使用。

　　由于编写时间紧,任务重,在教材的整体设计、内容选取和文字处理等方面尚有不妥甚至错误之处,敬请广大师生、读者在使用过程中不吝批评指正,以便于今后修订完善。

《人体机能》编写组

2020 年 6 月

目　录

第一章

绪 论

学习导航

在人体形态、生物化学等课程中,我们学习了正常的人体构成以及疾病和异常情况下的病理变化。接下来的人体机能课程中,我们将进一步学习人体正常功能活动及其规律,认识内外环境变化对生命活动的影响,以及疾病情况下机体功能代谢变化,疾病的发生、发展规律,从而为后续课程的学习、为疾病防治和护理提供理论基础。本章主要介绍内环境及稳态的概念、生理功能的调节方式、健康与疾病的基本概念。

1-1 PPT

学习目标

学完本章后,你应:

(1)掌握 内环境的概念及其稳态的意义;人体功能调节的主要方式;健康、疾病、脑死亡的概念;脑死亡的标准。

(2)熟悉 正反馈、负反馈的意义;疾病发生发展规律、疾病经过、疾病转归。

(3)了解 人体机能的研究水平;疾病原因。

第一节 人体机能导学

一、人体机能学习内容

人体机能是护理及相关专业的一门十分重要的医学基础理论课程,是研究人体各器官、系统功能活动及其规律的科学。它以传统的人体生理学为主干,对人体生理学、病理生理学内容进行优化和有机整合而成。因此,学习人体机能,就是从细胞与分子水平、器官与系统水平以及整体水平学习人体正常功能活动的现象、过程、基本规律和机制,阐明内外环境变化对生命活动的影响,以及疾病情况下机体功能代谢变化,疾病的发生、发展规律,从而认识疾病的本质,为疾病防治和护理提供基础理论知识。▱1-2

1-2 视频

二、人体机能与医学的关系

人体机能(生理学与病理生理学)的发展与医学科学联系密切。人们在长期与疾病作斗争的过程中，逐渐认识和积累起关于人体正常功能与代谢的知识，并且由一些科学工作者将这些知识总结概括为人体机能的理论。随着社会的进步、科学技术的发展，通过对人体和动物的实验分析研究，尤其是近 30 年以来的新知识、新技术不断涌现和医学模式的转变，使得人体机能的研究更加深入，其理论知识也不断更新，逐渐形成关于人体机能的系统性理论科学。人体机能的这些新成就又迅速应用于临床实践之中。医学中关于疾病问题的研究是以人体生理学和病理生理学的基本理论为基础的。

学习人体机能，就要学好这一学科的基本理论、基本知识和基本技能。只有熟悉和掌握了正常人体功能、代谢与患病机体的生命活动规律，才能深刻地认识和掌握疾病的发生、发展规律及防治疾病的原理与措施，才能更好地指导自己的护理实践，并在实践中不断创新和发展。

三、学习人体机能的基本观点和方法

1. 树立整体的观点　人是一个由许多细胞、组织、器官组成的整体，它们的结构、代谢过程和生理功能虽然各有不同，但是彼此间不是孤立的，而是随时都处于相互联系、相互作用、相互制约之中。例如，肺的主要功能是气体交换，但是需要心脏提供充足的血液。如果肺的呼吸功能不佳，则又会使心脏的射血功能发生障碍。在疾病过程中，局部变化一方面是整体变化的原因，另一方面又是整体变化的结果，局部变化总是处于整体联系之中，必然地要受到整体变化的制约。所以疾病诊治与护理时，必须从整体观出发，把局部和整体联系起来，才能减少和避免失误。

2. 结构与功能统一的观点　功能活动的物质基础是生物机体，构成机体的最基本结构和功能单位是各种细胞，每一器官的功能都与组成该器官的细胞生理特性分不开，例如肌肉的功能与肌细胞的生理特性分不开，腺体的功能与腺细胞的生理特性分不开等。然而，细胞的生理特性又决定于构成细胞的各种物质的物理化学特性，尤其是生物大分子的物理化学特性。例如，心脏之所以能搏动，是由于肌细胞中含有特殊的蛋白质，这些蛋白质分子具有一定的结合排列方式，在离子浓度的变化和酶的作用下排列方式发生变化，从而发生收缩或舒张的活动。因此，对功能的研究需要在机体细胞和生物大分子的水平上进行。

3. 稳态的观点　机体要维持生命活动，需要不断与外界环境进行物质交换，同时机体内部环境也因新陈代谢而不断地改变。而细胞水平的生物化学反应必须在一个相对稳定的环境下才能进行。因此，机体各个器官、系统必须通过神经、体液和自身复杂的调节机制，确保能够应对复杂多变的外部环境以及不断变化的内部环境，维持内环境的相对稳定和动态平衡。例如出血和生理性止血的平衡，当机体损伤而出血时，通过血管收缩、血小板活化、血液凝固系统激活等，尽快止血；同时，这种止血机制必须限定在出血的局部而不扩大到其他部位甚至全身。在止血和损伤血管修复后，要启动纤维蛋白溶解系统，使凝血块溶解，达到血管再通，为支配的组织供血。若这种稳定和平衡受到破坏，就会导致疾病发生。因此，必须建立一个稳态的观点，可以说，稳态和平衡贯穿人体机能研究和学习的始终。

4. 注重实验研究　历史证明，科学上任何重大发现和发明都是从科学实验中提炼和总结出来的。基础医学学科都是实验性科学，其知识的获取也主要通过实验和实践获得。生理学真正地成为一门实验性科学可以追溯到 17 世纪初，英国医生威廉·哈维首先在动物身上用活体解剖和科学实验的方法研究了血液循环，证明心脏是循环的中心，1628 年，哈维的著作《心与血的运动》出版，是历史上第一本基于实验证据的生理学著作。到了 19 世纪，随着其他自然科学的迅速发展，人体机能的实验研究也大量开展，积累了大量各器官生理功能的知识。由于

人体机能实验往往会造成机体的损害,甚至危及生命,因此除在不伤害人体的情况下可进行适当的人体试验外,利用人与动物在结构和功能上具有许多相似之处,主要采用动物实验的方法探讨机体的功能活动。在护理、助产临床实践中,还可进行大量人群调查,通过问卷、体格检查和实验室检查等方法获得人体机能的基本数据,进行统计学分析,以获得不同人群的生理功能指标。

(姚水洪)

第二节　机体的内环境和稳态

一、机体的体液组成

机体内含有大量液体,称为体液(body fluid)。正常成年人体液量约占体重的 60%,以细胞膜为界,其中 2/3(约占体重的 40%)分布于细胞内,称为细胞内液,其余 1/3(约占体重的 20%)分布于细胞外,称为细胞外液(图 1-1)。细胞外液中又有约 1/4(约占体重的 5%)在血管中不断循环

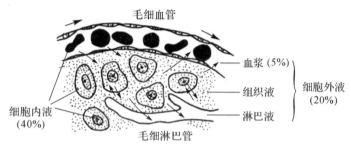

图 1-1　体液分布示意图

流动,即为血浆;有 3/4(约占体重的 15%)分布于细胞间隙内,称为组织间液或组织液,脑脊液、关节腔液、腹腔液、胸腔液等均为组织液。新生儿体液占体重比例高,可达 75%,主要原因是组织液占比高(30%)。

二、内环境及其稳态

人体的绝大多数细胞并不直接与外界环境接触,而是浸浴在细胞外液之中。因此,细胞外液是细胞直接接触和赖以生存的环境,称为机体的内环境(internal environment)。

细胞通过细胞膜与细胞外液进行物质交换,他们所需的营养物质从细胞外液获取,代谢产物也排泄到细胞外液中。在正常生理情况下,细胞外液的化学成分、pH、温度、渗透压等理化性质是相对稳定的,例如体温维持在 37℃左右,血浆 pH 维持在 7.4 左右。这种内环境理化性质保持相对稳定的状态称为内环境稳态(homeostasis)。

内环境稳态是细胞维持正常生理功能的必要条件,也是机体维持正常生命活动的必要条件。稳态是一个复杂的生理过程,是一个不断破坏和不断恢复的过程,是一个动态的、相对稳定的状态。一方面,由于细胞不断进行代谢活动,就不断地与细胞外液进行物质交换,同时,外界环境因素的改变也可影响内环境的理化性质,使内环境的成分和理化性质并不是静止不变的。但另一方面,内环境的成分和理化性质的变化必须限制在一定范围内,因为体内各个器官、组织的功能实现和细胞的代谢活动都是一系列酶促生化反应,细胞外液中需要有足够的营养物质、氧、水分,以及适宜的温度、离子浓度、酸碱度和渗透压等。如果细胞外液理化性质超出一定的范围,如高热、缺氧、水与电解质以及酸碱平衡紊乱等可能导致细胞功能的严重损害,引起疾病;反过来,在疾病情况下,细胞、器官的活动发生异常,内环境稳态就会受到破坏,细胞

外液的某些成分就会发生改变,超出正常的变动范围。有关在各种病理情况下机体的细胞、器官功能所发生的变化,属于病理生理学的内容。

在人体机能中,目前关于稳态的概念已被大大扩展,不仅仅局限于内环境的稳态,而是扩大到泛指体内从细胞和分子水平、器官和系统水平及整体水平的各种生理功能活动在神经、体液等因素调节下保持相对稳定的状态。

（姚水洪）

第三节　机体生理功能的调节

当机体处于不同生理情况时,或者当外界环境发生改变时,内环境的成分和理化性质会随之发生改变。此时,机体可以通过完善的生理功能调节机制,使机体尽快适应各种不同的生理情况或外界环境变化,从而使被扰乱的内环境得到恢复,维持稳态。机体对各种功能活动的调节方式主要有三种,即神经调节、体液调节和自身调节。

一、机体功能的调节方式

（一）神经调节

通过神经系统的活动对机体功能进行的调节称为神经调节(nervous regulation),它是机体最主要的调节方式。神经调节的基本方式是反射(reflex)。反射是指在中枢神经系统的参与下,机体对内、外环境的变化所做出的规律性反应。完成反射的结构基础是反射弧(reflex arc),它由感受器、传入神经、神经中枢、传出神经和效应器五个部分组成(图1-2)。反射的完成,依赖于反射弧结构和功能的完整性,若反射弧的任何一部分结构或功能受到破坏,反射就不能完成。

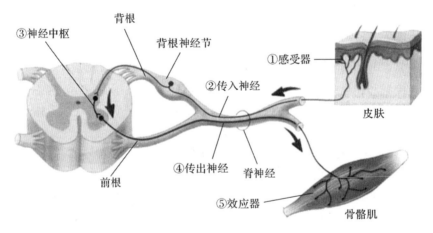

图1-2　反射弧模式图

机体有各种各样的感受器,各种感受器相当于换能器,能接受内、外环境的刺激,并将刺激转换成神经信号(神经冲动),经传入神经传向中枢。神经中枢对传入信号进行处理并发出指令,通过传出神经传至相应的效应器,改变效应器的活动。例如,在生理情况下,动脉血压是保持相对稳定的,当某种原因使动脉血压升高时,分布在主动脉弓和颈动脉窦的压力感受器就能感受到血压的变化,并将这一压力变化转换为神经冲动,经传入神经上传至延髓的心血管中枢,心血管中枢对传入的血压变化信息进行分析,然后通过传出神经改变效应器心脏和血管的活动,使动脉血压降到原来的水平。在以后的各个章节中,都会讲述神经系统对机体某种生理功能的调节过程。神经调节具有反应迅速、准确、作用局限而短暂的特点,是机体内起主导作用的调节方式。

反射可分为非条件反射和条件反射两大类。非条件反射是指生来就具有的反射,是生物体在长期的进化发展过程中形成的。非条件反射的形式相对固定,数量有限。条件反射不是生来就具有的,而是在后天经过学习而获得的,是一种高级的神经活动。例如对狗进行训练,在每次喂食时先发出铃声,多次重复后,狗听到铃声时就会发生唾液分泌反应。条件反射的形式是多种多样的,其数量可以是无限的。有关条件反射的知识还将在第三章深入学习。

(二)体液调节

体液调节(humoral regulation)是指体内某些特殊的化学物质通过体液途径对组织或器官的活动进行调节的过程。体内参与体液调节的化学物质主要有:①由内分泌腺或内分泌细胞分泌的激素,如胰岛素、甲状腺素;②某些组织细胞产生的特殊化学物质,如组胺、5-羟色胺;③细胞代谢的某些产物,如CO_2、乳酸等。由内分泌细胞分泌的激素(如甲状腺素),分泌后由血液运输至全身,能够对全身几乎所有的细胞起调节作用,这种调节称为全身性体液调节,或称远距分泌调节。有一些内分泌细胞分泌的激素并不经过血液运输,而是在组织液中扩散至邻近的细胞,调节邻近细胞的活动,这种调节称为局部性体液调节,也称旁分泌调节。此外,还有自分泌、神经分泌调节等,这些将在第十一章中深入学习。体液调节的特点是:反应速度较慢,作用广泛而持久。

神经调节与体液调节是密切联系、相辅相成的。一般来说,内分泌腺或内分泌细胞都是相对独立的调节系统,但有些内分泌腺或内分泌细胞受神经支配,直接或间接地接受神经系统的调节,在这种情况下,体液调节成为神经调节反射弧的传出部分,这种调节称为神经-体液调节(neurohumoral regulation)(图1-3)。例如,肾上腺髓质受交感神经节前纤维末梢支配,当交感神经兴奋时,肾上腺髓质分泌肾上腺素和去甲肾上腺素,从而使神经和体液因素共同参与机体的调节。

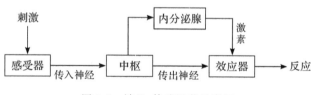

图 1-3 神经-体液调节示意图

(三)自身调节

自身调节(autoregulation)是指组织细胞不依赖于神经或体液因素,自身对环境变化发生的一种适应性反应。例如,血管平滑肌在受到牵拉刺激时会发生收缩反应;肾动脉灌注压在80～180mmHg范围内变动时,肾血流量基本保持稳定。自身调节的特点是:调节范围局限、调节幅度小、灵敏度低,但对于生理功能的调节仍有一定意义。

二、机体功能调节的控制系统

上述机体功能的调节过程,包括神经调节、体液调节和自身调节,都可以看作是由各式各样的控制系统具体实现的。从控制论的观点分析,任何控制系统都由控制部分和受控部分组成,人体内的控制系统可分为非自动控制系统、反馈控制系统和前馈控制系统三类。

(一)非自动控制系统

这是一种"开环"系统,这种控制方式是单向的,即控制部分发出指令控制受控部分活动,受控部分的活动不会反过来影响受控部分的活动。在体内的各种生理功能调节中,非自动控制系统非常少见。

(二)反馈控制系统

反馈控制系统是一种闭环系统,是人体功能调节中最普遍的控制方式。它由控制部分发出指令控制受控部分的活动,而控制部分自身的活动又接受来自受控部分返回信息的影响。我们把这种由受控部分发出的信号反过来影响控制部分的活动,称为反馈(feedback)(图 1-4)。在反馈控制系统中,反馈信号对控制部分的活动有两种不同的影响,即反馈有负反馈和正反馈两种形式。1-3

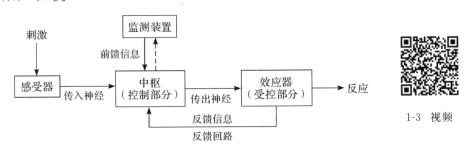

1-3　视频

图 1-4　自动控制系统模式图

1.负反馈　受控部分发出的反馈信息调整控制部分的活动,最终使反馈后的效应向原效应的相反方向变化,称为负反馈(negative feedback)。在正常人体内,绝大多数控制系统都属于负反馈控制系统。负反馈调节的生理意义在于维持内环境稳态。例如,血压的调节、体温的调节、血糖水平的调节等都是负反馈的典型例子。当动脉血压高于正常时,动脉压力感受器受到的刺激增强,形成的神经冲动增多,通过传入神经反馈到心血管中枢,中枢再作用于受控部分,使心脏、血管活动减弱,最终血压向正常水平恢复;如果血压由于某种原因降低,则传入神经冲动减少,通过中枢加强心脏、血管的功能活动,使血压保持相对稳定。

2.正反馈　反馈信息能加强控制部分活动,最终使受控部分原来的活动得到不断加强,称为正反馈(positive feedback)。正反馈调节的生理意义在于促使某一生理过程加快、加强,直到全部过程完成为止。在生理情况下,正反馈控制系统在人体内很少,主要见于血液凝固、排便排尿、分娩过程等。分娩过程是正反馈控制系统活动的实例,当临近分娩时,某些干扰信息可诱发子宫收缩,子宫收缩导致胎儿头部牵张子宫颈部;宫颈受到牵张可反射性导致催产素分泌增加,从而进一步加强宫缩,转而使宫颈进一步受到牵张;如此反复,直至胎儿娩出为止。然而在病理情况下,常会有正反馈的情况发生。例如在大量失血时,心脏射出的血量减少,血压下降,对心肌供血减少,使心肌收缩力进一步减弱,射出的血量更少。在这一过程中,心脏活动减弱,通过反馈调节,使心脏活动更弱,便是典型的正反馈,这类反馈控制过程在病理生理学中常被称为恶性循环,甚至危及生命。

(三)前馈控制系统

控制部分在反馈信息未到达前已受到纠正信息(前馈信息)的影响,及时纠正控制部分可能出现的偏差,这种自动控制形式称为前馈(feed-forward)。前馈控制系统所起的作用是预先监测干扰,防止干扰的扰乱;或是超前洞察动因,及时做出适应性反应,因而前馈控制可使系统的调节活动更加快速和准确。条件反射活动是一种前馈控制系统活动。例如,动物见到食物就引起唾液分泌,这种分泌比食物进入口中后引致唾液分泌来得快,而且富有预见性,更具有适应性意义。又如有运动经验的人,在到达运动场尚未开始运动时,循环和呼吸等活动就开始发生变化,以适应运动时肌肉对氧的需求。

(姚水洪)

第四节　健康与疾病

一、健康与疾病的概念

世界卫生组织(World Health Organization,WHO)提出:健康不仅是没有疾病和病痛,而且是躯体上、精神上和社会行为上处于完好状态。WHO关于健康的概念,包括两个方面:一是指没有躯体上的疾病和病痛;二是在精神上和社会行为上也同样处于良好状态。

健康的标准是相对的,它随经济发展、社会进步、人们观念改变而变化,在不同种族、不同地区、不同人群中健康的标准也会不同。健康与疾病也是一个动态演变的连续过程,其间并不存在截然的界限,即使机体的主观感觉和活动处于良好状态,也有可能同时潜藏着某些疾病的迹象。

亚健康状态是指介于健康与疾病之间的生理功能低下的状态,此时机体处于非病、非健康并有可能趋向疾病的状态,主要表现为疲乏无力、精神不振;烦躁易怒、失眠焦虑;关系不稳定、孤独感等。导致亚健康的原因与工作、学习负荷过重,心理应激,生活习惯不良等有关。加强亚健康状态人群的保健是医务工作者义不容辞的责任。

疾病(disease)通常是指机体在病因的损害性作用下,由于自稳调节紊乱而产生的异常的生命活动现象。在一定条件下,当某种病因作用于机体后,可对机体产生损害作用,同时诱发机体产生抗损害作用,损害与抗损害相互作用的结果,会使体内正常情况下建立的稳态调节机制发生紊乱,并出现功能、代谢甚至形态结构的异常改变,临床上可以出现症状、体征和社会行为的异常。

二、病因

(一)疾病发生的原因

疾病发生的原因简称病因(etiological factor),是指作用于机体的众多因素中,能引起疾病并赋予该病特征的因素。简单地说,没有原因是不可能发病的。病因种类很多,一般可以归为以下几大类:

1.生物性因素　诸多病因中,生物性因素最常见,包括各种病原微生物和寄生虫,由此而引起的疾病称为感染性疾病。病原生物的致病作用主要与病原体致病力强弱、侵入数量、侵袭力、毒力以及它逃避或抵抗宿主攻击的能力有关。当病原生物侵入人体后,在定位上可有器官特异性,所致疾病往往也与机体产生的抗损害作用有关。如乙型肝炎病毒属于嗜肝病毒,主要侵犯肝细胞,但是病毒本身对肝细胞的损伤并不重要,由乙型肝炎病毒所致的机体特异性免疫反应,是导致肝细胞损害的主要原因。此外,很多病原生物在致病的同时,由于受到人体免疫系统的攻击和治疗药物的作用,有时可发生变异,从而逃避人体免疫系统的清除、产生抗药性等;近年来,某些使动物致病的微生物发生变异后,也开始引起人类疾病的流行,如禽流感等。

2.理化因素　环境温度、气压、机械力、光、射线等物理因素,以及强酸、强碱、化学毒物、药物等化学因素也是致病的重要原因。理化因素致病常可发生在一些突发事故、特殊环境中。物理因素引起疾病的特点是:潜伏期短,有时没有潜伏期;往往没有器官组织的选择性;需要达到一定的强度和作用时间。化学因素致病特点是:对组织器官的损伤有一定的选择性;往往与化学物质在体内的代谢排出途径有关,通常以肝、肾损伤较为常见。

3.遗传性因素　基因突变引起的分子病或染色体畸变引起的染色体病,属遗传性疾病,直接引起子代遗传性疾病的发生。常见的分子病有地中海贫血、血友病、苯丙酮尿症等;常见的染色体病有先天愚型(唐氏综合征)、性染色体遗传病等。遗传易感性是指个体由遗传所获得的易患某种疾病的倾向性,需与环境因素相互作用才引起疾病的发生,如高血压、糖尿病等。

4.先天性因素　指那些能够损害胎儿发育的有害因素,如某些化学物质、药物、病毒、辐射等,导致胎儿出生畸形或缺陷。由先天性因素引起的疾病称为先天性疾病,如先天性心脏病。

5.免疫性因素　免疫功能是机体重要的防御功能。当异种抗原进入机体后,免疫系统可识别和清除异己物质。当某些因素作用下,免疫系统对一些抗原产生异常强烈的反应,从而导致组织、细胞损伤和生理功能的障碍,这些异常的免疫反应称为超敏反应。如异种血清蛋白、某些药物(青霉素)可致过敏性休克;花粉、食物可致支气管哮喘、荨麻疹等。此外,当机体免疫功能低下时,也会导致某些疾病的发生,如免疫缺陷病。

6.必需物质的缺乏或过多　机体正常生命活动依赖于糖、蛋白质、脂肪、电解质、维生素及微量元素等,如果这些必需的物质缺乏或过多,就会引起生命活动功能改变,导致疾病发生。例如,维生素 D 缺乏会引起佝偻病,铁缺乏会引起缺铁性贫血等。

7.精神、心理和社会因素　随着生物-心理-社会医学模式取代传统的生物医学模式,由精神、心理和社会因素引起的疾病越来越受到重视,如应激性疾病、精神性疾病、心因性疾病等逐渐增多。此外,精神、心理和社会因素也可促进很多疾病的发生发展,例如,长期处于精神紧张者易导致高血压、心脑血管疾病的发生。

病因很多,不可能一一列出。疾病发生可以是一种病因引起,也可以由多种病因共同作用或先后参与,且在疾病发生、发展过程中病因也可能发生新的变化,因此针对不同疾病必须具体分析。

(二)疾病发生的条件

病因是疾病发生必不可少的因素,但有时除病因外,还需要有一定的条件才能发病。疾病发生的条件,是指在病因作用的前提下,那些能够影响疾病发生发展的各种体内外因素。它们本身虽不能引起疾病,但可以左右病因对机体的影响,促进或阻碍疾病的发生。

疾病条件中,如果某个因素的存在能促使某种疾病的发生,这个因素称为诱因。某种疾病的诱因往往并非一种,如老年心力衰竭患者,肺部感染、过度劳累、情绪激动、输液过多过快等均可成为其诱因。

（三）病因和条件的关系

病因和条件是相对的，一种疾病的原因可以是另一种疾病的条件，同样，一种疾病的条件也可以是另一种疾病的原因。例如寒冷是冻伤的原因，但也是感冒、肺炎等疾病发生的条件。因此，在判断疾病的原因和条件时，必须进行具体分析和研究。

三、发病机制

发病机制（pathogenesis）主要研究疾病发生、发展的一般规律及其基本机制。疾病发生、发展过程中的自稳调节紊乱、损伤与抗损伤、因果交替、整体与局部关系等，是疾病发生发展的一般规律。在研究疾病发生机制时，通常从整体（主要是神经-体液）水平、组织细胞水平和分子水平等方面加以阐述。

（一）疾病发生发展的一般规律

1.损伤与抗损伤 损伤与抗损伤两者间相互联系又相互斗争，是推动疾病发生发展的动力，且伴随疾病过程的始终。损伤与抗损伤之间无严格的界限，它们之间可以相互转化。在不同疾病中损伤与抗损伤的斗争是不相同的，这就构成了各种疾病的不同特征。掌握疾病的损伤与抗损伤规律，一方面，要设法调动或促进机体抗损伤作用；另一方面，也要密切关注抗损伤作用可能带来新的损伤，尽早采取必要措施消除或减轻新的损伤，使疾病发生发展向好的方向转化。

2.因果交替 在疾病发生发展过程中，原因和结果可以相互交替和相互转化，甚至形成"恶性循环"，从而促进疾病不断恶化，直到死亡。例如，外伤（原因）可导致机体大失血（结果），而大失血（原因）又可导致组织供血不足（结果），供血不足（原因）又可导致微循环血管收缩（结果），血管收缩（原因）又会导致微循环供血进一步减少（结果），导致组织缺血、缺氧不断加剧。

掌握疾病的因果交替规律，找到关键环节并设法避免或减轻原因所造成的结果，可以打破因果交替的恶性循环，使疾病发生发展向良性循环转化，最终得以康复。

3.局部与整体 无论形态结构上，还是功能代谢方面，机体都是一个统一的整体，任何疾病基本上都是整体疾病，而各组织、器官的病理变化均是全身性疾病的局部表现。局部的病变可以通过神经和体液途径影响整体，而机体的全身功能状态也可以通过这些途径影响局部病变的发展和经过。可见，在疾病发生发展中，局部与整体是密不可分的。

（二）疾病发生的基本机制

1.神经机制和体液机制 神经调节在人体生命活动维持和调控中起主导作用，疾病的原因作用于机体后，往往直接或间接作用于神经系统，引起神经调节的改变，而神经调节的变化则可导致或促进机体稳态调节紊乱。体液是维持内环境稳态的重要因素，各种致病因素可引起体液质和量的变化，体液调节的紊乱造成内环境的紊乱，以致疾病发生。

疾病发生发展中神经调节机制和体液调节机制的紊乱常常同时发生，共同参与，故常称为神经-体液机制。

2.细胞机制和分子机制 细胞是完成机体代谢的基本功能单位，细胞膜上有多种离子通道，细胞质中含有大量细胞器。当病因直接或间接损害细胞的结构或功能代谢时，会导致机体稳态调节紊乱，引起疾病发生发展。例如，各种病因所致的缺氧，可使线粒体合成三磷酸腺苷（ATP）减少，细胞膜上钠泵失灵，不能将钠运出细胞外，引起细胞内水肿，甚至细胞死亡。近年来，从分子水平探索疾病发生机制越来越受到重视。细胞正常的功能代谢是由细胞内大量的分子完成的,尤其是各种蛋白质分子,是细胞功能的执行者,一旦蛋白质分子发生异常,可导致各种各样的疾病,即分子病。

1-4　视频 ⊞ 1-4

四、疾病的经过和转归

(一)疾病的经过

疾病发展经过一般可分为 4 期:潜伏期、前驱期、症状明显期和转归期。

1.潜伏期　潜伏期即病因作用于机体到出现最初症状前的阶段,此阶段中患者不出现症状和体征。潜伏期长短因病因的特异性、疾病的类型和机体本身的特征而不同。传染病的潜伏期较明显,有长有短,短者仅几小时或数天,长者达几年,甚至数十年。

2.前驱期　前驱期即从最初症状发生到典型症状出现前的阶段。患者有不适、倦怠、食欲不振、发热等一般症状。

3.症状明显期　症状明显期即出现特异典型症状的阶段。典型症状和体征是疾病诊断的重要依据。如急性阑尾炎的典型症状和体征是转移性右下腹疼痛、压痛、反跳痛。

4.转归期　转归期即疾病的终结阶段。疾病的转归有康复和死亡两种结局,诊断和治疗是否及时与正确,对疾病的转归起着极为重要的作用。

(二)疾病的转归

疾病的转归包括康复和死亡。

1.康复　康复包括完全康复和不完全康复。完全康复是指疾病对机体造成的损伤完全消失,稳态紊乱也完全恢复正常,由此产生的各种临床表现也均消失。不完全康复是指疾病所致损伤已得到有效控制,但基本病理变化尚未完全消失,经机体代偿后功能代谢变化得以恢复,主要症状消失,有时可留有后遗症。

2.死亡　死亡是指机体作为一个整体的功能永久停止,可分生理性死亡(老死)和病理性死亡两种。实际上生理性死亡是极为罕见的,绝大多数人最终是死于各种疾病发展的结局,即病理性死亡。按照传统观念,死亡经历 3 个阶段。

(1)濒死期:表现为脑干以上神经中枢处于深度抑制,各种生理功能明显减弱,患者意识模糊或消失,反射迟钝,心跳减弱,血压降低,呼吸微弱。

(2)临床死亡期:表现为延髓处于深度抑制,主要标志为心跳和呼吸完全停止,各种反射消失。临床死亡期为可逆阶段。

(3)生物学死亡期:由中枢神经系统开始,逐渐波及全身各器官系统,新陈代谢和功能完全停止,整个机体已不可能复活,为不可逆阶段。这一时期会出现尸冷、尸僵、尸斑,最后尸体腐败。

然而,依据此观念在临床上有时难以截然划分这 3 个阶段,亦很难准确地宣布死亡时间,机体的整体功能停止后,各器官、细胞仍可有正常的代谢功能。因此,近年来提出了脑死亡的概念,目前一般以枕骨大孔以上全脑死亡作为脑死亡的标准。一旦出现脑死亡,机体的整体功能将永久停止。临床上判断脑死亡的标准如下:

(1)自主呼吸停止:是判断脑死亡的首要指标。这是因为,虽然脑干死亡后,心跳和呼吸都将停止,但是由于心脏有一定程度的自主收缩能力,仍可有微弱的心跳,而自主呼吸则完全停止。

（2）不可逆性深度昏迷：系指不可能逆转的意识丧失，对外界刺激已完全没有反应。

（3）脑神经反射消失：如咳嗽反射、吞咽反射、角膜反射等均消失。

（4）瞳孔散大、固定（对光反射消失）。

（5）脑电波消失。

（6）脑血液循环完全停止。

以脑死亡作为死亡标志的意义在于：脑死亡在法律上已经具备死亡的合法依据；可协助医务人员判断死亡时间和确定终止复苏抢救的界限；也为器官移植创造良好的时机和伦理、法律依据。

（朱晓萍）

思考题

1.简述人体生理功能调节的方式。

2.试述正反馈与负反馈的区别和生理意义。

3.何谓脑死亡？脑死亡的判断标准有哪些？

1-5　自测练习　　1-6　思维导图

第二章

细胞的基本功能

学习导航

  细胞是人体的基本结构和功能单位。人体的细胞种类繁多，每种细胞分布于特定部位，执行特定的功能。但是，基于细胞和分子水平上的基本功能却有很大的共性。本章主要学习细胞具有共性的基本功能，如细胞膜的物质转运功能、跨膜信号转导功能、细胞的生物电现象、肌细胞的收缩功能等。

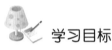

学习目标

  学完本章后，你应：

  （1）掌握 细胞膜物质转运方式；静息电位、动作电位的概念和形成机制；动作电位和局部兴奋的特点；兴奋性的衡量指标——阈值的概念和意义。

  （2）熟悉 极化、超极化、去极化、反极化的概念；兴奋性、刺激与反应的概念；神经-肌接头的兴奋传递过程和特点；兴奋-收缩耦联的基本过程。

  （3）了解 兴奋在同一细胞上的传导方式；骨骼肌的收缩过程；影响肌肉收缩的因素。

第一节 细胞膜的物质转运功能

一、细胞膜的基本结构

2-1 PPT

  细胞表面有一层具有特殊结构和功能的半透膜，称细胞膜或质膜，它将细胞内容物与细胞的周围环境分隔开来，构成细胞的屏障，使细胞成为一个相对独立的结构和功能单位。细胞膜和细胞内包被各种细胞器的生物膜具有相同的化学组成和结构，主要由脂质、蛋白质和糖类等物质组成，其中以脂质和蛋白质为主，糖类只占少量。现已证实了科学家于 1972 年提出的膜的液态镶嵌模型，即膜是以液态的脂质双分子层为基架，其中镶嵌着具有不同生理功能的蛋白质（图 2-1）。 2-2

  1.脂质双分子层 脂质主要由磷脂、胆固醇和少量糖脂构成，以磷脂为主。它们以双分子层形式整齐地排列在细胞膜上，是细胞膜的基本骨架。每个磷脂分子的一端由磷酸和碱基构成亲水性极性基团，朝向细胞外液或胞质；另一端为脂肪酸构成的疏水性非极性基团，在膜内部彼此两两相对排列，使膜的结构最稳定。细胞膜是以脂质双分子层为基架，起到良好的屏障

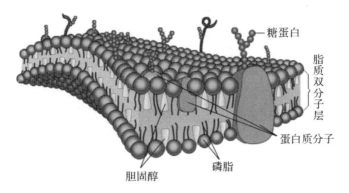

2-2　图片

图 2-1　细胞膜结构示意图

作用,水溶性物质和离子一般不能自由通过。

2.细胞膜蛋白质　在脂质双分子层的基架中镶嵌着各种各样的膜蛋白质,是膜功能的主要执行者。根据膜蛋白质的存在形式,分为表面蛋白质和整合蛋白质。表面蛋白质附着于膜的外表面或内表面,主要与膜受体识别、参与信号转导等功能有关。整合蛋白质是以肽链一次或反复多次穿越脂质双分子层为特征,主要与细胞膜的物质转运功能有关,如载体、通道和离子泵等。

3.细胞膜糖类　糖类含量少,以共价键的形式与膜脂质或蛋白质结合,形成糖脂或糖蛋白。膜上的糖链仅存在于细胞膜的外侧,有细胞"天线"之称,且糖链在化学结构上具有特异性,通常具有受体或抗原功能。

二、细胞膜的物质转运功能

细胞在新陈代谢过程中,不断有各种物质进出细胞,这些物质包括 O_2 和 CO_2、各种营养物质、代谢产物等,这些物质大多数是水溶性的。细胞膜的基架是脂质双分子层,这决定了只有少数的脂溶性小分子物质才能自由通过。那些水溶性物质想要进出细胞,必须借助细胞膜上具有特殊功能的蛋白质的帮助才能完成。一些大分子物质或物质团块,则以更复杂的入胞或出胞的方式进出细胞。

(一)单纯扩散

脂溶性小分子物质从细胞膜的高浓度一侧向低浓度一侧移动的过程,称为单纯扩散(simple diffusion)。以单纯扩散方式进出细胞膜的物质种类较少,常见的有 O_2、CO_2、NH_3、尿素等,此类物质的共同特点是既能溶于水,又能溶于脂类。单纯扩散顺浓度差进行,不消耗能量,扩散的方向和速度取决于该物质在膜两侧的浓度差和膜对该物质的通透性。

(二)易化扩散

大部分水溶性小分子物质,在特殊膜蛋白质的帮助下,顺浓度差完成跨膜物质转运的过程,称为易化扩散(facilitated diffusion)。易化扩散也是顺浓度差进行的,因而也不直接消耗能量。但是它与单纯扩散不同的是,必须在膜蛋白质的帮助下才能进行。根据参与易化扩散的膜蛋白质的不同,将易化扩散分为通道转运(由通道蛋白介导)和载体转运(由载体蛋白介导)两种类型。 2-3

2-3　视频

1.通道转运　经通道转运的物质几乎都是离子,如 K^+、Na^+、Ca^{2+}、Cl^- 等,因而通道也称离子通道(图 2-2)。离子通道的第一个特性是离子选择性,由于通道蛋白化学结构的特异性,每种通道只对一种或几种离子具有较高的通透性,而其他离子则不易通过,因而根据所转运的离子对通道进行命名,如 K^+ 通道、Na^+ 通道、Ca^{2+} 通道、Cl^- 通道等。

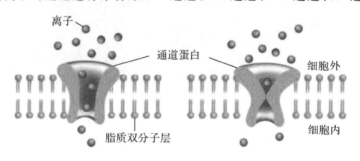

图 2-2　通道转运示意图

2-4　拓展阅读

离子通道的第二个特性是它的门控特性。通道蛋白像贯通细胞膜并带有"闸门"装置的一条管道,当闸门开放时,离子从高浓度一侧经管道向低浓度一侧扩散,当闸门关闭时,即使膜两侧存在物质的浓度差,物质也不能通过细胞膜。"闸门"的开放和关闭由谁控制? 根据引起通道开放和关闭的条件不同,一般将通道分为电压门控通道、化学门控通道和机械门控通道。电压门控通道的开闭取决于膜两侧的电位差;化学门控通道的开闭决定于化学物质与通道蛋白上膜受体的特异性结合;机械门控通道的开闭常由细胞膜感受牵张刺激引起。⊟ 2-4

2. 载体转运　体内一些重要的营养物质如葡萄糖、氨基酸,通过细胞膜上的载体蛋白的帮助完成跨膜物质转运。如图 2-3 所示,葡萄糖分子首先与膜外侧的葡萄糖载体蛋白结合,引起蛋白构型改变,然后转运至膜内侧与载体蛋白解离,葡萄糖分子被放入细胞内,载体蛋白的构型恢复到转运前。

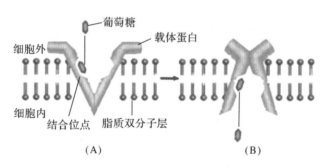

图 2-3　载体转运示意图
(A)载体蛋白在膜的一侧与被转运物质结合;
(B)载体蛋白在膜的另一侧与被转运物质解离

载体转运具有以下特点:①特异性。每一种载体蛋白只能转运具有某种特定结构的物质。②饱和现象。由于膜载体蛋白的数量有限,当膜两侧被转运物质的浓度差增大到一定程度后,转运速度不再继续增大。③竞争性抑制。如果甲、乙两种结构相似的物质能被同一载体转运,那么当增加甲物质浓度时,甲物质的转运量增加,而乙物质的转运量必然减少。

载体也称转运体,有的载体只转运一种物质,如葡萄糖转运体。有的载体可同时转运两种或两种以上物质,此时如果被转运的物质都向同一方向运动,即称为同向转运,其载体称为同向转运体,如 Na^+-葡萄糖同向转运体;如果被转运物质彼此向相反的方向运动,则称为反向转运或交换,其载体称为反向转运体或交换体,如 $Na^+ - H^+$ 交换体、$Na^+ - Ca^{2+}$ 交换体等。

在单纯扩散和易化扩散中,物质分子或离子转运的动力来自膜两侧的浓度差所产生的势能,扩散过程不需要细胞另外供能。因此,单纯扩散和易化扩散都属于被动转运。

(三)主动转运

2-5　视频

在细胞膜泵蛋白的帮助下,通过自身耗能过程,逆浓度差或逆电位差完成跨膜物质转运的过程叫主动转运(active transport)。这种转运是逆电-化学梯度进行的,根据是否直接分解利用 ATP 供能,分为原发性主动转运和继发性主动转运。▯2-5

1.原发性主动转运　细胞在生物泵帮助下,直接利用代谢产生的能量逆浓度差或电位差完成物质转运的过程称为原发性主动转运。生物泵是镶嵌在细胞膜中的一类膜蛋白质,具有ATP酶的活性,因此也称作 ATP 酶。生物泵转运物质是逆浓度差或电位差进行的,即把物质分子从低浓度一侧"泵"向高浓度一侧,就像水泵把水从低处泵向高处一样,因而要消耗能量。能量来源于细胞的代谢过程,如果细胞代谢障碍,生物泵的功能就会受到影响。生物泵有多种,常以所转运的物质来命名,如转运 Na^+ 和 K^+ 的钠-钾泵、转运 Ca^{2+} 的钙泵、转运 H^+ 的质子泵等,其中以钠-钾泵的作用最重要,存在最广泛,对它的研究也最充分。

钠-钾泵,简称钠泵,其本质是镶嵌在细胞膜中的一种 $Na^+ - K^+$ 依赖式 ATP 酶,它是一个由 α 和 β 亚单位组成的二聚体蛋白质。当细胞内的 Na^+ 浓度升高或细胞外的 K^+ 浓度升高时,钠泵被激活。一般生理情况下,钠泵活动时每分解 1 分子 ATP,可以将 3 个 Na^+ 从细胞内移到膜外,同时将 2 个 K^+ 由膜外移到膜内(图 2-4)。据测定,细胞内的 K^+ 浓度是细胞外液中的 30～40 倍,而细胞外液中的 Na^+ 浓度是细胞内的 12 倍,细胞内外 Na^+ 和 K^+ 的这种极大的分布差异就是钠泵活动的结果。

钠泵的活动对于维持细胞正常兴奋性及正常生命活动具有重要的生理意义:①维持细胞内外之间的 Na^+、K^+ 浓度差,建立势能贮备;②细胞生物电产生的基础;③维持细胞内外渗透压;④细胞内高钾是代谢反应所必需的。

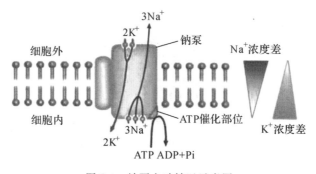

图 2-4　钠泵主动转运示意图

除钠泵外,体内广泛分布的另一种离子泵是钙泵,它位于细胞膜、内质网或肌质网膜上,可将 Ca^{2+} 由胞质内转运至胞外,或从胞质内转运至肌质网或内质网内。此外,还有位于胃壁细胞膜上的质子泵($H^+ - K^+ - $ATP 酶),主要功能是分泌 H^+。

2.继发性主动转运　转运的动力不是直接来自ATP的分解,而是来自原发性主动转运所形成的离子浓度梯度,完成物质逆浓度梯度和(或)电位梯度的转运方式叫继发性主动转运。葡萄糖和氨基酸在小肠上皮细胞的主动吸收、在肾小管上皮细胞的重吸收就是典型的继发性主动转运(图 2-5)。

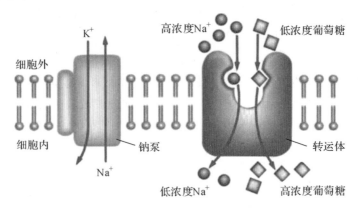

图 2-5　继发性主动转运示意图

(四)出胞和入胞

大分子物质或物质团块不能穿越细胞膜,它们可通过形成质膜包被的囊泡,以出胞或入胞作用的方式完成跨膜转运(图 2-6)。出胞(exocytosis)是指胞质内的大分子物质以分泌囊泡的形式排出细胞的过程。出胞主要见于细胞的分泌过程。例如,外分泌腺细胞分泌消化酶,内分泌细胞分泌激素,神经细胞分泌神经递质等都属于出胞。入胞(endocytosis)是指大分子物质或物质团块(如细菌、细胞碎片等)进入细胞内的过程。例如,大分子营养物质、细菌、异物等进入细胞的方式就是入胞。如果进入细胞的物质是固态,称为吞噬;若进入细胞的物质是液态,则称为吞饮。

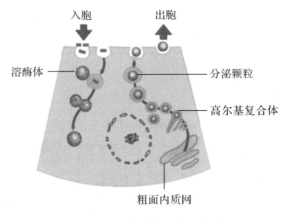

2-6　自测练习

图 2-6　出胞与入胞示意图

(姚水洪)

第二节　细胞的信号转导与疾病

机体为适应内、外环境变化所完成的任何一种生命活动,都需要许许多多的细胞相互协调、相互配合工作。细胞之间又是如何进行协调和传递信息的呢? 这有赖于细胞的又一重要功能——细胞信号转导。细胞信号转导是指细胞通过细胞膜或细胞内受体感受信息分子的刺激,经细胞内信号转导系统转换,进而影响细胞生物学功能的过程。细胞信号转导系统(signal transduction system)通常由四个环节组成:信号分子、受体或感受器、受体后信号转导通路及其作用的效应体。常见的信号分子有激素、神经递质、细胞因子等化学信号,也有电、光、机械牵张等物理信号。受体是细胞的某一特殊部分,它能与某种化学分子特异性结合,引发细胞特定的生理效应。受体主要存在于细胞膜,称为膜受体。细胞质和细胞核内也有受体,分别称为胞质受体和核受体。细胞信号转导通常可分为三类,即离子通道型受体介导的信号转导、G 蛋白耦联受体介导的信号转导和酶耦联受体介导的信号转导。

一、离子通道型受体介导的信号转导

离子通道型受体介导的信号转导机制较为简单,离子通道型受体分子是一种同时具有受体和离子通道功能的蛋白质,属于化学门控通道。它们接受的化学信号绝大多数是神经递质,当神经递质与受体结合后,引起相应离子通道的快速开放和离子的跨膜流动。例如,骨骼肌终板膜上的乙酰胆碱(ACh)受体阳离子通道被神经末梢释放的 ACh 激活后,引起细胞膜上 Na^+ 通道开放,Na^+ 内流,使肌细胞膜发生去极化,引起肌细胞的兴奋和收缩。

电压门控离子通道和机械门控离子通道通常不称作受体,但事实上,它们是接受电信号和机械信号的受体,并通过通道的开闭和离子跨膜流动的变化,把信号传递到细胞内部。

二、G 蛋白耦联受体介导的信号转导

G 蛋白耦联受体介导的信号转导通路见图 2-7。通路上,G 蛋白耦联受体(G protein coupled receptor,GPCR)是个数量庞大的超家族,具有 7 个跨膜区段,故被称为 7 次跨膜受体。G 蛋白(G protein)由 α、β、γ 三个亚基组成,其中 G_α 是决定 G 蛋白功能的主要亚基,与二磷酸鸟苷(GDP)相结合。当细胞外信号分子与 G 蛋白耦联受体结合后,受体构象发生变化,从而激活与受体相连的 G 蛋白,三聚体 G 蛋白解离成 $GTP-G_\alpha$ 和 $G_{\beta\gamma}$ 两部分,$GTP-G_\alpha$ 能激活腺苷酸环化酶(AC)、磷脂酶 C(PLC)等效应器酶介导的多种信号转导通路。现以腺苷酸环化酶途径分析蛋白激酶的激活过程。 2-7

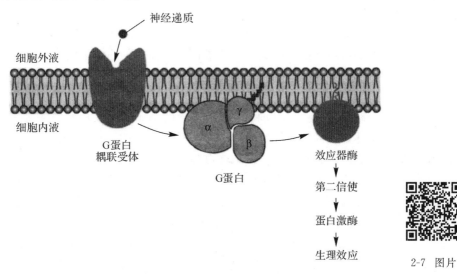

图 2-7 G 蛋白耦联受体介导的信号转导示意图

2-7 图片

β肾上腺素受体、胰高血糖素受体等被激活后，与刺激型G蛋白（Gs）耦联，激活AC，促进环磷酸腺苷（cAMP）生成，进而激活蛋白激酶A（PKA），引起细胞内多种靶蛋白磷酸化，调节细胞功能。例如，心肌β受体兴奋，经PKA使钙离子通道磷酸化，促进心肌钙转运，增强心肌收缩力。

在这一跨膜信号转导系统中，把作用于细胞膜的化学信号看作第一信使，由它引起细胞内有关酶系和功能改变而产生的物质（如cAMP）称为第二信使。可作为第二信使的物质还有环磷酸鸟苷（cGMP）、三磷酸肌醇（IP_3）、二酰甘油（DG）和Ca^{2+}等。

三、酶联受体介导的信号转导

近年来发现，有一些肽类激素（如胰岛素）和细胞因子在作用于靶细胞时，主要通过细胞膜中一类具有酶活性的受体介导完成跨膜信号转导。这类受体包括酪氨酸激酶受体、酪氨酸磷酸酶受体、鸟苷酸环化酶受体和丝氨酸/苏氨酸蛋白激酶受体等。它们的共同特点是，受体本身具有激酶、磷酸酶的活性，不需要G蛋白和第二信使参与。

酪氨酸激酶受体（tyrosine kinase receptor，TKR）也称受体酪氨酸激酶，受体分子的膜外肽段是识别和结合配体的部位，膜内侧部分具有酪氨酸激酶的活性，该酶被激活后，一方面引发膜内肽段自身酪氨酸残基的磷酸化，另一方面，可促进其他靶蛋白质中的酪氨酸残基发生磷酸化，由此再引发细胞内功能的改变。与这类受体结合的信号分子主要是各种生长因子，如表皮生长因子、血小板源生长因子和胰岛素等。该信号通路主要介导与生长、发育有关的细胞因子和一部分肽类激素的生理作用，这一信号转导通路也称为丝裂原激活的蛋白激酶（mitogen-activated protein kinase）通路。

需要指出的是，以上三大类重要的细胞信号转导途径并非孤立存在的，它们之间存在错综复杂的联系，形成一个巨大的信号调控网络。

四、细胞信号转导异常与疾病

受体和细胞信号转导分子异常既可以作为疾病的直接原因，引起特定疾病的发生，亦可在疾病的过程中发挥作用，促进疾病的发展。

1.受体、信号转导障碍与疾病　由于受体数量减少、结构改变以及信号转导蛋白的缺陷，使特定信号转导过程减弱或中断，造成与这种信号转导相关的细胞代谢和功能障碍，从而引起疾病。例如，重症肌无力是神经-肌接头（见第四节）传递障碍所致的慢性自身免疫性疾病，表现为受累骨骼肌的极易疲劳，经休息和抗胆碱酯酶药物治疗后部分恢复。大量研究表明，乙酰胆碱受体抗体介导的体液免疫反应和T细胞介导的细胞免疫反应是其主要发病机制。由于自身免疫反应，机体产生的乙酰胆碱受体抗体与受体上ACh分子结合位点相结合，从而竞争性抑制由神经末梢释放的ACh与受体结合，抑制了肌细胞的去极化。⊡2-8

2-8　临床链接

2.受体、信号转导过度激活与疾病　由于某些信号转导蛋白的过度表达，或者某种受体抗体持续性刺激受体，使细胞内特定信号转导通路过度激活，导致细胞功能和代谢发生变化，从而引起疾病。

总之，疾病的发生发展与一个或多个信号转导通路的异常密切相关。了解细胞信号转导异常在疾病发生发展中的作用，有助于阐明疾病的发生机制，为疾病的预防与治疗提供新思路。

（姚水洪）

第三节 细胞的生物电现象

实验研究发现,一切活细胞在进行生命活动时都伴有电现象,称为生物电(bioelectricity)。由于生物电发生在细胞膜两侧,故又称为跨膜电位,它包括静息电位和动作电位两种表现形式。组织细胞的这种电活动具有重要的生理意义,临床诊断用的心电图、脑电图、肌电图、胃肠电图以及心电监护等都是利用体表电极将组织细胞的电活动引导、放大并记录得到的。通过对记录的生物电进行分析,有助于了解生理功能情况,也可指导疾病诊治和监护。

2-9 PPT

一、静息电位

(一)静息电位的概念

静息时,细胞膜两侧存在着内负外正的电位差,称为静息电位(resting potential,RP)。它是动作电位产生的基础。

静息电位存在于细胞膜的内、外表面之间,目前在实验中使用的记录电极通常是玻璃微电极,尖端直径通常小于 $0.5\mu m$,可以直接将它刺入细胞内,记录细胞内电位。如图 2-8 所示,当参考电极 A 和测量微电极 B 均置于细胞膜的外表面或均置于内表面时,示波器荧光屏上的光点没有上下移动,说明细胞外表面任意两点或内表面任意两点之间没有电位差。但是,如果把电极 A 置于细胞膜外表面而把电极 B 插入细胞内,插入的瞬间荧光屏上的光点立即向下移动,并停留在较稳定的水平上。这一现象说明,细胞内外存在电位差,即细胞外的电位高,带正电荷,细胞内电位低,带负电荷。细胞在安静状态下所保持的膜外带正电、膜内带负电的状态,称为极化(polarization)状态。静息电位与极化状态是一个现象的两种表述,它们都是细胞处于静息状态的标志。静息电位表达的是膜内外的电位差,极化状态表达的是膜两侧电荷分布的

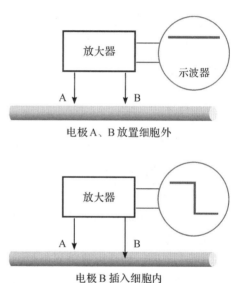

电极A、B放置细胞外

电极B插入细胞内

图 2-8 神经纤维静息电位测定示意图

情况。一般规定细胞外电位为零电位,则细胞内为负电位。它是一个相对稳定的直流电位,大多数细胞的静息电位都在 $-10\sim-100mV$。应该注意的是,静息电位的负值指的是膜内电位低于膜外电位的数值。细胞受到某种因素的影响,静息电位可以发生变化。静息电位增大的过程或状态称为超极化(hyperpolarization)(例如从 $-70mV$ 到 $-90mV$);静息电位减小的过程或状态称为去极化(depolarization)(例如从 $-70mV$ 到 $-50mV$)。

(二)静息电位的产生机制

静息电位的产生基于两个基本条件:①细胞内外各种离子的不均衡分布;②在不同状态下,细胞膜对各种离子的通透性不同。如表 2-1 所示,以神经细胞为例,在生理情况下,由于钠泵的活动,细胞外的主要阳离子和阴离子分别是 Na^+、Cl^-,其浓度分别是细胞内的 12 倍、30

倍;细胞内的主要阳离子是 K^+,其浓度是细胞外的 30～40 倍,而主要的负离子是大分子蛋白质(A^-)。在静息状态下,细胞膜主要对 K^+ 有通透性,而对 Na^+ 的通透性很小,对 A^- 几乎没有通透性。因此,细胞静时 K^+ 顺浓度差外流,而膜内侧与之电荷配对的 A^- 不能通过细胞膜而留在细胞内,这样就形成了细胞外侧带正电荷、细胞内侧带负电荷的状态。但是,K^+ 外流并不能无限制地进行下去,因为流到膜外的 K^+ 产生的外正内负的电场力将阻碍 K^+ 进一步外流。当浓度差形成的促使 K^+ 外流的动力和阻止 K^+ 外流的电场力达到平衡时,不再有 K^+ 的跨膜净移动,此时,细胞膜两侧形成了一个相对稳定的电位差,这就是静息电位。故静息电位就是 K^+ 外流形成的 K^+ 平衡电位。

表 2-1　哺乳动物神经细胞内外离子的浓度

	细胞内/mmol·L^{-1}	细胞外/mmol·L^{-1}	细胞内外浓度比	离子流动趋势
K^+	155	4	40:1	外向流
Na^+	12	145	1:12	内向流
Cl^-	4	120	1:30	内向流

静息电位的大小,主要受细胞内外 K^+ 浓度差及膜对 K^+ 通透性的影响,膜内外 K^+ 浓度差大、膜对 K^+ 通透性大,细胞内 K^+ 流出越多,静息电位值越大。如果细胞外 K^+ 浓度升高,可使细胞内外 K^+ 浓度差减小,从而使 K^+ 外流减少,静息电位减小;反之,如果细胞外的 K^+ 浓度降低,将引起静息电位增大。此外,钠泵活动水平也可影响静息电位,活动增强将使膜发生一定程度的超极化。

二、动作电位

(一)动作电位的概念

细胞受到一个有效刺激时,膜电位在静息电位的基础上发生快速、可传布的电位变化,这个电位波动称为动作电位(action potential,AP)。动作电位是膜电位的一个连续变化过程,也是细胞处于兴奋状态的标志。

不同细胞的动作电位具有不同的形态,图 2-9 记录的是神经纤维动作电位变化形态。当细胞受到适当刺激时,膜电位首先从 $-70mV$ 迅速去极化到 $+30mV$,形成动作电位的上升支(去极相)。其中由 $0mV$ 升高到 $+30mV$,称为超射(overshoot),此时膜内外电位由极化时的"内负外正"转化为"内正外负",故称为反极化。一般为了便于叙述,常把去极化和反极化形成的上升支统称为去极化。

动作电位上升达到顶点后,立即快速下降,膜电位又恢复到静息电位水平,构成了动

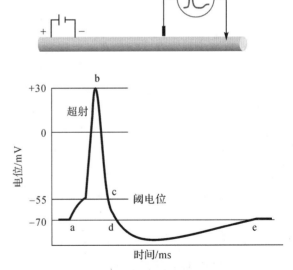

图 2-9　神经细胞动作电位模式图

a—b.锋电位上升支;b—c.锋电位下降支;
c—d.负后电位;d—e.正后电位

作电位的下降支。这个过程也称为复极化。所谓复极化,是指细胞膜去极化后再向静息电位方向恢复的过程。

动作电位的上升支和下降支形成了尖锋样波形,称锋电位(spike potential),锋电位是动作电位的标志。锋电位之后,膜电位还要经历微小而缓慢的波动,称为后电位(after-potential)。后电位包括两个成分,前一个成分的膜电位仍小于静息电位,称为负后电位;后一个成分的膜电位大于静息电位,称为正后电位。

(二)动作电位的产生机制

安静时,细胞膜上的钠通道多数处于关闭状态(备用状态)。当细胞膜受到刺激后,受刺激部位的钠通道构型发生改变,细胞膜对 Na^+ 通透性开始增大,有少量 Na^+ 顺浓度差内流,使膜电位减小,当膜电位减小到一定水平(阈电位)时,膜上的钠通道突然大量开放(激活),Na^+ 大量内流,形成了锋电位陡峭的上升支,为去极化相。当大量内流的 Na^+ 形成的电场力足以阻止 Na^+ 继续内流时,即达到了 Na^+ 平衡电位。随后大量钠通道迅速失活而关闭,继之钾通道(电压门控通道)被激活而开放,使 K^+ 快速外流,细胞内电位又恢复到负电位状态,形成锋电位的下降支,为复极相。这时细胞的膜电位基本恢复,但离子分布并未恢复,因为去极化进入细胞的 Na^+ 和复极化流出细胞的 K^+ 并未回到原位。为此需要通过钠泵的活动,将流入细胞内的 Na^+ 泵出,流出细胞的 K^+ 泵入,使膜内外离子分布恢复到兴奋前的不均衡分布状态。钠通道也进入备用状态,为下一次兴奋做准备。 2-10

2-10 视频

简言之,锋电位的上升支是由于 Na^+ 大量、快速内流形成的 Na^+ 平衡电位;下降支主要是由于 K^+ 快速外流的结果;膜电位基本恢复后钠泵工作,恢复膜内外离子的不均衡分布。

(三)动作电位的产生条件与阈电位

细胞受刺激后可以引起动作电位,但不是任何刺激都能引起动作电位。如图 2-10 所示,在某些情况下,刺激引起细胞膜内负电荷增加,静息电位增大(超极化),此时细胞的兴奋性低于正常水平,称为抑制。有些刺激引起膜内正电荷增加,静息电位减小(去极化),当减小到一个临界值时,就能触发动作电位。这个能触发动作电位的膜电位临界值称为阈电位(threshold potential)。因此,静息电位去极化达到阈电位是产生动作电位的必要条件。一般说来,细胞兴

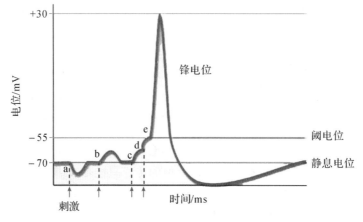

图 2-10 刺激引起的超极化、局部兴奋、局部兴奋总和
a. 超极化;b. 局部兴奋;c、d、e. 局部兴奋的总和效应

2-11 视频

奋性的高低与细胞的静息电位和阈电位的差值呈反变关系,即差值越大,兴奋性越低,差值越小,兴奋性越高。图2 11

(四)动作电位的特点

动作电位具有三个特点:①"全或无"现象。动作电位一旦产生就达到它的最大值,不会因为刺激的强度增加而增大。②不衰减传导。动作电位一旦在膜的某一部位产生,它就会迅速向膜周围传布,其幅度和波形始终保持不变。③脉冲式。由于有不应期存在,连续刺激下引发的动作电位之间不会发生融合,总有一定的间隔而形成脉冲样波形。

(五)局部兴奋及其特点

有时,单个刺激(阈下刺激)虽不能触发动作电位,但它也会引起少量的 Na^+ 内流,产生较小的去极化,只不过这种去极化幅度不足以使膜电位达到阈电位水平,而且只局限于受刺激的部位。这种产生于膜的局部、较小的去极化反应称为局部反应或局部兴奋(local excitation),产生的电位称为局部电位。

与动作电位相比,局部兴奋或局部电位的特点是:①电位幅度小且呈衰减性传导,即局部电位随传布距离的增加而减小,最后消失。②不是"全或无"式的,局部电位随刺激的增强而增大。③有总和效应,一次阈下刺激引起的一个局部反应虽不能引发动作电位,但多个阈下刺激引起的多个局部反应在时间上(在同一部位连续给予多个刺激)或空间上(同时在相邻的部位给予多个刺激)叠加起来,就可能使去极化达到阈电位,从而引起动作电位。

(六)动作电位的传导与局部电流

动作电位在同一细胞上的传播称为传导。在神经纤维上传导的动作电位又称为神经冲动。动作电位传导的原理可用局部电流学说来解释(图2-11)。下面以无髓神经纤维为例说明传导过程。在兴奋点产生动作电位,出现内正外负的反极化状态,但与它相邻的未兴奋点仍为外正内负的极化状态,这样在膜两侧兴奋点与未兴奋点之间就有了电位差,因此在膜的一侧会产生由正到负的电流流动。其流动方向是,在膜外侧,电流由未兴奋点流向兴奋点;在膜内侧,电流则由兴奋点流向未兴奋点,这种电流称为局部电流。局部电流流动的结果,使未兴奋点的膜去极化达到阈电位,即爆发动作电位,变为新的兴奋点,并一直传导下去,直到整个细胞膜都发生动作电位为止。

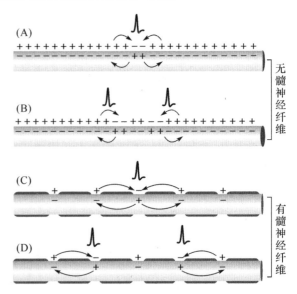

图 2-11　动作电位在神经纤维上的传导
(A)、(B)动作电位在无髓神经纤维上传导;
(C)、(D)动作电位在有髓神经纤维上跳跃式传导

有髓神经纤维的髓鞘具有绝缘作用,动作电位的传导只能在没有髓鞘的郎飞结处进行,产生动作电位的郎飞结与它相邻的郎飞结之间产生局部电流,使相邻郎飞结产生动作电位,这样动作电位就从一个郎飞结传给相邻郎飞结,称为跳跃式传导。由于有髓神经纤维的动作电位呈跳跃式传导,故其传导速度比无髓神经纤维快很多。

（姚水洪）

三、可兴奋细胞及其兴奋性

(一)兴奋和可兴奋细胞

机能学中,兴奋已被看作是动作电位的同义语或动作电位的产生过程。受刺激后能产生动作电位的细胞,称为可兴奋细胞。一般地,神经细胞、肌细胞、腺细胞属于可兴奋细胞。可兴奋细胞受刺激后首先发生的共同反应就是产生动作电位。然后,肌细胞通过兴奋-收缩耦联产生收缩;腺细胞通过兴奋-分泌耦联引起分泌;而神经细胞则以神经冲动作为其活动特征。

(二)组织的兴奋性和阈值

可兴奋细胞接受刺激后产生动作电位的能力或特性称为兴奋性(excitability),它是在新陈代谢的基础上产生的。兴奋性和新陈代谢都是生命的基本特征。

机体生活在不断变化的环境中,经常受到各种环境的影响,能引起机体细胞发生反应的环境变化称为刺激(stimulus),而将刺激引起的机体变化称为反应(response)。反应有两种表现形式,即兴奋(excitation)和抑制(inhibition)。

刺激能否使细胞发生兴奋,与三个条件有关,即刺激的强度、刺激的持续时间、刺激的强度-时间变化率。在实际测量中,一般通过改变刺激强度来进行兴奋性的观测。能使组织发生兴奋的最小刺激强度称为阈强度,简称阈值(threshold)。强度等于阈值的刺激称阈刺激,大于阈值的刺激称阈上刺激,小于阈值的刺激称阈下刺激。就单个刺激而言,阈下刺激引起局部电位(局部电位),只有阈刺激和阈上刺激才能引起组织的动作电位(兴奋)。因而阈值是衡量组织细胞兴奋性的客观指标,阈值大小与兴奋性高低呈反变关系,阈值愈小,组织的兴奋性愈高,对刺激的反应愈灵敏;阈值愈大,组织的兴奋性愈低,对刺激的反应愈迟钝。

(三)细胞兴奋后兴奋性的变化

细胞在发生一次兴奋后,其兴奋性会经历绝对不应期、相对不应期、超常期和低常期等的一系列有规律变化(图 2-12)。兴奋后的最初一段时间,无论施加多强的刺激也不能使细胞再次兴奋,这段时间称为绝对不应期(absolute refractory period, ARP)。接着,细胞的兴奋性逐渐恢复,受刺激后可发生兴奋,但只对阈上刺激有反应,这段时间称为相对不应期(relative refractory period, RRP)。相对不应期后细胞兴奋性高于正常,阈下刺激即能使其发生兴奋,这段时间称为超常期(supranormal period)。超常期后细胞兴奋性又稍低于正常水平,称为低常期(subnormal period)。

细胞的动作电位与它兴奋时兴奋性的变化有一定的时间关系。锋电位相当于绝对不应期,所以锋电位不会发生叠加;负后电位的前段相当于相对不应期;负后电位的后段相当于超常期;正后电位相当于低常期。

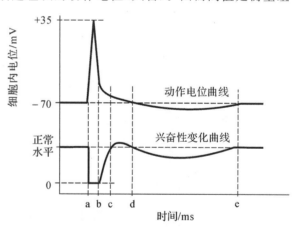

图 2-12 兴奋性变化与动作电位的时间关系示意图
a—b.绝对不应期;b—c.相对不应期;
c—d.超常期;d—e.低常期

2-12 自测练习

(姚水洪)

第四节　肌细胞的收缩功能

2-13 PPT

肌肉分为骨骼肌、心肌和平滑肌三种,它们的基本功能都是收缩。骨骼肌受躯体运动神经支配和控制,属于随意肌。心肌和平滑肌受自主神经支配和控制,属于非随意肌。本节以骨骼肌为例讨论肌细胞的收缩功能。

一、神经-肌接头处的兴奋传递

(一)神经-肌接头处的结构

躯体运动神经纤维在接近骨骼肌细胞时失去髓鞘,轴突末梢部位形成膨大并嵌入到肌膜中,形成神经-肌接头(图2-13),它由接头前膜、接头后膜和接头间隙三部分组成。接头前膜是运动神经末梢嵌入肌细胞膜的部位,因此,接头前膜就是神经细胞膜。在神经末梢靠近接头前膜的部位含有许多充满乙酰胆碱(ACh)分子的囊泡。接头后膜是与接头前膜相对应的肌细胞膜,又称终板膜。接头后膜上有与ACh特异结合的N型乙酰胆碱受体,它是化学门控通道的一部分。接头前膜与接头后膜并不发生接触,它们之间形成一个充满细胞外液的间隙,这就是接头间隙。

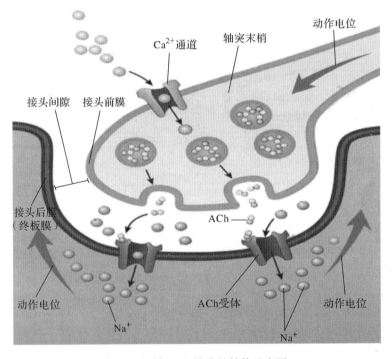

图2-13　神经-肌接头的结构示意图

(二)神经-肌接头处兴奋的传递过程

神经-肌接头将运动神经的兴奋(动作电位)传递给骨骼肌细胞,引起骨骼肌细胞的兴奋,是兴奋在不同细胞间传递的典型例子。

神经-肌接头处兴奋的传递过程:当神经冲动沿神经纤维传到轴突末梢时,引起接头前膜上电压门控式钙通道开放,Ca^{2+}进入神经末梢,触发囊泡向接头前膜方向移动。囊泡与接头前膜融合,以出胞方式释放贮存的 ACh 分子。ACh 通过接头间隙到达接头后膜时,立即与接头后膜上的 N 型乙酰胆碱受体结合,使化学门控钠、钾通道开放,但以 Na$^+$ 内流为主,使接头后膜去极化,形成终板电位(end-plate potential)。接头后膜上无电压门控钠通道,不会产生动作电位,故终板电位属于局部电位,没有不应期,具有总和效应,它的大小与前膜释放 ACh 的量呈正变关系。终板电位向周围肌膜传播,足以引起邻近肌膜去极化并达到阈电位,从而使肌膜上的电压门控钠通道大量开放,爆发动作电位,引起骨骼肌细胞的兴奋。⊟2-14

2-14 视频

综上所述,运动神经的动作电位(电变化),经 ACh(化学物质)与 N 型乙酰胆碱受体作用,又引起骨骼肌细胞膜产生动作电位(电变化),所以神经-肌接头处兴奋的传递过程可概括为电-化学-电过程。神经递质 ACh 从接头前膜的释放由 Ca^{2+} 内流所触发,因而 Ca^{2+} 是兴奋-分泌耦联的重要因子。神经末梢释放 ACh 的量是以一个囊泡作为一个单位的,一个囊泡所含的 ACh 被称为一个量子,这种释放形式称为量子释放。由接头前膜释放的 ACh 发挥作用后,很快被存在于接头间隙和接头后膜上的胆碱酯酶分解为胆碱和乙酸而失去作用,这可保证一次神经冲动仅引起肌细胞兴奋一次,神经冲动停止时,肌细胞的兴奋也停止,表现为一对一的关系。

(三)神经-肌接头处兴奋传递的特点

神经-肌接头处的兴奋传递与动作电位在神经纤维上的传导不同,它有以下特点:①单向传递。兴奋只能由接头前膜传向接头后膜,而不能反传。②时间延搁。由于这一过程属于电-化学-电的传递过程,非常复杂,约需耗时 0.5～1.0ms,要比神经冲动传导慢得多。③易受内环境变化的影响。接头间隙属于细胞外液的一部分,细胞外液的离子成分、pH、药物等较易影响神经-肌接头的兴奋传递,因而骨骼肌神经-肌接头是许多疾病发病的环节和药物作用的靶点。⊟2-15

2-15 临床链接

二、骨骼肌的结构特征

骨骼肌是体内最多的组织,约占体重的 40%,由大量的肌纤维(肌细胞)组成,每根肌纤维由肌膜包裹,肌质中含有大量的肌原纤维和丰富的肌管系统。

(一)肌管系统

如图 2-14 所示,骨骼肌细胞有两套独立的肌管系统。一种是走行方向与肌原纤维垂直的管道,称为横管(简称 T 管)。它是肌细胞膜向内凹陷而形成,包绕在肌原纤维上,所以横管实质上是肌膜的延续,管中的液体就是细胞外液。另一种是走行方向与肌原纤维平行的管道,称为纵管(简称 L 管),也称肌质网。肌质网交织成网,在靠近横管附近膨大,称为终池,是细胞内贮存 Ca^{2+} 的场所,故又称钙池。以横管为中心,加上它两侧各一个终池形成三联管,在三联管处,横管与终池之间保留一定的间隙,并不相通。

一般认为,横管的作用是将细胞兴奋时细胞膜上的电变化传入细胞内部。肌质网和终池的作用是通过对 Ca^{2+} 的贮存、释放和回收,触发肌细胞的收缩和舒张。因而三联管是将膜电变化和细胞收缩过程相耦联的关键部位。

(二)肌原纤维和肌节

每个肌细胞内含有上千条直径为 1～2μm 的肌原纤维。每条肌原纤维的全长都呈规律的

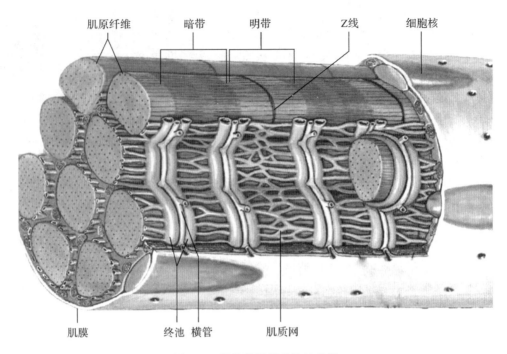

图 2-14 肌骼肌肌管系统示意图

明、暗交替,分别称为明带和暗带。暗带长度相对固定,在它的中央有一段相对透明的区域,称为 H 带;在 H 带中央有一条横向的暗线,称为 M 线。明带的长度是可变的,明带的中央也有一条横向的暗线,称为 Z 线。肌原纤维上每两个相邻 Z 线之间的区域,即由中间的暗带和两侧各 1/2 明带所组成的部分,称为一个肌节。肌节是肌肉收缩和舒张的最基本单位。肌节的明带和暗带中包含更细的平行排列的丝状结构,称为肌丝。暗带中的肌丝较粗,直径约 10nm,称为粗肌丝,其中的 M 线是把成束的粗肌丝固定在一定位置的结构。明带中的肌丝较细,直径约 5nm,称为细肌丝,每条细肌丝长度约 1μm,它的一端锚定在 Z 线的骨架结构中,另一端插入暗带的粗肌丝之中。在每个肌节中,细肌丝的数量是粗肌丝的 2 倍。

(三)肌丝的分子组成

粗肌丝由许多肌球蛋白(也称肌凝蛋白)分子组成。一个肌球蛋白分子分为头和杆两部分(图 2-15)。在粗肌丝内肌球蛋白分子的杆部朝向 M 线,而头部则有规律地分布在粗肌丝表面,形成横桥。横桥在肌肉收缩过程中具有重要作用:①横桥与细肌丝上的位点结合时,引起横桥向 M 线方向摆动,从而拉动细肌丝向 M 线方向滑行;②横桥具有 ATP 酶的作用,可分解 ATP,获得能量,供横桥摆动时利用。

细肌丝由三种蛋白质分子组成,分别称为肌动蛋白、原肌球蛋白(也称原肌凝蛋白)和肌钙蛋白(图 2-15)。许多肌动蛋白分子聚合成双螺旋状,构成细肌丝的主体,在肌动蛋白上有与横桥结合的位点。原肌球蛋白也聚合成双螺旋结构,缠绕在肌动蛋白上,静息时遮盖与横桥的结合位点,阻止它们的结合。肌钙蛋白是由三个亚单位组成的球形分子,结合在原肌球蛋白上,它的作用是与 Ca^{2+} 结合,引发肌肉收缩。肌球蛋白和肌动蛋白是直接参加肌细胞收缩的蛋白质,所以称为收缩蛋白;原肌球蛋白和肌钙蛋白不直接参加肌细胞收缩,而是对收缩过程起调控作用,故称为调节蛋白。

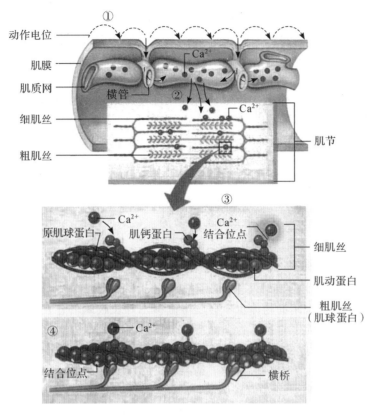

图 2-15　肌丝分子结构及肌丝滑行示意图
①肌细胞动作电位传向横管深处；②通过兴奋-收缩耦联引起 Ca^{2+}
释放；③Ca^{2+} 与肌钙蛋白结合；④横桥带动细肌丝滑行

三、骨骼肌的收缩过程

(一)骨骼肌的兴奋-收缩耦联

肌细胞的兴奋不能直接引起收缩，两者之间存在一个耦联过程。将以肌细胞膜的电变化为特征的兴奋过程和以肌丝滑行为基础的机械收缩过程联系起来的中介过程，称为兴奋-收缩耦联。

骨骼肌兴奋-收缩耦联的基本过程：①肌细胞膜上的动作电位沿肌膜和横管膜扩布到三联管处，激活横管膜上的钙通道，Ca^{2+} 内流；②内流的 Ca^{2+} 激活终池膜上的 Ca^{2+} 释放通道，大量 Ca^{2+} 释放入细胞质，使细胞质中 Ca^{2+} 浓度升高达静息时的 100 倍，引起肌肉收缩；③细胞质中 Ca^{2+} 浓度升高激活肌质网膜上的钙泵，Ca^{2+} 被回收至肌质网，细胞质 Ca^{2+} 浓度降低，引起肌肉舒张。

可见，实现兴奋-收缩耦联的关键部位在三联管，起关键作用的物质是来自肌质网的 Ca^{2+}，故也将 Ca^{2+} 称为兴奋-收缩耦联因子。

(二)肌丝滑行的基本过程

当肌肉处于静息状态时，原肌球蛋白遮盖肌动蛋白上与横桥结合的位点，横桥不能发挥作用。当肌细胞膜兴奋后，通过兴奋-收缩耦联过程，使细胞质中 Ca^{2+} 浓度升高到 10^{-5} mol/L 时，Ca^{2+} 与肌钙蛋白结合，使原肌球蛋白分子构象发生改变和位移，暴露肌动蛋白上与横桥的结合位点，引发横桥与肌动蛋白结合，横桥一方面分解 ATP 获得能量，一方面拉动细肌丝向

M 线方向滑行,结果肌节缩短,肌细胞收缩。

当细胞质中的 Ca^{2+} 被钙泵转运回终池,Ca^{2+} 浓度降低时,Ca^{2+} 即与肌钙蛋白分离,原肌球蛋白构象复位,又遮盖肌动蛋白上与横桥结合的位点,使横桥与肌动蛋白分离,横桥停止摆动,细肌丝恢复到收缩前的位置,结果肌节变长,肌细胞舒张。

由上可见,肌肉收缩需要不断消耗 ATP,用于供能,肌肉舒张也要消耗 ATP,用于钙泵活动,将细胞质中的 Ca^{2+} 泵回到肌质网内。所以,肌肉的收缩和舒张都要消耗能量,都属于主动过程。

综上所述,从运动神经兴奋到骨骼肌收缩要经历三个复杂而连续的过程,即神经-肌接头兴奋的传递、骨骼肌细胞的兴奋-收缩耦联和肌丝滑行。

四、骨骼肌的收缩形式

骨骼肌收缩可表现为长度的缩短或张力的增加。在不同情况下,肌肉收缩有不同的表现形式。

(一)等长收缩和等张收缩

肌肉收缩时只有张力增加而无长度缩短称为等长收缩。由于没有肌肉长度的缩短,纵然产生很大的张力,被肌肉作用的物体也不会发生位移。等长收缩的作用主要是维持人体的姿势,例如,当人体站立时,为了对抗重力和维持一定姿势而发生的有关肌肉的收缩就是等长收缩。当肌肉收缩时只有长度的缩短而无肌张力的变化称为等张收缩。

在人体内,骨骼肌的收缩大多数情况下是混合式的,既有张力的增加,又有长度的缩短,一般总是张力增加在前,长度缩短在后。例如,举重运动员要想举起 50kg 的杠铃时,肌肉收缩首先表现为张力增加,当张力等于或超过 50kg 时,肌肉才会开始缩短,通过关节的动作使所举杠铃发生位移。

(二)单收缩和强直收缩

肌细胞受到一次刺激,爆发一次动作电位,引起一次收缩,称为单收缩(图 2-17A)。单收缩可分为三个时期:潜伏期、收缩期和舒张期(图 2-16)。在连续刺激下,肌肉处于持续的收缩状态,产生单收缩的复合称为强直收缩。如果刺激频率较低,后一刺激落在前一收缩的舒张期内,每次新的收缩都落在前次收缩的舒张期内,表现为舒张不完全,这种情况下记录的收缩曲线呈锯齿状,称为不完全强直收缩(图 2-17B)。如果刺激频率较高,后一刺激落在前一收缩的收缩期内,就会出现收缩叠加现象,即只见收缩期而没有舒张期,这种情况下记录的收缩曲线呈平滑的方波形,称为完全强直收缩(图 2-17C)。

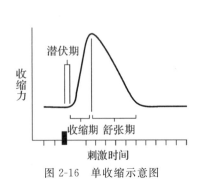

图 2-16　单收缩示意图

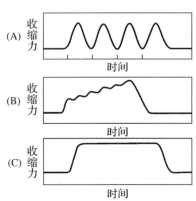

图 2-17　单收缩和强直收缩示意图
(A)单收缩;(B)不完全强直收缩;(C)完全强直收缩

人体的骨骼肌收缩是以整块肌肉为单位进行的,且运动神经传至骨骼肌的兴奋都是连续的,故人体内骨骼肌的收缩都是完全强直收缩。据测定,完全强直收缩产生的肌张力是单收缩的 3～4 倍。

五、影响骨骼肌收缩的主要因素

影响骨骼肌收缩的主要因素有前负荷、后负荷和肌肉收缩能力。前负荷和后负荷是外部作用于骨骼肌的力,而肌肉收缩能力则是骨骼肌自身内在的功能状态。

(一)前负荷

前负荷是指肌肉收缩前所承受的负荷。肌肉收缩前在前负荷作用下所处的长度称为肌肉的初长度。如果其他条件不变,逐渐增加前负荷使初长度增加,肌张力也呈正比地增加,当增加到一定程度时,肌张力也达到最大。使肌肉产生最大肌张力的前负荷称为最适前负荷,此时的初长度称为最适初长度。当超过最适初长度后,前负荷增加,肌张力反而减小,呈反变关系。

(二)后负荷

后负荷是指肌肉收缩开始后遇到的负荷或阻力,它阻碍肌肉的缩短。当存在后负荷时,肌肉首先通过增加张力以对抗后负荷,这时肌肉不表现缩短而张力增加,只有当张力增加到足以对抗甚至超过后负荷时,肌肉才能开始缩短,且缩短一旦开始,张力就不再增加。因此,肌肉在有后负荷的情况下收缩总是肌张力增加在前,肌长度缩短在后。

(三)肌肉收缩能力

肌肉收缩能力是指与前、后负荷都无关的肌肉本身的功能状态和内在能力。若其他条件不变,肌肉的做功效率与其收缩能力呈正变关系。凡能影响肌丝蛋白的性质、横桥的功能、兴奋-收缩耦联过程等因素均可改变肌肉的收缩能力。比如,代谢性酸中毒会引起肌肉收缩乏力。2-16

2-16 视频　2-17 自测练习

(姚水洪)

2-18 思维导图

思考题

1.为什么会出现细胞膜内高钾、膜外高钠?

2.动作电位与局部电位各有何特点?

3.简述兴奋在神经-肌接头处的传递过程及特点。

第三章

神经系统

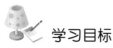学习导航

　　神经系统是人体最重要的功能调节系统。它不仅可以直接或间接调控体内各系统和器官的功能活动，使之成为互相联系、互相制约的统一的整体，而且可以通过对各系统和器官功能状态的调整，使机体适应内外环境的变化，维持生命活动的正常进行。神经系统一般分为中枢神经系统和周围神经系统两大部分。本章主要学习中枢神经系统的一般功能，以及在产生特定感觉、维持觉醒、支配躯体和内脏运动中的作用，学习和记忆等高级功能。

学习目标

　　学完本章后，你应：

　　(1)掌握　突触的概念，突触传递的过程及特征；胆碱能纤维与肾上腺素能纤维的分类、作用的受体、作用表现及阻断剂；特异性和非特异性投射系统的功能；内脏痛的特点和牵涉痛的概念及临床意义；大脑皮质感觉区和运动区的主要功能特征；自主神经系统的主要功能。

　　(2)熟悉　第二信号系统的概念；脊休克、牵张反射、肌紧张的概念；小脑对躯体运动的调节；自主神经系统的分类、功能特点；内脏功能的中枢性调节。

　　(3)了解　条件反射建立的生物学意义；去大脑僵直的概念；中枢抑制的类型；基底神经节对躯体运动的调节作用；下丘脑的功能；正常脑电图波形；睡眠不同时相的特点。

第一节　神经元的一般功能

一、神经元和神经胶质细胞

3-1　PPT

　　神经系统(nervous system)主要由神经细胞和神经胶质细胞构成。神经细胞又称神经元，是神经系统的结构与功能单位。神经胶质细胞具有支持、保护和营养神经元的功能。

(一)神经元

　　1.神经元的结构和功能　如图 3-1 所示，神经元在结构上大致可分成胞体和突起两部分，突起又分树突和轴突两种。树突较短，数目可有一个或多个，主要功能是接受信息的传入；轴突往往很长，一般只有一个，主要功能是传出神经冲动。轴突外面包有神经胶质细胞(髓鞘或

神经膜）便成为神经纤维（nerve fiber）。神经纤维分为有髓纤维与无髓纤维两种。神经纤维的末端称为神经末梢，末梢可释放神经递质。

2.神经纤维的功能　神经纤维的主要功能是传导神经动作电位，即神经冲动。神经纤维将兴奋传到神经末梢，末梢释放神经递质，调节受支配组织的功能活动，这种作用称为神经的功能性作用。此外，神经末梢还经常释放某些营养性因子，调节被支配组织的代谢活动，从而持久性影响其组织结构和生理功能，

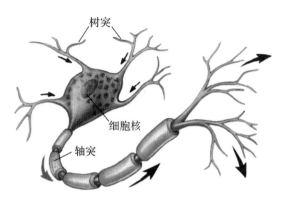

图 3-1　神经元结构示意图

这种作用称为神经的营养性作用。在正常情况下，神经对骨骼肌的营养性作用不易表现出来，但在神经损伤时就容易观察到。如脊髓灰质炎患者的脊髓前角运动神经元因受病毒侵害而丧失功能，导致其所支配的肌肉内糖原合成减慢、蛋白质分解加速，肌肉逐渐萎缩。

3.神经纤维传导冲动的特征　神经纤维传导兴奋具有以下特征：①生理完整性。神经纤维只有其结构和功能两方面都保持完整性才能传导兴奋，如果神经纤维受损或受麻醉药等作用而丧失了功能完整性，兴奋传导就会发生障碍。②绝缘性。一条神经干中包含着许多条神经纤维，但神经纤维在传导冲动时基本上互不干扰。③双向性。刺激神经纤维的任何一点引发冲动时，冲动可向两端传导，表现为传导的双向性。④相对不疲劳性。由于冲动传导耗能极少，比突触传递的耗能要小得多，因此神经纤维可以在较长时间内持续传导冲动而不容易疲劳。

4.神经纤维的分类　常用两种分类方法，一是根据传导速度，将神经纤维分为 A、B、C 三类，一般多用于传出神经的分类；二是根据纤维直径的大小及来源，分为Ⅰ（包括Ⅰa 和Ⅰb）、Ⅱ、Ⅲ、Ⅳ四类，一般用于传入神经的分类。

5.神经纤维传导兴奋的速度　神经纤维传导兴奋的速度主要与神经纤维的直径、有无髓鞘和温度密切相关。一般地，神经纤维的直径粗，其传导速度快；有髓纤维的传导速度比无髓纤维快；在一定范围之内，传导速度与温度呈正比，温度降低则传导速度减慢，当温度降至 0℃以下时，传导就会发生阻滞，局部可暂时失去知觉，这就是临床上运用局部低温进行麻醉的依据。

6.轴浆运输　神经元轴突内的胞浆称为轴浆。轴浆经常在胞体与轴突末梢之间流动，借助轴浆流动而运输物质的现象称为轴浆运输。它对维持神经元的结构和功能的完整性具有重要的意义。轴浆运输是双向的，由胞体流向轴突末梢的轴浆运输称为顺向轴浆运输，由轴突末梢反向流向胞体的轴浆运输称为逆向轴浆运输。顺向轴浆运输主要运输具有膜的细胞器，如线粒体、递质囊泡、分泌颗粒等。逆向轴浆运输可运输一些能被轴突末梢摄取的物质，如神经营养因子、破伤风毒素、狂犬病病毒等。

（二）神经胶质细胞

神经胶质细胞广泛分布于中枢和周围神经系统中。在人类的中枢神经系统中，胶质细胞主要有星形胶质细胞、少突胶质细胞和小胶质细胞三类，总数是神经元的 10～50 倍。在周围神经系统中，胶质细胞主要有形成髓鞘的施万细胞和位于神经节内的卫星细胞。胶质细胞与神经元相比，在形态和功能上有很大差别。此外，胶质细胞终生具有分裂增殖的能力。

胶质细胞的功能十分复杂,除了具有支持和保护神经元的功能外,还可修复和再生并填充缺损的神经组织、在神经元之间起隔离和绝缘作用、参与神经元的物质代谢和营养作用、参与某些递质及生物活性物质的代谢等。

二、突触传递

人类的神经系统约含有 1000 多亿个神经元,它们之间相互联系组成极为复杂的神经网络。神经元之间在结构上并没有原生质相连,其联系最重要的、最基本的方式是突触联系。根据信息传递的中介方式,突触可以分为化学性突触和电突触两大类。根据突触前、后成分之间的解剖关系,又可分为定向突触(如经典的突触和神经-肌接头)和非定向突触两种类型。

(一)定向突触

1.突触的概念与分类　突触(synapse)通常是指神经元之间相接触的部位。根据突触接触的部位不同,经典的突触一般分为轴-体突触、轴-树突触和轴-轴突触三类(图 3-2)。

2.突触的结构　定向突触由突触前膜、突触间隙和突触后膜三部分组成(图 3-3)。一个神经元的轴突末梢分成许多小分支,每个小分支的末端部分膨大成球状称为突触小体。突触小体的轴浆内含较多的线粒体和大量的囊泡,为突触囊泡,内含高浓度的神经递质。不同的神经元,囊泡的大小、形态各异,其内所含的递质也不同。与突触前膜相对应的胞体、树突或轴突膜则称为突触后膜,突触后膜上分布有相应的受体。两膜之间存在约 20nm 的间隙称为突触间隙。

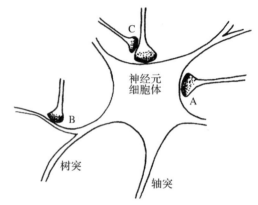

图 3-2　突触类型

(A)轴-体突触;(B)轴-树突触;(C)轴-轴突触

3.突触传递的过程　突触传递(synaptic transmission)是指突触前神经元的信息传递到突触后神经元的过程。它与前面所讲的神经-肌接头处的传递有许多相似之处,也是一个电-化学-电的过程。当突触前神经元兴奋,冲动到达轴突末梢时,突触前膜发生去极化,引起前膜上电压门控 Ca^{2+} 通道开放,膜外的 Ca^{2+} 顺浓度梯度进入突触小体,使小体内 Ca^{2+} 浓度瞬时升高,

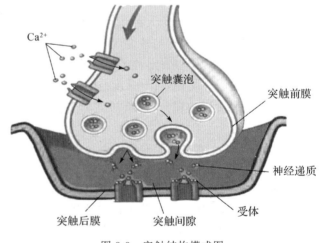

图 3-3　突触结构模式图

触发突触囊泡向前膜方向移动,与突触前膜接触,继而发生融合和出胞,引起神经递质的量子式释放。递质释放到突触间隙后,经扩散抵达突触后膜,与后膜上的受体特异性结合,引起后膜对某些离子通透性的改变,导致后膜发生相应的去极化或超极化的电位变化,这种电位变化称为突触后电位(postsynaptic potential,PSP)。突触后电位分为兴奋性突触后电位和抑制性

突触后电位两类(表3-1)。 3-2

表 3-1 突触传递过程及兴奋性突触后电位与抑制性突触后电位的比较

突触的传递过程	区别点	兴奋性突触后电位	抑制性突触后电位
神经冲动↓			
前膜去极化,Ca^{2+}内流↓			
释放神经递质	1.前膜释放递质	兴奋性	抑制性
与后膜受体结合			
后膜离子通道开放	2.后膜离子通透	Na^+、K^+,特别是Na^+	Cl^-、K^+,主要是Cl^-
后膜去极化或超极化	3.后膜反应	去极化	超极化
突触后神经元兴奋或抑制	4.后神经元反应	兴奋	抑制

(1)兴奋性突触后电位:当神经冲动抵达突触前膜时,突触前膜释放兴奋性递质,与后膜受体结合后,提高了后膜对 Na^+、K^+,特别是 Na^+ 的通透性,Na^+ 内流,导致突触后膜发生去极化,这种电位变化称为兴奋性突触后电位(excitatory postsynaptic potential,EPSP)。EPSP 是一种局部电位,可以总和,若突触前神经元活动增强或参与活动的突触数目增多,EPSP 总和幅度达到突触后神经元的阈电位水平,则可在突触后神经元的轴突始段诱发动作电位;若总和的幅度尚不能引发动作电位,但仍可使突触后神经元的膜电位与阈电位的距离变近,从而使突触后神经元的兴奋性升高,此类作用常称为易化。

3-2 视频

(2)抑制性突触后电位:当神经冲动抵达突触前膜时,突触前膜释放抑制性递质,与后膜受体结合后,提高了后膜对 Cl^-、K^+,主要是 Cl^- 的通透性,Cl^- 内流,导致突触后膜发生超极化变化,这种电位变化称为抑制性突触后电位(inhibitory postsynaptic potential,IPSP)。IPSP 可使突触后神经元的膜电位与阈电位水平差距增大而不易引发动作电位,对突触后神经元产生了抑制效应。这也是一种局部电位,可以总和,总和后对突触后神经元的抑制作用更强。

一个神经元的轴突末梢发出许多突触小体与其他多个神经元构成突触,故一个神经元能通过突触传递作用于多个其他神经元。另一方面,一个神经元的树突或胞体可以接受许多神经元的突触小体构成突触,故一个神经元又可接受许多神经元传递的信息。因此,一个神经元是兴奋还是抑制及其程度取决于这些突触传递产生的综合效应。

总之,突触传递是一个电-化学-电的过程,即突触前神经元的生物电变化,通过轴突末梢化学递质的释放,引起突触后神经元发生生物电变化,从而将突触前神经元的信息传递到突触后神经元,引起突触后神经元的活动变化。

(二)非定向突触

非定向突触首先发现于交感神经节后神经元对平滑肌和心肌的支配作用。交感肾上腺素能神经元的轴突末梢有许多分支,在分支上有大量的念珠状曲张体(varicosity),其内含有大量的小泡,小泡内含高浓度的去甲肾上腺素(图3-4)。曲张体并不与效应器细胞形成经典的突触联系,而是分布于效应器细胞附近。当神经冲动抵达曲张体时,递质从曲张体释放出来,经扩散与效应器细胞的受体结合,使效应器细胞发生反应,从而实现细胞间信息的传递。由于这种细胞间信息的传递也是通过化学传递实现的,但并不是通过经典的突触结构完成,因此又称为非突触性化学传递(nonsynaptic chemical transmission)。

(三)电突触

神经元之间除了上述经典突触联系外,还存在电突触。电突触的结构基础是缝隙连接。在两个神经元紧密接触的部位,两层膜的间隔只有 2～4nm,连接部位的细胞膜没有增厚,轴浆内也无突触小泡存在。但两侧膜上有沟通两细胞质的水相通道蛋白,通道允许离子通过而传递电信号,这种通过缝隙连接实现的信息传递方式称为电突触传递(electrical synaptic transmission)。电突触传递具有双向性,速度快,几乎不存在潜伏期。

(四)突触传递的特征

反射活动中,兴奋在中枢往往需要通过多次突触传递。当兴奋通过化学性突触传递时,由于突触结构和递质参与等因素的影响,其兴奋传递明显不同于神经纤维上的冲动传导,主要表现在:

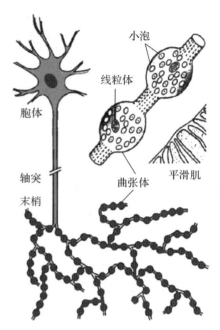

图 3-4 非定向突触传递结构示意图

1.单向传递 兴奋沿神经纤维传导是双向的,但兴奋通过突触传递时,只能由突触前神经元向突触后神经元单方向传递,而不能逆向进行。这是因为神经递质只能从突触前膜释放。

2.中枢延搁 兴奋通过中枢部分比较缓慢,称为中枢延搁,又叫突触延搁。这主要是因为兴奋经化学性突触传递时需经历前膜释放递质,递质扩散并作用于后膜受体,以及后膜离子通道开放等多个环节,因而要耗费比较长的时间。根据测定,兴奋通过一个突触所需时间约为 0.3～0.5ms。反射活动经历的突触数愈多,中枢延搁所耗时间就愈长。

3.总和 在中枢内,单根神经纤维传入冲动,往往只引起该神经元的局部阈下兴奋,亦即产生较小的兴奋性突触后电位,而不发生动作电位。如果若干神经纤维同时传入冲动至同一神经中枢,则可以总和,包括时间总和与空间总和。如果总和达到阈电位水平,即可爆发动作电位。如果总和未达到阈电位水平,此时虽未出现兴奋,但其兴奋性已提高,表现为易化。

4.兴奋节律的改变 在一反射活动中,如同时分别记录传入与传出的冲动频率,则可测得两者的频率不同,这是因为传出神经的兴奋节律来自传出神经元,而传出神经元的兴奋节律除取决于传入冲动的节律外,还取决于中间神经元和传出神经元的功能状态。

5.对内环境变化敏感和易疲劳 在反射活动中,突触部位是反射弧中最易疲劳的环节。同时,突触部位也最易受内环境变化的影响,如缺氧、二氧化碳过多、麻醉剂等因素均可影响突触部位的传递活动。

三、神经递质和受体

(一)神经递质的基本概念

化学性突触传递,包括定向和非定向突触传递,均以神经递质作为信息传递的媒介物,而神经递质必须作用于相应的受体才能完成信息的传递。因此,神经递质和受体是化学性突触传递最重要的物质基础。神经递质（neurotransmitter）是指由神经元合成，突触前末梢释放，能特异性地作用于突触后神经元或效应器细胞上的受体，起传递信息作用的化学物质。除递质外，神经元还能合成和释放一些化学物质，它们并不在神经元之间直接起传递信息的作用，而是起增强或削弱递质引起的效应。此类对递质信息传递起调节作用的化学物质称为神经调质（neuromodulator）。实际上，由于神经递质有时也发挥调质的作用，某些调质也能发挥递质的作用，故两者之间并无明确的界限，统称为递质。近年来发现一个神经元内可存在两种或两种以上递质（包括调质），称为递质共存，递质共存的意义在于协调某些人体功能活动。

（二）中枢神经递质和外周神经递质

神经递质有很多，按其存在的部位不同，可分为中枢神经递质和外周神经递质。

1. 中枢神经递质　中枢神经递质种类较多，主要有以下几类：

（1）乙酰胆碱：以乙酰胆碱（ACh）为递质的神经元称为胆碱能神经元，分布很广，在脊髓、脑干网状结构、丘脑、纹状体、边缘系统等处都有胆碱能神经元。ACh是兴奋性递质，是最重要的中枢神经递质之一，几乎参与神经系统的所有功能，包括感觉、运动、学习和记忆等活动。

（2）单胺类：单胺类递质包括多巴胺、去甲肾上腺素和5-羟色胺。脑内的多巴胺主要由中脑黑质的神经元产生，沿黑质-纹状体投射系统分布，组成黑质-纹状体多巴胺递质系统，主要参与躯体运动、精神活动及垂体内分泌功能等调节作用。去甲肾上腺素系统分布比较集中，主要是在低位脑干，尤其是中脑网状结构、脑桥的蓝斑以及延髓网状结构的腹外侧部分，对调节觉醒和情绪活动、维持血压、内脏功能等起重要作用。5-羟色胺递质系统主要位于低位脑干的中缝核内，与镇痛、睡眠、自主神经功能等活动有关。

（3）氨基酸类：现已明确的氨基酸类递质主要有谷氨酸、门冬氨酸、γ-氨基丁酸和甘氨酸。谷氨酸是脑内含量最高的氨基酸，分布很广，几乎对所有的神经元都有兴奋作用，是脑内主要的兴奋性递质。γ-氨基丁酸在大脑皮质的浅层和小脑皮质的浦肯野细胞层含量较高，是脑内主要的抑制性递质。甘氨酸也是一种抑制性递质，闰绍细胞轴突末梢释放的递质就是甘氨酸，它对运动神经元起抑制作用。

（4）神经肽：神经肽是指分布于神经系统的起递质或调质作用的肽类物质。神经肽分布广泛，主要有缓激肽、阿片肽、下丘脑调节肽、脑肠肽等，它们种类繁多，功能复杂，相应的受体系统也很复杂，在体内发挥重要的作用。

2. 外周神经递质　外周神经递质包括自主神经递质和躯体运动神经纤维释放的递质，主要有乙酰胆碱和去甲肾上腺素两大类。⊡ 3-3

（1）乙酰胆碱：乙酰胆碱（ACh）是外周神经末梢释放的一类重要递质。凡以乙酰胆碱作为递质的神经纤维称为胆碱能纤维。胆碱能纤维包括全部交感和副交感神经的节前纤维、大部分副交感神经的节后纤维（除少数释放肽类物质的纤维外）、少数交感神经节后纤维（支配汗腺的交感节后纤维和支配骨骼肌血管的交感舒血管纤维）和躯体运动神经纤维。

3-3　视频

（2）去甲肾上腺素：去甲肾上腺素（NE）是外周神经末梢释放的另一类重要递质。以去甲肾上腺素作为递质的神经纤维称为肾上腺素能纤维。大部分交感神经节后纤维（即除上述少数胆碱能交感神经节后纤维外）都属于肾上腺素能纤维。在外周神经系统中，目前尚未发现以肾上腺素为递质的神经纤维。

除上述两类主要的外周神经递质外，还发现有嘌呤类和肽类递质。在胃肠道的自主神经系统中已发现多种肽类物质。

(三)受体

神经递质必须与相应的受体结合才能发挥生理作用。受体(receptor)是指位于细胞膜上或细胞内能与某些化学物质(如递质、药物)特异性结合并诱发生物效应的特殊生物分子。能与受体发生特异性结合并产生生物效应的化学物质称为受体的激动剂(agonist);能与受体发生特异性结合,但不能产生该受体激动时所发生的生物效应的化学物质,称为受体的拮抗剂(antagonist),也称受体的阻断剂(blocker)。激动剂和拮抗剂统称配体(ligand)。受体与配体结合具有三个特性:相对特异性、饱和性和可逆性。

3-4　视频

1.胆碱能受体　能与 ACh 特异结合的受体称为胆碱能受体。根据其药理学特性可分为两类,一类能与天然植物中的毒蕈碱结合,称为毒蕈碱受体(M 受体);一类能与天然植物中的烟碱结合,称为烟碱受体(N 受体)。▯▯3-4

(1)毒蕈碱受体:M 受体主要分布在胆碱能节后纤维(大多数副交感神经节后纤维、支配汗腺的交感神经节后纤维和支配骨骼肌血管的交感舒血管纤维)支配的效应器细胞膜上。现已发现 M 受体有五种亚型。乙酰胆碱与 M 受体结合后,产生一系列副交感神经兴奋的效应,如心脏活动受抑制,支气管、消化道平滑肌和膀胱逼尿肌收缩,消化腺分泌增加,瞳孔缩小等;另外,还可引起汗腺分泌增加、骨骼肌血管舒张的表现;这些作用统称为毒蕈碱样作用,简称 M 样作用。误食毒蘑菇后亦主要表现为上述症状。阿托品是 M 受体的阻断剂,临床上使用阿托品,可解除平滑肌痉挛,缓解疼痛,但也可引起心跳加快、唾液和汗液分泌减少等反应。

(2)烟碱受体:N 受体可分为两个亚型:位于神经节突触后膜上的受体为 N_1 受体(又称为神经元型烟碱受体);存在于骨骼肌运动终板膜上的受体为 N_2 受体(又称为肌肉型烟碱受体)。乙酰胆碱与 N_1 受体结合可引起自主神经节的节后神经元兴奋;与 N_2 受体结合则可引起骨骼肌兴奋。筒箭毒碱可阻断 N_1 受体和 N_2 受体,六烃季胺可阻断 N_1 受体,十烃季胺可阻断 N_2 受体。

2.肾上腺素能受体　能与儿茶酚胺类物质(包括肾上腺素和去甲肾上腺素等)相结合的受体称为肾上腺素能受体,可分为 α 受体和 β 受体两类。

(1)α 受体:α 受体可分为 α_1 和 α_2 两个亚型。α_1 受体广泛存在于平滑肌上。儿茶酚胺类物质与 α 受体结合主要是兴奋效应,如血管收缩,子宫收缩,瞳孔开大肌收缩(瞳孔散大)等,但对小肠却是抑制性效应,可使小肠平滑肌舒张。酚妥拉明为 α 受体阻断剂,可对抗去甲肾上腺素引起血管收缩、血压升高的作用,临床上可用于扩血管、降血压。

(2)β 受体:β 受体可分为 β_1 和 β_2 两个亚型。β_1 受体主要分布于心脏组织,如窦房结、房室传导系统、心肌等处,去甲肾上腺素与 β_1 受体结合产生兴奋效应,使心率加快、心内兴奋传导速度加快、心肌收缩力加强;在脂肪组织中也有 β_1 受体,可促进脂肪的分解代谢。β_2 受体主要分布于支气管、胃肠道、子宫及许多血管平滑肌上,配体与之结合产生抑制效应,即促使这些平滑肌舒张。普萘洛尔(心得安)是重要的 β 受体阻断剂,它对 β_1 受体和 β_2 受体都有阻断作用。阿替洛尔能阻断 β_1 受体,使心率减慢,而对支气管平滑肌的作用很小,故对于患有心绞痛、心率过快兼有支气管痉挛者比较适用。丁氧胺则主要阻断 β_2 受体。

近年来的研究还发现,受体不仅存在于突触后膜,在突触前膜也有受体分布,称为突触前受体,主要起反馈抑制作用。α_2 受体就属于突触前受体。

四、反射活动的一般规律

(一)反射是神经调节的基本方式

神经调节的基本方式是反射,反射的结构基础是反射弧,反射活动的正常进行依赖于反射弧在结构和功能上的完整性。反射弧的五个组成部分中,反射中枢是最为重要,也是最为复杂的部分。有些反射中枢范围较窄、位置局限,而有些调节复杂生命活动的反射中枢范围很广。中枢复杂的功能活动与数量庞大的中间神经元间的复杂联系有关。

俄国生理学家巴甫洛夫把反射分为非条件反射和条件反射两类。非条件反射是指生来就有、数量有限、比较固定和形式低级的反射活动。条件反射则是机体在后天生活过程中,在非条件反射的基础上,通过学习和训练而形成的反射,是后天获得的,数量无限,可以建立,也可以消退。条件反射是反射活动的高级形式,可以大大增强机体对环境的适应性、灵活性和精确性。

形成条件反射的条件是无关刺激与非条件刺激在时间上的多次结合。巴甫洛夫在创立条件反射学说的实验中,给狗喂食会引起唾液分泌,这属于非条件反射,食物是非条件刺激。在通常情况下,铃声不会使狗分泌唾液,因为铃声与唾液分泌无关,故此时的铃声是无关刺激。但是,如果喂食前先给铃声,然后再给食物,这样多次结合后,当铃声一响,即便不给食物,狗也会分泌唾液,于是就建立了条件反射。在这种情况下,铃声不再是无关刺激,而成为进食的信号,也就成了条件刺激。这种由条件刺激引起的反射称为条件反射,条件刺激和非条件刺激反复多次的结合过程称为强化。在日常生活中,任何无关刺激只要与非条件刺激多次结合,就可以变成条件刺激而引起条件反射,比如灯光、食物的颜色、气味、喂食的人或脚步声等都可能成为条件刺激而引起唾液分泌。

条件反射建立以后,如果只反复使用条件刺激而得不到非条件刺激的强化,这时条件反射的效应会逐渐减弱,直至最后完全消失,这种现象称为条件反射的消退。消退并不是条件反射的简单丧失,而是中枢把原来引起兴奋效应的信号转变为产生抑制效应的信号。

条件反射都是由刺激信号引起的。人类有两种性质完全不同的信号,一类是现实的、具体的信号,如声音、光线、颜色、形状、气味等,它们都是以信号本身的理化性质来发挥刺激作用的,这类信号称为第一信号;另一类信号是抽象的、概括化的信号,即语言和文字。巴甫洛夫提出人脑有两个信号系统。第一信号系统是对第一信号发生反应的大脑皮质功能系统,是人和动物所共有的;第二信号系统是对第二信号发生反应的大脑皮质功能系统,这是人类所特有的、区别于动物的主要特征。人类借助语词来表达其思维,并进行抽象的思维。

(二)中枢神经元之间通过不同的联系方式传递信息

神经元依其在反射弧中的不同地位可分为传入神经元、中间神经元和传出神经元,其中以中间神经元数量最多。中枢神经元之间的联系方式主要有以下几种方式:

1. 辐散式联系　一个神经元的轴突可以通过分支与许多神经元建立突触联系,称为辐散式联系(图 3-5A)。这种联系能使一个神经元的兴奋引起许多神经元同时兴奋或抑制。辐射式联系在感觉传入通路上多见。

2. 聚合式联系　同一神经元的细胞体与树突可接受许多不同轴突来源的突触联系,此称为聚合式联系(图 3-5B)。这种联系有可能使许多神经元的作用引起同一神经元的兴奋而发生总和,也可能使来自许多不同作用神经元的兴奋和抑制在同一神经元上发生整合。聚合式联系在运动传出通路上多见。

3.链锁式联系 神经元以链锁式顺序分支,通过其发出的侧支直接或间接地与许多其他神经元建立突触联系,称为链锁式联系(图 3-5C)。兴奋冲动通过链锁式联系,在空间上加大了作用范围。

4.环状联系 一个神经元通过其轴突的侧支与中间神经元相连,中间神经元反过来再与该神经元发生突触联系,构成闭合环路(图 3-5D)。若环路内的中间神经元是兴奋性的,则可使兴奋在时间上加强了作用的持久性;若环路内的中间神经元是抑制性的,则通过环状联系,可使兴奋及时终止。前者是正反馈,而后者是负反馈。

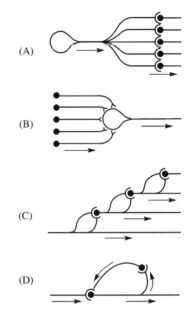

图 3-5 中枢神经元的联系方式
(A)辐散式联系;(B)聚合式联系;
(C)链锁式联系;(D)环状联系

(三)中枢抑制和中枢易化是反射活动的重要组成部分

在任何反射活动中,中枢内既有兴奋活动,又有抑制活动,两者相辅相成,相互协调,产生中枢抑制和中枢易化两种效应。若中枢抑制受到破坏,则反射活动就不可能协调。根据中枢抑制产生机制的不同,抑制可分为突触后抑制和突触前抑制两类。

1.突触后抑制 突触后抑制是由于抑制性中间神经元活动,轴突末梢释放抑制性递质,使突触后膜产生抑制性突触后电位,从而使突触后神经元受到抑制。根据神经元之间联系方式的不同,突触后抑制可分为传入侧支性抑制和回返性抑制两种类型(图 3-6)。⊡ 3-5

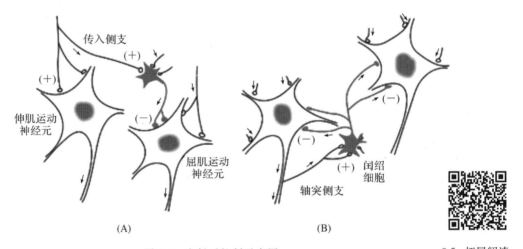

图 3-6 突触后抑制示意图
(A)传入侧支性抑制;(B)回返性抑制;(+)兴奋;(-)抑制

3-5 拓展阅读

2.突触前抑制 突触前抑制是由于轴-轴突触的活动,使突触前膜释放的兴奋性递质减少,导致突触后膜的 EPSP 降低,以致不能或不容易产生动作电位,呈现出抑制效应。突触前抑制的结构基础是轴-轴突触(图 3-7)。⊡ 3-6

突触后抑制与突触前抑制的比较见表 3-2。

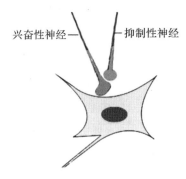

图 3-7 突触前抑制示意图

3-6 拓展阅读

表 3-2 突触后抑制与突触前抑制的比较

项目	突触后抑制	突触前抑制
抑制部位	突触后膜	突触前膜
性质	超极化抑制	去极化抑制
结构基础	抑制性中间神经元	轴-轴突触
产生机制	产生 IPSP,使突触后膜兴奋性降低	产生 EPSP,使突触前膜兴奋性递质释放减少
作用	参与运动的协调控制	参与感觉传入控制

3-7 自测练习

（陈　敏）

第二节　神经系统的感觉功能

感觉是客观事物在人脑中的主观反映。它是机体为了适应内、外环境的变化所必需的一种功能。首先,感受器或感觉器官接受环境变化的刺激,并将其转换为电信号(动作电位),以神经冲动的形式经传入神经到达中枢的相应部位,中枢对传入的信息进行分析和整合,从而产生感觉。可见,感觉是由感受器或感觉器官、传入神经和大脑皮质三部分共同活动的结果。本节主要讨论脊髓、丘脑和大脑皮质在机体感觉功能中的作用。

3-8 PPT

一、脊髓的感觉传导功能

躯体感觉的第一级传入神经元的胞体位于背根神经节和脑神经节中,其周围突与感受器相连,中枢突进入脊髓或脑干后发出两类分支,一类在不同水平直接或间接通过中间神经元与运动神经元相连而构成反射弧,完成各种反射活动;另一类经多级神经元接替后向大脑皮质投射而形成感觉传入通路(图 3-8),产生不同的感觉。

（一）浅感觉传导通路

浅感觉包括痛觉、温度觉和粗触觉。躯干、四肢的浅感觉的第一级神经元为脊神经节细胞,中枢突进入脊髓后在后角交换神经元(简称换元),第二级神经元发出纤维在中央管前交叉至对侧,其中传导痛觉、温度觉的纤维组成脊髓丘脑侧束,传导粗触觉的纤维组成脊髓丘脑前束,上行抵达丘脑。头面部浅感觉的第一级神经元为三叉神经节细胞,第二级神经元的胞体在

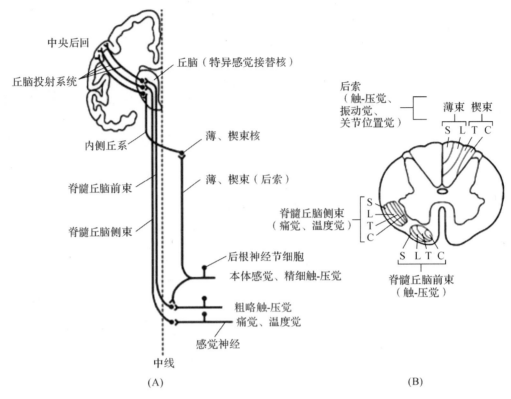

图 3-8　体表感觉传导通路及脊髓横断面
(A)躯体感觉传导通路；(B)感觉通路的脊髓横断面
S. 骶；L. 腰；T. 胸；C. 颈

三叉神经脊束核和脑桥核内，由此发出纤维交叉到对侧，组成三叉丘脑束抵达丘脑。

(二)深感觉传导通路

肌肉本体感觉和深部压觉等深感觉以及精细触觉，其传入纤维由后根进入脊髓后，在同侧后索上行，抵达延髓下部薄束核和楔束核后更换神经元，再发出纤维交叉到对侧，经内侧丘系抵达丘脑。

浅感觉传导通路的特点是先交叉再上行，而深感觉传导通路是先上行再交叉。如果某一传导束被破坏，躯体一定部位就会丧失相应的感觉。比如，临床上脊髓半离断患者会出现损伤平面以下对侧浅感觉和同侧深感觉障碍。

二、丘脑及其感觉投射系统

丘脑在感觉中起重要作用，是感觉传导最重要的换元接替站。各种感觉传导通路(除嗅觉外)都要在丘脑内换元，然后再投射到大脑皮质的感觉分析中枢。另外，丘脑还能对感觉进行粗略的分析与综合。

(一)丘脑的主要神经核团

我国神经生理学家张香桐将丘脑的各种细胞群大致分为三大类。

1.感觉接替核　接受第二级感觉投射纤维，经过换元后进一步投射到大脑皮质特定的感觉区。主要有腹后核(腹后外侧核和腹后内侧核)、内侧膝状体、外侧膝状体等。腹后外侧核为脊髓丘脑束与内侧丘系的换元站，负责躯干、肢体感觉信号的传递；腹后内侧核为三叉丘系的换元站，负责头面部感觉信号的传递。内侧膝状体是听觉通路的换元站，发出纤维向大脑皮质听区投射。外侧膝状体是视觉传导通路的换元站，发出纤维向大脑皮质视区投射。

2.联络核　接受丘脑感觉接替核和其他皮质下中枢来的纤维（但不直接接受感觉的投射纤维），经过换元，发出纤维投射到大脑皮质的某一特定区域。主要有丘脑前核、丘脑的外侧腹核、丘脑枕等。联络核的功能与各种感觉在丘脑和大脑皮质水平的联系协调有关。

3.髓板内核群　靠近中线的所谓内髓板以内的各种结构，主要是髓板内核群，包括中央中核、束旁核、中央外侧核等。一般认为，它们无直接投射到大脑皮质的纤维，但间接地通过多突触接替换元后，弥散地投射到整个大脑皮质，起着维持大脑皮质兴奋状态的重要作用。

（二）丘脑的感觉投射系统

根据丘脑各部分向大脑皮质投射特征的不同，可把丘脑投射系统分成特异投射系统和非特异投射系统两大系统（图3-9）。📱3-9

1.特异投射系统　特异投射系统是指丘脑感觉接替核及其投射至大脑皮质的神经通路。丘脑感觉接替核接受各种经典感觉传导通路的神经纤维，换元后发出纤维投射到大脑皮质的特定区域。这种感觉的传导投射系统都是专一的，与皮质是点对点的投射关系，其主要功能是产生特定感觉，并激发大脑皮质发出神经冲动。

2.非特异投射系统　非特异投射系统是指丘脑髓板内核群非特异投射核及其投射到大脑皮质的神经通路。传导经典感觉的第二级神经元的上行纤维通过脑干时，发出侧支与脑干网状结构的神经元发生突触联系，经过多次换元上行，抵达丘脑的髓板内核群，最后弥散投射到大脑皮质的广泛区域。这一投射系统是不同感觉的共同上行通路，不具有点对点的投射关系，其主要功能是维持和改变大脑皮质的兴奋，保持觉醒状态。📱3-10

特异投射系统和非特异投射系统虽在结构和功能上存在明显差异，但任何感觉的产生都是它们相辅相成、互为因果、互相配合和协调作用的结果。两者的特点比较见表3-3。

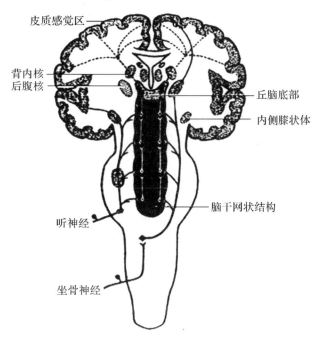

图3-9　感觉投射系统示意图

黑色区代表脑干网状结构；实线代表丘脑特异投射系统；虚线代表丘脑非特异投射系统

皮质感觉区

背内核
后腹核

丘脑底部

内侧膝状体

脑干网状结构

听神经

坐骨神经

3-9　视频

3-10　拓展阅读

表 3-3　特异性投射系统和非特异性投射系统特点比较

	特异性投射系统	非特异性投射系统
组成	特定感觉传导通路→丘脑感觉接替核→大脑皮质特定区域	特定感觉传导通路→脑干网状结构→丘脑髓板内核群→大脑皮质广泛区域
特点	三级传导;点对点投射;专一性	多突触传入;非点对点投射(弥散、广泛);所有感觉的共同通路
功能	产生特定感觉,激发大脑皮质发出神经冲动	维持和改变大脑皮质的兴奋状态

三、大脑皮质的感觉分析功能

大脑皮质是机体感觉的最高级中枢。各种感觉传入冲动最终到达大脑皮质,通过它的分析和综合才能形成意识活动,产生各种感觉。不同的感觉在大脑皮质有不同的代表区。

(一)体表感觉区

中央后回是全身体表感觉主要的投射区,称为第一体表感觉区。其感觉投射规律为:①左右交叉。躯体感觉的投射是交叉的,但头面部感觉的投射是双侧的。②倒置分布。身体各部的传入冲动在皮质上的定位恰似倒立人体的投影,但头面部内部安排仍是正立的。③精细正比。投射区的大小与躯体感觉的灵敏度有关(图 3-10)。

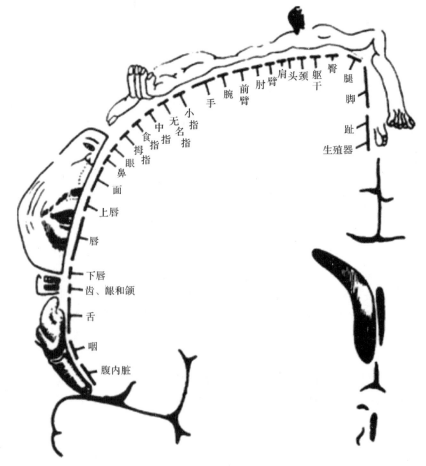

图 3-10　大脑皮质体表感觉区示意图

在中央前回与岛叶之间还存在第二感觉区。第二感觉区面积远比第一感觉区小,区内的投射也有一定的分布安排,但不如中央后回那么完善和具体。人类切除第二感觉区后,并不产生显著的感觉障碍。

(二)内脏感觉区

内脏感觉的投射区混杂于体表感觉区、运动辅助区和边缘系统等皮质部位,但投射区小,且不集中,这可能是内脏感觉定位不准确、性质模糊的原因之一。

(三)本体感觉区

本体感觉是指肌肉、关节等的位置觉和运动觉。其投射区在中央前回。刺激中央前回能引起受试者试图发动肢体运动的主观感觉。目前认为中央前回既是运动区,也是本体感觉的投射区。

(四)视觉区

视觉的投射区在枕叶皮质内侧面距状裂上下两缘。左侧枕叶皮质接受左眼的颞侧视网膜和右眼的鼻侧视网膜的传入纤维投射,右侧枕叶皮质接受右眼的颞侧视网膜和左眼的鼻侧视网膜的传入纤维投射(图 3-11)。

(五)听觉区

听觉皮质代表区位于颞叶皮质的颞横回和颞上回。听觉的投射是双侧性的,即一侧皮质代表区与双侧耳蜗感受功能有关。

(六)嗅觉区和味觉区

嗅觉在大脑皮质的投射区位于边缘叶的前底部区域。味觉投射区在中央后回头面部感觉投射区之下侧。

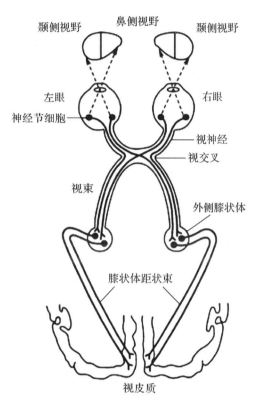

图 3-11 视觉传导通路示意图

四、痛觉

痛觉是各种伤害性刺激作用于机体引起的一种不愉快的感觉,常伴有情绪变化和防卫反应。产生痛觉是机体重要的自我保护机制,它引起人们的警觉,提醒人们及时避开或除去伤害性刺激的作用。许多疾病往往都表现为疼痛,不同疾病疼痛的部位、性质和时间有一定的规律,因此认识疼痛产生的原因和特点,对疾病的诊断和治疗具有重要意义。

(一)痛觉感受器

一般认为痛觉的感受器是游离神经末梢。任何形式的伤害性刺激只要达到一定强度有可能或已造成组织损伤时,都能引起痛觉。各种伤害性刺激引起组织释放一些致痛物质(如 K^+、H^+、组胺、5-羟色胺、缓激肽、前列腺素等),这些物质作用于游离神经末梢使之去极化,产生动作电位,传入中枢引起痛觉。

(二)皮肤痛觉

当伤害性刺激作用于皮肤时,可先后出现两种性质不同的痛觉,即快痛和慢痛。快痛是一种尖锐而定位清楚的"刺痛",它在刺激时很快发生,撤除刺激后很快消失。慢痛是一种定位不明确的"烧灼痛",它在刺激后过 0.5～1.0s 才能被感觉到,撤除刺激后还持续几秒钟,并伴有情绪反应及心血管和呼吸等方面的变化。

(三)内脏痛与牵涉痛

内脏感觉的主要表现是痛觉,内脏痛(visceral pain)也是临床常见的症状。内脏痛与皮肤痛相比较有下列特征:①缓慢、持久、定位不明确,对刺激的分辨能力差;②对切割、烧灼等不敏感,而对机械性牵拉、缺血、痉挛和炎症等刺激敏感;③常常伴有牵涉痛。内脏痛的常见原因有组织缺血、肌肉痉挛、组织损伤或炎症反应等。了解疼痛的部位、性质和时间等规律有助于某些疾病的诊断。

某些内脏疾病,常引起体表相应部位发生疼痛或痛觉过敏,这种现象称为牵涉痛(referred pain)。例如,心肌缺血时,可发生心前区、左肩和左上臂的疼痛;胆囊病变时,右肩胛区会出现疼痛;阑尾炎时,常感上腹部或脐区有疼痛。常见疾病的牵涉痛部位见表3-4。了解牵涉痛的部位对诊断某些疾病具有重要参考价值。

表 3-4 常见内脏疾病的牵涉痛部位

患病器官(疾病)	体表疼痛部位
心绞痛、心肌梗死	心前区、左肩、左臂尺侧
胃溃疡、胰腺炎	左上腹
肝病变、胆囊炎、胆石症	右肩胛、肩胛间
肾结石	腹股沟区
阑尾炎	上腹部或脐区

3-11 自测练习

(陈 敏)

第三节 神经系统对躯体运动的调节

躯体运动是在骨骼肌收缩和舒张活动基础上进行的,是人类最基本的功能活动之一。神经系统对躯体运动的调节主要通过大脑皮质的运动区、皮质下核团、脑干下行系统及脊髓的共同配合而实现。

3-12 PPT

一、脊髓对躯体运动的调节

(一)脊髓的运动神经元和运动单位

脊髓是调节躯体运动最基本的中枢。在脊髓的前角存在大量支配骨骼肌运动的 α 和 γ 运动神经元,末梢释放的递质都是乙酰胆碱。

α 运动神经元的胞体较大,神经纤维较粗(属于 A_α 类纤维),支配梭外肌纤维。α 运动神经元接受来自皮肤、肌肉和关节等外周传入的信息,也接受从脑干到大脑皮质等高位中枢下传的信息,产生一定的反射传出冲动,引起梭外肌纤维兴奋,完成骨骼肌的收缩。因此,α 运动神经元是躯体运动反射的"最后公路"。

α 运动神经元的轴突末梢分成许多小支,每一小支支配一根骨骼肌纤维,当这一神经元发生兴奋时,可引起它支配的肌纤维收缩。由一个 α 运动神经元及其支配的全部肌纤维所组成的功能单位,称为运动单位(motor unit)。运动单位的大小可有很大差别,如一个眼外肌运动神经元只支配 6～12 根肌纤维,而一个四肢肌肉(如三角肌)的运动神经元所支配的肌纤维数目可达 2000 根左右。前者有利于肌肉进行精细运动,后者有利于产生巨大的肌张力。

γ 运动神经元的胞体分散在 α 运动神经元之间,其胞体较小,神经纤维较细(属于 $A_γ$ 类纤维),支配骨骼肌的梭内肌纤维,可调节肌梭感受器的敏感性。

(二)牵张反射

有神经支配的骨骼肌,如受到外力牵拉而伸长时,能引起受牵拉的同一肌肉收缩,称为牵张反射(stretch reflex)。□ 3-13

1.牵张反射的类型　牵张反射有腱反射和肌紧张两种类型。

(1)腱反射:腱反射(tendon reflex)是指快速牵拉肌腱时发生的牵张反射,它表现为被牵拉肌肉迅速而明显地缩短。例如,当膝关节半屈曲时,叩击膝关节下的股四头肌腱使之受到牵拉,则股四头肌发生快速的反射性收缩,称为膝反射(图 3-12);若叩击跟腱使之受到牵拉,则小腿腓肠肌发生快速的反射性收缩,称为跟腱反射。腱反射为单突触反射,它的中枢常只涉及 1～2 个脊髓节段,因此肌肉的收缩几乎是一次同步性收缩。□ 3-14,3-15

3-13 视频

3-14 临床链接

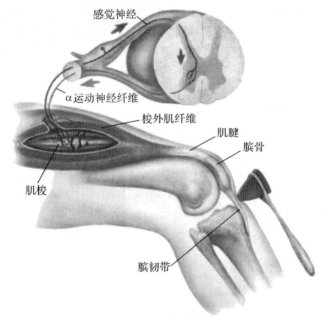

图 3-12 膝反射弧示意图

感觉神经
α运动神经纤维
梭外肌纤维
肌腱
髌骨
肌梭
髌韧带

3-15 图片

(2)肌紧张:肌紧张(muscle tonus)是指缓慢持续牵拉肌腱时发生的牵张反射,其表现为受牵拉的肌肉轻度而持续地收缩,即维持肌肉的紧张性收缩状态。肌紧张与腱反射的反射弧基本相似,但中枢的突触接替可能不止一个,属于多突触反射。肌紧张是维持躯体姿势最基本的反射活动,是姿势反射的基础。肌紧张的收缩力量不大,因此不表现明显的动作,能持久维持而不易疲劳。例如,由于重力影响,支持体重的关节趋向于被重力所弯曲,关节弯曲必使伸肌肌腱受到持续牵拉,从而产生牵张反射引起该肌的收缩,对抗关节的屈曲,维持站立姿势。若肌紧张的反射弧的任何部分受到破坏,即可出现肌张力的减弱或消失,身体姿势便无法维持。

2.牵张反射的反射弧　牵张反射的基本反射弧比较简单。感受器是骨骼肌中的肌梭,中枢主要在脊髓内,传入和传出神经都包含在支配该肌肉的神经中,效应器就是该肌肉的梭外肌纤维。因此,牵张反射的反射弧的显著特点是感受器和效应器在同一块肌肉中。

(1)肌梭:肌梭是一种感受肌肉长度变化或感受牵拉刺激的特殊的梭形感受装置,长为几毫米,外层为一结缔组织囊(图3-13)。肌梭囊内一般含有6～12根肌纤维,称为梭内肌纤维;而囊外的一般肌纤维就称为梭外肌纤维。肌梭附着在梭外肌纤维上,并与其平行排列,呈并联关系。梭内肌纤维的收缩成分位于肌梭的两端,而感受装置位于其中间,两者呈串联关系。肌梭的传入神经支配有两类,Ⅰ类传入纤维直径较大,Ⅱ类传入纤维直径较小。

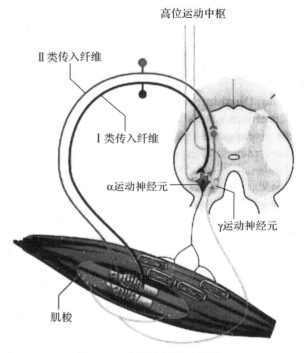

图3-13　牵张反射弧示意图

当梭外肌纤维被牵拉变长时,肌梭也被拉长,其中间部分的感受装置受到刺激加强,产生的传入冲动增加,反射性地引起同一肌肉收缩,便产生牵张反射。当梭外肌纤维收缩变短时,肌梭也变短而松弛,中间的感受装置受到的刺激减弱,传入冲动减少,梭外肌又恢复原来的长度。γ运动神经元支配梭内肌,当它兴奋时,其所支配的梭内肌纤维收缩,可提高肌梭内感受装置的敏感性,因此,γ传出纤维的活动对调节牵张反射具有重要作用。

(2)腱器官:是肌肉内另一种感受装置,是一种张力感受器,分布于肌腱胶原纤维之间,与梭外肌纤维呈串联关系。当梭外肌收缩而张力增大时,腱器官发放的传入冲动增加,通过抑制性中间神经元,使支配同一梭外肌的α运动神经元受到抑制,牵张反射也受到抑制。其生理意义是避免被牵拉肌肉因过度收缩而受损。

(三)屈肌反射与对侧伸肌反射

当肢体的皮肤受到伤害性刺激时,受刺激一侧的肢体屈肌收缩而伸肌舒张,表现为肢体屈曲,这种反射称为屈肌反射。屈肌反射使肢体脱离伤害性刺激,具有保护性意义。屈肌反射的强度与刺激强度有关,如果刺激强度很大,则可以在同侧肢体屈曲的同时,出现对侧肢体伸直的反射活动,称为对侧伸肌反射。对侧伸肌反射使对侧肢体伸直以支持体重,是一种姿势反射。

(四)脊休克

在机体内,脊髓的活动经常处于高位中枢的调控之下不易单独表现出来。在动物实验中,将脊髓与延髓的联系切断,用以研究脊髓单独的功能(为了保持动物的呼吸功能,常在第五节颈髓水平以下切断),这种动物称为脊动物。当脊髓与高位中枢离断后,横断面以下的脊髓会暂时丧失反射活动的能力,进入无反应状态,这种现象称为脊休克(spinal shock)。图3-16

脊休克的主要表现为:横断面以下的脊髓所支配的躯体和内脏反射活动减弱或消失,如骨骼肌紧张性降低甚至消失，外周血管扩张，血压下降，发汗反射消失，粪尿潴留。
脊休克现象只发生在离断面水平以下部分。脊休克是暂时现象，一些以脊髓为
基本中枢的反射活动可以逐渐恢复。反射恢复过程中，首先是一些比较简单、
比较原始的反射先恢复，如屈肌反射、腱反射等；然后才是比较复杂的反射逐渐
恢复，如对侧伸肌反射、搔爬反射等。此外，不同种类动物恢复的时间也不一
样，低等动物（如蛙）在脊髓离断后数分钟内反射即恢复，而犬则需几天，人类则需数周甚至
数月。

3-16　视频

　　在正常情况下，脊髓活动在高位中枢调节下进行，并且进化程度越高，对高位中枢的依赖
程度越大。脊休克的产生，并不是由于脊髓切断的损伤性刺激所引起，而是由于离断面以下的
脊髓突然失去了高位中枢的调控而兴奋性极度低下所致。

二、脑干对躯体运动的调节

　　脑干对肌紧张有重要调节作用。脑干网状结构对躯体运动的调节有双重性，其中有加强
肌紧张的区域，称为易化区，也有抑制肌紧张的区域，称为抑制区。

（一）脑干网状结构易化区

　　脑干网状结构易化区的主要作用是加强伸肌的肌紧张和肌肉运动。易化区范围广，分布
于脑干中央区域，包括延髓网状结构的背外侧部分、脑桥的中央灰质及被盖；此外，下丘脑和丘
脑中线核群对肌紧张也有易化作用，因而也包含在易化区的概念之内。动物实验表明，易化区
主要通过兴奋脊髓的 γ 运动神经元起作用，使 γ 运动神经元传出冲动增加，肌梭敏感性提高，
从而增强肌紧张。

（二）脑干网状结构抑制区

　　脑干网状结构抑制区较小，位于延髓网状结构的腹内侧部分，本身自发活动较少，主要受
来自包括大脑皮质运动区、纹状体、小脑前叶蚓部等高位中枢冲动的驱动而兴奋，冲动通过网
状脊髓束到达脊髓，抑制 γ 运动神经元的兴奋性，从而抑制牵张反射。在正常情况下，易化区
的活动比较强，抑制区的活动比较弱，两者在一定水平上保持平衡，以维持正常的肌紧张。当
两者失去平衡时，将出现肌紧张亢进或减弱。

（三）去大脑僵直

　　在中脑上、下丘之间切断脑干时，动
物立即出现四肢伸直，头尾昂起，脊柱挺硬
等伸肌（抗重力肌）过度紧张的现象，称为去
大脑僵直（decerebrate rigidity）（图 3-14）。
去大脑僵直的发生，主要是由于切断了高
位中枢与脑干网状结构的功能联系，抑制
区失去了大脑皮质运动区和纹状体等区
域传来的冲动，削弱了抑制区的活动，使
易化区活动相对占优势的结果。当人类
患某些脑部疾病或意外损伤时，也可以出
现头后仰、上下肢僵硬伸直、角弓反张等
类似动物去大脑僵直的现象，提示病变已

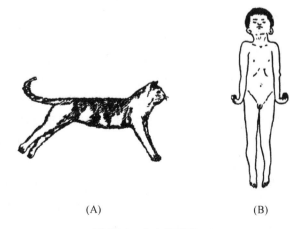

(A)　　　　　　　　　　(B)

图 3-14　去大脑僵直
（A）猫去大脑僵直表现；（B）人去大脑僵直表现

严重侵犯脑干,是预后不良的信号。🔲3-17

3-17 视频

三、小脑对躯体运动的调节

根据小脑的传入、传出纤维的联系,可以将小脑划分为前庭小脑、脊髓小脑和皮质小脑三个主要的功能部分(图 3-15)。小脑对于维持身体平衡、调节肌紧张、协调随意运动具有重要的作用。

(一)维持身体平衡

这主要是前庭小脑的功能。前庭小脑主要由绒球小结叶构成,它与前庭器官及前庭核有密切关系。其反射进行的途径为:前庭器官→前庭核→绒球小结叶→前庭核→脊髓运动神经元→骨骼肌。实验中观察到,切除绒球小结叶的猴,由于平衡功能失调而不能站立,只能躲在墙角里依靠墙壁而站立;但其随意运动仍然很协调,能很好地完成吃食动作;临床上也观察到,第四脑室发生肿瘤的患者,由于压迫损伤绒球小结叶,患者可出现上述平衡失调的情况。

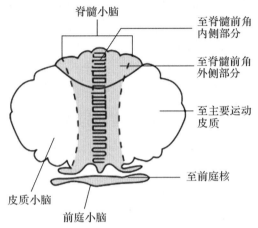

图 3-15　小脑分区示意图

(二)调节肌紧张

小脑参与肌紧张调节的功能区主要是脊髓小脑。脊髓小脑由小脑前叶(包括单小叶)和后叶的中间带区(旁中央小叶)构成。小脑前叶对肌紧张的调节具有抑制和易化的双重作用,分别通过脑干网状结构抑制区和易化区而发挥作用。后叶中间带也有易化肌紧张的功能,刺激该区能使双侧肌紧张加强。在进化过程中,前叶的肌紧张抑制作用逐渐减弱,而肌紧张的易化作用逐渐占主要地位。人类小脑受损伤后,主要表现出肌紧张降低,即易化作用减弱,造成肌无力等症状。

(三)调节随意运动

这主要是小脑后叶中间带和皮质小脑的功能。它们参与了随意运动的设计、运动程序的编制,协调随意运动。

人进行的各种精细运动,都是通过大脑皮质与小脑不断进行联合活动、反复协调而逐步熟练起来的。在开始学习阶段,大脑皮质通过锥体系所发动的运动不是协调的,这是因为小脑尚未发挥其协调功能。在学习过程中,大脑皮质与小脑之间不断进行着联合活动,同时小脑不断接受感觉传入冲动的信息逐步纠正运动过程中所发生的偏差,使运动逐步协调起来。在这一过程中,皮质小脑参与了运动计划的形成和运动程序的编制,可以使随意运动的方向、力量、速度和稳定性方面受到适当的控制,使随意运动稳定和准确。

当切除或损伤这部分小脑后,患者不能完成精巧动作,肌肉在完成动作时抖动而把握不住动作的方向(称为意向性震颤),行走摇晃呈蹒跚状,如动作越迅速则协调障碍也越明显,但静止时则看不出肌肉有异常的运动。这种小脑损伤后的动作协调性障碍,称为小脑共济失调(cerebellar ataxia)。🔲3-18

3-18 临床链接

四、基底神经节对躯体运动的调节

基底神经节(basal ganglia)是皮质下一些核团的总称。与运动有关的主要是纹状体,包括尾核、壳核和苍白球。此外,丘脑底核、中脑黑质和红核在结构与功能上与基底神经节紧密联系,因而也属于广义上的基底神经节(图 3-16)。

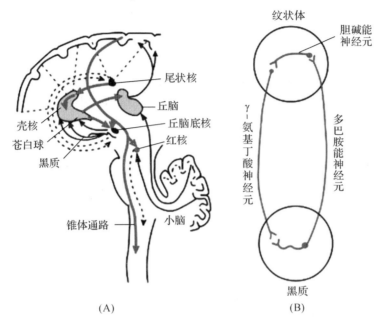

图 3-16　基底神经节与大脑皮质之间的联络模式图

(A)连接基底神经节与大脑皮质的神经回路;(B)黑质纹状体环路示意图

基底神经节有重要的运动调节功能,在协调随意运动、调节肌紧张及处理本体感觉传入冲动信息等都有十分重要的作用。迄今为止,对基底神经节功能的认识还不完全清楚,主要基于临床上患者的相应表现来了解。基底神经节损伤导致的运动障碍主要表现为两大类:一类是运动过少而肌紧张过强的综合征,如帕金森病(震颤麻痹);另一类是运动过多而肌紧张不全的综合征,如舞蹈病与手足徐动症等。

帕金森病患者的主要症状是全身肌紧张增高、肌肉强直、随意运动减少、动作缓慢、面部表情呆板(假面具),常伴有静止性震颤(多见于手部)等。通过对中枢递质的研究,已明确中脑黑质是多巴胺能神经元存在的主要部位,其纤维上行可抵达纹状体,抑制纹状体乙酰胆碱递质系统(图 3-16B)。帕金森病的病变主要位于黑质,其多巴胺能神经元功能被破坏,不能正常抑制纹状体乙酰胆碱递质系统,导致纹状体乙酰胆碱递质系统功能亢进是帕金森病的主要发病机制。治疗时可给予左旋多巴,使体内多巴胺合成增加,或用 M 受体阻断剂,以阻断乙酰胆碱的作用,可使症状缓解。⊟ 3-19

舞蹈病(也称亨廷顿病)患者主要表现为不自主的上肢和头部的舞蹈样动作,并伴有肌张力降低等症状。舞蹈病与手足徐动症的病变主要位于纹状体,主要机制是纹状体内的胆碱能和 γ-氨基丁酸能神经元功能减退,而黑质多巴胺能神经元功能相对亢进,这与帕金森病的病变正好相反。临床上用利血平耗竭包括多巴胺在内的神经递质,可使症状缓解。

3-19　临床链接

五、大脑皮质对躯体运动的调节

大脑皮质是调节躯体运动的最高级中枢。大脑皮质发出随意运动指令,经过运动传导通路到达脊髓前角和脑干的下运动神经元,控制骨骼肌收缩,从而完成躯体运动。

(一)大脑皮质的运动区

人类大脑皮质的运动区主要在中央前回。运动区对躯体运动的调节具有以下特点:①交叉支配,即一侧皮质主要支配对侧躯体的肌肉,但头面部肌肉,除面神经支配的下部面肌及舌下神经支配的舌肌受对侧支配外,其他运动的支配多数是双侧性的,如咀嚼运动、喉运动及脸上肌肉运动。②倒置安排,下肢代表区在顶部,上肢代表区在中间部,头面部肌肉代表区在底部,但头面部代表区内部的安排仍为正立而不倒置。③代表区大小与运动的精细程度有关,运动愈精细而复杂的肌肉,其代表区也愈大,比如手与五指所占的区域几乎与整个下肢所占的区域大小相等。

(二)运动信号下行通路

大脑皮质运动信号下行通路长期以来被分为锥体系和锥体外系两大部分。锥体系包括皮质脊髓束和皮质核束。锥体外系则指锥体系以外所有控制脊髓运动神经元活动的下行通路。现在认识到,锥体系和锥体外系在皮质有起源上相互重叠,在脑内的下行途径中彼此亦存在着复杂的纤维联系,而且锥体系的下行纤维也并非全部通过延髓锥体,所以,从皮质到脑干之间的种种病理过程引起的运动障碍,往往难以区分究竟是锥体系还是锥体外系的功能受损。此外,按传统认识,锥体系的神经元一般分为上运动神经元和下运动神经元。上运动神经元指的是大脑皮质运动区,下运动神经元指的是脊髓前角和脑干的运动神经元。上运动神经元损伤被认为就是皮质运动区或锥体束损伤,产生"中枢性瘫痪",表现为痉挛性麻痹(硬瘫),出现范围广泛的随意运动麻痹、骨骼肌张力增加、腱反射亢进、巴宾斯基征阳性等锥体束综合征。现在已了解到,上述锥体束综合征实际上往往合并有锥体外系的损伤,出现痉挛性麻痹可能由于姿势调节通路受损所致。至于下运动神经元,即脊髓前角或运动神经损伤,引起肌肉麻痹的范围比较局限,骨骼肌张力降低,为弛缓性瘫痪,腱反射减弱或消失,肌肉因营养障碍而明显萎缩。

3-20 自测练习

(陈　敏)

第四节　神经系统对内脏活动的调节

神经系统中调节内脏活动的部分是内脏运动神经,因其在很大程度上不受意识控制,故常称为自主神经系统(autonomic nervous system),也称植物性神经系统。自主神经系统习惯上仅指支配内脏器官的传出神经,根据结构和功能的不同,将其分成交感神经和副交感神经两部分(图 3-17)。

3-21 PPT

一、自主神经的结构和功能特征

1.中枢起源　交感神经起自脊髓胸腰段(胸$_1$~腰$_3$)的脊髓侧角。副交感神经起源于脑干内副交感神经核和脊髓骶部(骶$_2$~骶$_4$)相当于侧角的部位。

2.节前纤维和节后纤维　从中枢发出的自主神经在抵达效应器官前必须先进入外周神经

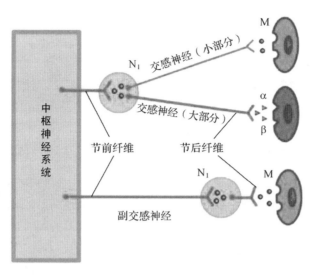

图 3-17　自主神经结构特点

节（除支配肾上腺髓质的交感神经外），换元后再发出纤维支配效应器官。由中枢发出的纤维称为节前纤维，由节内神经元发出的纤维称为节后纤维。交感神经节离效应器官较远，因此节前纤维短而节后纤维长；副交感神经节离效应器官较近，有的神经节就在效应器官壁内，因此节前纤维长而节后纤维短（图 3-18）。

3. 分布范围　人体多数器官接受交感神经和副交感神经的双重支配，但交感神经的全身分布广泛，几乎所有内脏器官都受它支配；而副交感神经的分布较局限，某些器官不受副交感神经的支配。例如，皮肤和肌肉内的血管、一般的汗腺、立毛肌、肾上腺髓质、肾就只受交感神经支配。

4. 功能相互拮抗　交感神经和副交感神经对同一器官的作用往往相互拮抗。而这种拮抗既对立又统一，使神经系统能够从正反两个方面调节内脏的活动，确保受支配器官的活动能适应不同条件下的需要。在某些外周效应器官上，交感和副交感神经的作用是一致的，例如唾液腺的交感神经和副交感神经支配都有促进分泌的作用，但两者的作用也有差别，前者的分泌物黏稠，后者的分泌物稀薄。

5. 具有紧张性作用　自主神经对效应器官的支配，一般具有持久的紧张性作用，即在静息状态下，自主神经能持续向内脏发放低频冲动，使效应器官经常维持一定的活动状态。例如，切断支配心脏的迷走神经，则心率增加，说明心迷走神经本来有紧张性冲动传出，对心脏具有持久的抑制作用；若切断心交感神经，则心率减慢，说明心交感神经也有紧张性冲动传出。

6. 作用与效应器官本身的功能状态有关　例如，刺激交感神经可致无孕子宫运动受到抑制，而对有孕子宫却可加强其运动（因为无孕与有孕子宫的受体不一样）；又如，胃幽门如果原来处于收缩状态，则刺激迷走神经可使之舒张；若胃幽门原来处于舒张状态，则刺激迷走神经可使之收缩。

二、自主神经系统的功能和生理意义

（一）自主神经系统的功能

自主神经系统的功能主要是调节心肌、平滑肌和腺体（消化腺、汗腺、部分内分泌腺）的活

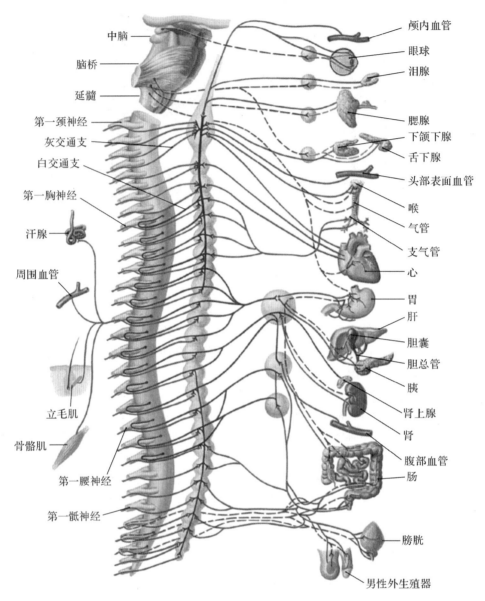

图 3-18　人体自主神经分布示意图

动,其调节功能是通过不同的递质和受体系统实现的。比如,支配心脏的交感神经节前纤维起自脊髓第 1～5 胸段侧角神经元,在颈神经节和星状神经节换元后,发出节后纤维支配心脏的窦房结、房室交界、房室束、心房肌和心室肌。交感神经兴奋,节后纤维末梢释放的神经递质是去甲肾上腺素(NE)。去甲肾上腺素与心肌细胞膜上的 β_1 受体结合后,导致心率增快、房室传导加快、心肌收缩力增强,这些效应分别称为正性变时作用、正性变传导作用和正性变力作用。支配心脏的副交感神经(心迷走神经)的节前纤维起自延髓的迷走神经背核和疑核,进入心脏后在心内神经节换元,发出节后纤维支配窦房结、心房肌、房室交界、房室束及分支。迷走神经兴奋,末梢释放的神经递质是乙酰胆碱(ACh),与心肌细胞膜上的 M 受体结合后,导致心率减慢、房室传导减慢、心肌收缩力减弱,这些效应分别称为负性变时作用、负性变传导作用和负性变力作用。

自主神经系统对各器官系统的主要调节作用见表 3-5。

表 3-5　自主神经的主要功能

器官	交感神经	副交感神经
循环器官	心率加快、心肌收缩力加强；腹腔内脏血管、皮肤血管以及分布于唾液腺与外生殖器的血管均收缩，肌肉血管收缩（肾上腺素能）或舒张（胆碱能）	心跳减慢，心房收缩力减弱；部分血管（如软脑膜动脉与分布于外生殖器的血管等）舒张
呼吸器官	支气管平滑肌舒张	支气管平滑肌收缩，促进黏膜腺分泌
消化器官	分泌黏稠唾液，抑制胃肠运动，促进括约肌收缩	分泌稀薄唾液，促进胃液、胰液分泌，促进胃肠运动和使括约肌舒张，促进胆囊收缩
泌尿生殖器官	促进肾小管的重吸收，使逼尿肌舒张和括约肌收缩，使有孕子宫收缩，无孕子宫舒张	使逼尿肌收缩和括约肌舒张
眼	使虹膜辐射肌收缩，瞳孔扩大	使瞳孔括约肌收缩，瞳孔缩小
皮肤	立毛肌收缩，汗腺分泌	
代谢	促进糖原分解，促进肾上腺髓质分泌	促进胰岛素分泌

（二）自主神经系统的生理意义

从表 3-5 中可以发现，交感神经系统活动较广泛，作为一个完整的系统活动时，主要意义是促使机体迅速适应环境的急骤变化，参与机体应急反应。当人体遭遇紧急情况时，如剧痛、剧烈运动、窒息、失血或恐惧等，交感神经系统将立即被调动起来，表现出一系列交感-肾上腺髓质系统亢进的现象，称为应急反应。这一反应包括心率加快、心肌收缩力增强、心输出量增加、血压升高，呼吸加快、通气量加大，皮肤与腹腔内脏血管收缩、血液重新分布，糖原分解加速、血糖浓度升高以供给机体能量等。同时伴有肾上腺素髓质分泌增加，进一步加强上述活动，形成交感-肾上腺素髓质系统。

副交感神经系统的活动较局限，主要意义在于促进机体的调整恢复和消化吸收，积蓄能量，加强排泄和生殖功能等。例如在安静情况下，副交感神经系统兴奋，引起胰岛素分泌增加，形成迷走-胰岛素系统，使心脏活动抑制，瞳孔缩小，消化道功能增强以促进营养物质吸收和能量补给，保证机体在安静时生命活动的正常进行。

三、各级中枢对内脏活动的调节

（一）脊髓

脊髓是某些内脏反射活动的初级中枢，很多内脏反射活动如血管张力反射、发汗反射、排尿反射、排便反射和勃起反射等可以在脊髓水平完成，这些反射平时也受高位中枢控制。脊髓离断的患者在脊休克过去以后，上述内脏反射活动可以逐渐恢复。但是，由于失去高位中枢的控制，这些反射远不能适应正常生理需要。例如，由平卧位转成直立位时，患者常感头晕，这是因为体位性血压调节反射的调节能力很差；再如，基本的排尿反射虽可进行，但不受意识控制，排尿常不完全。

（二）脑干

脑干是许多重要内脏活动的调节中枢，其中延髓具有特别重要的作用，心血管功能、呼吸功能等反射的调节中枢都位于延髓,因此,延髓被认为是"生命中枢"。临床实践和动物实验观察证明,延髓受压或受损时,可迅速造成患者死亡。此外,中脑是瞳孔对光反射中枢,脑桥是呼吸调整中枢和角膜反射中枢。

(三)下丘脑

下丘脑是较高级的内脏活动调节中枢。它能把自主神经系统活动、内分泌活动和躯体活动联系起来,对体温、水平衡、内分泌、情绪反应、生物节律等许多重要的生理活动进行整合,这也是内环境维持相对稳定的重要原因。下丘脑的主要功能有:

1.对体温的调节　体温调节中枢位于下丘脑,特别是视前区-下丘脑前部,被认为是体温调节的关键部位。下丘脑的体温调节中枢,包括温度感受部分和控制产热和散热功能的整合作用部分。

2.对摄食行为的调节　下丘脑内存在摄食中枢(feeding center)和饱中枢(satiety center),对摄食行为进行调节。微电极分别记录下丘脑外侧区和腹内侧核的神经元放电,观察到动物在饥饿时,前者放电频率较高而后者放电频率较低;静脉注入葡萄糖后,前者放电频率减小而后者放电频率增大,这说明摄食中枢与饱中枢的神经元活动具有相互制约的关系,而且这些神经元对血糖敏感,血糖水平的高低可能调节着摄食中枢和饱中枢的活动。

3.对水平衡的调节　水平衡包括水的摄入与排出两个方面,人体通过渴感引起摄水,通过肾的活动完成排水。损坏下丘脑可导致烦渴与多尿,说明下丘脑对水的摄入与排出调节均有关系。下丘脑控制摄水的中枢确切部位尚不清楚,而对排水功能的调节主要是通过改变抗利尿激素的分泌来完成的。一般认为,下丘脑前部有渗透压感受器,它能按血液中的渗透压变化来调节抗利尿激素分泌,调节水平衡。

4.对腺垂体激素分泌的调节　下丘脑内有些神经元(神经分泌小细胞)能合成多种肽类物质,调节腺垂体激素的分泌,进而调节整个机体的内分泌功能。

5.对生物节律的控制　机体内的许多活动常按一定的时间顺序发生周期性变化,称为生物节律(biorhythm)。按生物节律发生的频率高低可分为日节律、月节律和年节律等。其中,日节律表现尤其突出,例如血压、体温、血细胞数、促肾上腺皮质激素分泌等都呈现日周期节律;月经周期是典型的月周期节律。身体内各种不同细胞都具有各自的生物节律,但在自然环境中生活的人体器官组织却表现出整体统一,这说明体内有一个总的控制生物节律的中心。据研究,下丘脑的视交叉上核可能是日周期活动的控制中心。

6.对情绪反应的影响　动物实验证明,下丘脑有和情绪反应密切相关的神经结构,在间脑水平以上切除大脑的猫,可出现一系列交感神经系统活动相对亢进的现象,如张牙舞爪、心率加快、血压上升、呼吸加快、瞳孔散大等,称为"假怒"。损毁下丘脑,"假怒"现象消失,说明下丘脑可调节情绪反应。在整体中,下丘脑的这种作用被大脑皮质抑制,不容易体现出来。

(四)大脑皮质

与内脏活动关系密切的皮质结构是边缘系统和新皮质的某些区域,它们是调节内脏活动的最高级中枢。

边缘系统包括边缘叶及其有密切关系的皮质和皮质下结构。边缘叶是指大脑半球内侧面皮质下围绕在脑干顶端周围的一些结构,包括海马、穹隆、海马回、扣带回、胼胝体回等。它们在结构和功能上与大脑皮质的岛叶、颞极、眶回等,以及皮质下的杏仁核、隔区、下丘脑前核等是密切相关的,于是有人把边缘叶连同这些结构统称为边缘系统。边缘系统是调节内脏活动的高级整合中枢,它们能将各种内脏活动整合起来,以实现对呼吸、胃肠、瞳孔、饮水、情绪等活动的调节,因此有人将边缘系统称为内脏脑。此外,边缘系统还调控性行为及生殖过程,并与学习和记忆有关。

新皮质除了能引致躯体运动等反应以外,也可引致内脏活动的变化。例如,刺激皮质内侧一定部位,会产生直肠与膀胱运动的变化;刺激皮质外侧面一定部位,会产生呼吸、血管运动的变化;刺激 6 区一定部位可引致竖毛与出汗,也会引致下肢血管反应,而该区域也与下肢躯体运动代表区相对应。所有这些结果均说明新皮质与内脏活动有关,而且区域分布和躯体运动代表区的分布有一致的地方。

3-22　自测练习

（陈　　敏）

第五节　脑的高级功能

脑除了在产生感觉、调节躯体运动和内脏活动中发挥重要作用外,还涉及许多更为复杂的功能,如学习、记忆、思维、语言等,这些功能统称为脑的高级功能。

3-23　PPT

一、学习和记忆

学习和记忆是两个相联系的神经活动过程。学习(learning)是指人和动物获得新知识或新技能的神经活动过程。记忆(memory)则是将学习到的信息编码、贮存和"读出"的神经活动过程。

(一)学习

学习可分为非联合型学习和联合型学习。

非联合型学习(nonassociative learning)又称为简单学习。学习以行为或行为潜能的改变为标志,不需要在刺激与反应之间建立某种明确的联系。例如,学会了骑自行车即为行为改变。学习生词,虽没学会,但下次学起来更容易,即为行为潜能的改变。

联合型学习(associative learning),即条件反射的建立,是两个事件在时间上很靠近地重复发生,最后在脑内逐步形成联系。经典条件反射和操作式条件反射均属于联合型学习。从这个意义上说,学习的过程就是建立条件反射的过程。

(二)记忆

记忆是信息贮存于大脑的过程。外界通过感觉器官进入大脑的信息量很大,但估计仅有1%的信息能被较长期贮存记忆,而大部分被遗忘。能被长期贮存的信息都是对个体具有重要意义的,而且是反复作用的信息。因此,在信息贮存过程中必然包含着对信息的选择和遗忘两个因素。信息的贮存要经过多个步骤,一般简略地把记忆划分为两个阶段,即短时性记忆和长时性记忆。在短时性记忆中,信息的贮存是不牢固的,例如,对于一个电话号码,当人们刚刚看过但没有通过反复运用的话,很快便会遗忘。但如果通过较长时间的反复运用,则所形成的痕迹将随每一次的使用而加强起来,最后可形成一种非常牢固的记忆,这种记忆不易受干扰而发生障碍。

人类的记忆过程还可细分成四个阶段(图 3-19),即感觉性记忆、第一级记忆、第二级记忆和第三级记忆。前两个阶段相当于上述的短时性记忆,后两个阶段相当于长时性记忆。感觉性记忆是指通过感觉系统获得信息后,首先在脑的感觉区内贮存的阶段;这阶段贮存的时间很短,一般不超过1min,如果没有经过注意和处理就会很快消失。如果在这阶段经过加工处理,把那些不连续的、先后进来的信息整合成新的连续的印象,就可以从短暂的感觉性记忆转入第一级记忆。信息在第一级记忆中停留的时间仍然很短暂,平均约几秒钟;通过反复运用学习,信息便在第一级记忆中循环,从而延长了信息在第一级记忆中停留的时间,这样就使信息容易转入第二级记忆之中。第二级记忆是一个大而持久的贮存系统。发生在第二级记忆内的遗忘,似乎是由于先前的或后来的信息的干扰造成的;这种干扰分别称为前活动性干扰和后活动性干扰。有些记忆的痕迹,如自己的名字和每天都在进行操作的手艺等,通过长年累月的运动,是不易遗忘的,这一类记忆贮存在第三级记忆中。

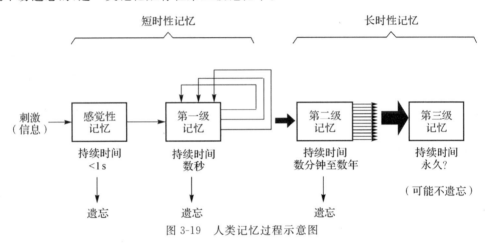

图 3-19　人类记忆过程示意图

(三)遗忘

遗忘是指部分或完全失去回忆和再认的能力,包括生理性遗忘和病理性遗忘两类。生理性遗忘是一种正常的生理现象;病理性遗忘是脑疾患引起的记忆功能障碍,称为遗忘症。临床上把记忆功能障碍分为两类,即顺行性遗忘症(anterograde amnesia)和逆行性遗忘症(retrograde amnesia)。凡不能保留新近获得的信息的称为顺行性遗忘症,表现为患者易忘近事,而远的记忆仍存在,多见于慢性酒精中毒,其发生机制可能是由于信息不能从第一级记忆转入第二级记忆。逆行性遗忘症表现为患者不能回忆起脑功能障碍发生前一段时间的经历,多见于一些非特异性脑疾患(如脑震荡、电击等)和麻醉。例如,车祸造成脑震荡的患者在恢复后,不能记起发生车祸前一段时期内的事情,但自己的名字等仍能记得。其发生的机制可能是第二级记忆发生了紊乱,而第三级记忆却未受影响。

二、大脑皮质的语言功能

(一)大脑皮质的语言中枢

语言是人类特有的通信手段,人类通过语言交流思想,进行思维和推理。大多数人的语言功能定位于大脑左半球,语言的听、说、读、写等理解与表达能力定位于左半球大脑皮质的不同区域(图3-20)。这些区域受损将导致不同程度的失语,表现为:①运动性失语症。由中央前回底部前方布罗卡区(Broca's area)说话语言中枢受损引起,患者能看懂文字与听懂别人谈话,但自己却不会讲话,不能用词语来口头表达。②失写症。由额中回后部书写语言中枢损伤引起,患者可以听懂别人的谈话,看懂文字,自己也会讲话,但不会书写,手的其他功能正常。③感觉性失语症。由颞上回后部听觉语言中枢损伤引起,患者能讲话及书写,也能看懂文字,也能听见别人的发音,但听不懂别人讲话的含义。④失读症。由角回视觉语言中枢损伤引起,患者视觉正常,但看不懂文字的含义。

　　以上各区域在语言功能上虽有不同的侧重面,但又密切相关。在正常情况下,它们协调活动,完成复杂的语言功能。

图 3-20　人大脑皮质与语言功能有关的主要区域

(二)大脑皮质语言功能的一侧优势

　　语言活动中枢主要集中在一侧大脑半球,称为语言中枢的优势半球。临床实践证明,习惯用右手的人(右利者),其优势半球在左侧,这种一侧优势的现象仅在人类中具有。它的出现除了与一定的遗传因素有关外,主要与人类后天习惯运用右手劳动有密切的关系。如小儿在 2～3 岁前,如果发生左侧大脑半球损害,其语言功能的紊乱和右侧大脑半球损害时的情况没有明显的差别,说明这时候尚未建立左侧优势。人类的左侧优势自 10～12 岁起逐步建立,此前如发生左半球损伤,尚有可能在右半球建立语言中枢。发育成年后,如果发生左侧大脑半球损害,就很难在右侧大脑皮质再建立起语言中枢。在习惯运用左手劳动的人中,左右双侧的皮质有关区域都有可能成为语言中枢。

　　上述一侧大脑皮质的语言功能占优势的现象,反映了人类两侧大脑半球功能是不对等的,左侧半球在语言活动功能上占优势,而右侧半球则在非词语性认知功能上占优势,如对空间的辨认、形象思维、音乐欣赏等。 3-24

3-24　拓展阅读

三、大脑皮质的电活动

　　大脑皮质的神经元具有生物电活动,主要表现形式有两种,一种是无明显外来刺激的情况下,大脑皮质经常自发地产生节律性电位改变,称为自发脑电活动(spontaneous electric activity of the brain)。另一种是在感觉传入冲动的激发下,在皮质某一局限区域引出的电位变化,称为皮质诱发电位(evoked cortical potential)。临床上在头皮用双极或单极导联记录法,记录到的皮质电位变化波形称为脑电图(electroencephalogram,EEG,图 3-21)。如果将颅骨打开,直接在皮质表面安放电极,所记录的电位变化波形,称为皮质电图。

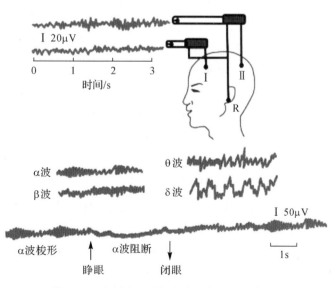

图 3-21　脑电图记录方法及正常脑电图波形

(一)脑电图的波形

脑电图的波形在不同条件下,其频率和幅度可有显著的差别,通常频率慢的波,幅度较大,频率快的波,幅度较小。在正常情况下,依据其频率、幅度的不同,分为 α 波、β 波、θ 波、δ 波四种基本类型。

α 波:在成年人处于清醒、安静并闭眼时出现。频率 8～13Hz,幅度 20～100μV。睁开眼睛或接受其他刺激时,α 波立即消失,这一现象称为 α 波阻断,若被试者恢复安静闭眼,则 α 波又重现。

β 波:当受试者睁眼、思考或接受其他刺激时出现。频率 14～30Hz,幅度 5～20μV。一般认为 β 波是大脑皮质兴奋的表现。

θ 波:在困倦时出现。频率 4～7Hz,幅度 100～150μV。θ 波是中枢神经系统抑制状态的一种表现。

δ 波:可在睡眠、深度麻醉、缺氧或大脑有器质性病变时出现。频率 0.5～3Hz,幅度 20～100μV。δ 波是大的、不规则的慢波。正常成人清醒状态下,几乎没有 δ 波。

一般情况下,脑电波随大脑皮质不同的生理情况而变化。当许多皮质的神经元的电活动趋于一致时,就出现低频率、高振幅的波形,这种现象称为同步化。当皮质的神经元的电活动不一致时,就出现高频率、低振幅的波形,这种现象称为去同步化。脑电图对某些疾病,如癫痫、脑炎、颅内占位性病变等,有一定的诊断意义,尤其是癫痫,即使在发作间歇脑电波也可出现异常波形,因而具有重要的诊断价值。

(二)皮质诱发电位

当感觉器官、感觉神经或感觉传导途径上的任何一点受到刺激时,即可在皮质相应感觉代表区域引出局限性电位变化,称为皮质诱发电位。皮质诱发电位是用以寻找感觉投射部位的重要方法,在研究皮质功能定位方面起着重要的作用。临床常见的诱发电位有体感诱发电位、听觉诱发电位、视觉诱发电位等,对于中枢神经损伤部位的诊断有一定的价值。

四、觉醒和睡眠

觉醒和睡眠是人体活动必不可少的两个生理过程。只有在觉醒状态下,人体才能进行劳动和其他活动;而通过睡眠,可以使人体的精力和体力得到恢复。

(一)觉醒状态的维持

觉醒状态的维持一般认为是脑干网状结构上行激动系统的作用。电刺激脑干网状结构能唤醒动物。脑干网状结构上行激动系统可能是乙酰胆碱递质系统,因此静脉注射阿托品能阻断脑干网状结构对脑电的唤醒作用。此外,行为觉醒的维持可能是黑质多巴胺递质系统的功能。

(二)睡眠的时相

每天所需要的睡眠时间,依年龄、个体而有所不同,一般地,成年人需 7～9h,老年人需 5～7h,儿童需 10～12h,新生儿需 18～20h。睡眠可分为两种不同的时相:一种是脑电波呈现同步化慢波的时相,称为慢波睡眠(slow wave sleep,SWS);另一种是脑电波呈现去同步化的时相,称为异相睡眠(paradoxical sleep,PS)或快波睡眠(fast wave sleep,FWS)。

慢波睡眠期间,一般表现为:①嗅、视、听、触等感觉功能暂时减退;②骨骼肌反射运动和肌紧张减弱;③伴有一系列自主神经功能的改变,如血压下降、心率减慢、瞳孔缩小、尿量减少、体温下降、代谢率降低、呼吸变慢、发汗功能增强等。慢波睡眠期间生长素分泌明显增多,有利于促进生长和身体的恢复,因而慢波睡眠又称为"身体"的睡眠。异相睡眠(快波睡眠)期间,各种感觉功能进一步减退,以致唤醒阈提高;骨骼肌反射运动和肌紧张进一步减弱,肌肉几乎完全松弛,睡眠更深。此外,在异相睡眠期间还可有间断的阵发性表现,例如眼球出现快速运动、部分躯体抽动、血压升高、心率加快、呼吸快而不规则。异相睡眠期间脑内蛋白质合成加快,有利于幼儿神经系统的成熟,促进学习记忆活动的恢复,因而又称为"脑"的睡眠。在此期间,如将其唤醒,80%的被试者报告说正在做梦,一般认为,做梦是异相睡眠的特征之一。

慢波睡眠与异相睡眠是两个相互转化的时相。成年人睡眠首先进入慢波睡眠,慢波睡眠持续约 80～120min 后,转入异相睡眠;异相睡眠持续约 20～30min 后,又转入慢波睡眠。整个睡眠期间,这种反复转化约 4～5 次。对于成年人来说,慢波睡眠和异相睡眠均可直接转为觉醒状态;但觉醒状态只能进入慢波睡眠。

3-25　自测练习

（陈　敏）

思考题

1.试比较兴奋性突触和抑制性突触传递过程的异同。
2.试比较特异性和非特异性投射系统在结构和功能上的特点。
3.简述内脏痛的主要特征。
4.有机磷农药中毒可产生哪些临床症状? 为什么?
5.简述下丘脑的主要功能。

3-26　思维导图

第四章

血 液

学习导航

　　血液在人体各器官系统之间、人体与外环境之间起沟通作用,对生命至关重要。血液有哪些重要成分?各有何功能?若有异常会导致什么疾病?为什么血液检测如此重要?本章将重点学习血液的组成、血细胞正常值和功能、生理性止血及其异常过程、血型与输血等方面知识。

学习目标

　　学完本章后,你应:

　　(1)掌握　血清、血浆的概念;血浆渗透压组成和生理意义;血液凝固的三个基本过程; ABO 血型系统的分型依据和输血原则。弥散性血管内凝血(DIC)的概念、DIC 时出血和休克的机制。

　　(2)熟悉　正常血量;各类血细胞的正常值、生理功能;红细胞的生成和破坏。DIC 的原因、诱因、发病机制,DIC 时器官功能障碍、贫血的机制。

　　(3)了解　血液的理化特性、基本功能;抗凝系统、纤溶过程;DIC 分期,DIC 的防治、护理原则。

　　血液(blood)是一种在心血管系统中循环流动着的液体组织,具有运输功能,运输 O_2、 CO_2、营养物质、激素、代谢产物等,以维持人体正常代谢;具有防御功能,血液中的白细胞能抵御病原体、毒素对人体的侵害;具有调节功能,可调节酸碱平衡,参与体温调节等。在体内,任何器官供血不足,血液成分或性质改变,都可造成人体器官功能紊乱、组织损伤等后果。此外,人体各器官功能的变化,往往会引起血液成分或理化性质的改变,故通过血液某些成分的检测与分析,可以帮助疾病诊断,观察病情变化及治疗效果。

第一节　血液的组成及理化特性

一、血液的组成

4-1　PPT

　　血液由血浆及悬浮于其中的血细胞组成,血细胞包括红细胞、白细胞和血小板。取一定量的血液经抗凝处理后置于比容管中,以 3000r/min 的转速离心30min 后,可见血液分为三层(图 4-1),上层淡黄色透明液体为血浆,占总体积的 50%~60%;下层为深红色的红细胞,占总体积的 40%~50%;上、下层中间是一薄层灰白色的白细胞和血小板,约占总体积的1%。

血细胞在全血中所占的容积百分比称为血细胞比容(hematocrit)。正常成年男性的血细胞比容为40%～50%;女性为37%～48%;新生儿为55%。由于血细胞中主要是红细胞,故血细胞比容亦称红细胞比容。⊟4-2

血浆是由90%～92%的水和8%～10%的溶质组成的混合溶液。溶质中的主要晶体物质是电解质,主要的胶体物质是血浆蛋白。用盐析

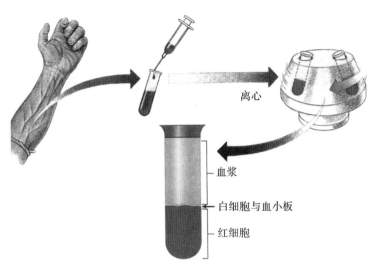

图 4-1 血液组成示意图

法可将血浆蛋白分为白蛋白、球蛋白和纤维蛋白原三类。血浆蛋白具有形成血浆胶体渗透压,协助运输脂质、维生素等低分子物质,营养和缓冲,免疫和参与生理性止血等功能。其中白蛋白主要由肝脏合成,患慢性肝脏疾病如肝硬化时,白蛋白合成减少,可导致白蛋白/球蛋白(A/G)比值下降,甚至倒置。

4-2 临床链接

二、血液的理化特性

(一)颜色

血液的颜色主要取决于红细胞内血红蛋白的颜色。动脉血中红细胞含氧合血红蛋白较多,为鲜红色;静脉血中红细胞含去氧血红蛋白较多,呈暗红色。空腹抽血,血浆清澈透明,进餐后,尤其摄入较多的脂类食物,血浆中悬浮着脂蛋白微滴而变得浑浊。因此,临床做某些血液成分检测时,要求空腹采血,以免影响检测结果。

(二)比重

正常人全血比重为1.050～1.060,其高低主要取决于红细胞的数量。血浆的比重为1.025～1.030,主要取决于血浆蛋白的含量。

(三)黏度

液体的黏度来自液体内部分子或颗粒之间的摩擦。全血的黏度是水的4～5倍,主要取决于红细胞的数量。血浆的黏度是水的1.6～2.4倍,主要取决于血浆蛋白含量。长期生活在高原地区,红细胞数量多,血液的黏度增大;大面积烧伤患者,血液浓缩,黏度增大。

(四)酸碱度

正常人血浆的pH值为7.35～7.45,变动范围极小。血液pH值低于7.35,为酸中毒,高于7.45,为碱中毒。血液之所以能保持相对稳定,是由于血浆、红细胞中含有对酸碱物质具有缓冲作用的缓冲对,其中最重要的缓冲对是$NaHCO_3/H_2CO_3$。此外,肺、肾在调节酸碱平衡中也发挥重要作用。

(五)血浆渗透压

1. **渗透压的概念** 渗透压是指溶液中溶质分子所具有的吸引和保留水分子的能力。渗透压大小与溶质颗粒的数目呈正比,与溶质的种类和分子大小无关。通常用压强(mmHg)或浓度($mOsm/kg\ H_2O$ 或 mmol/L)作为渗透压的单位。🔲4-3

4-3 视频

2. **血浆渗透压的组成及正常值** 人体的血浆渗透压约为 300mmol/L(280～320mmol/L),相当于 5800mmHg。血浆渗透压由晶体渗透压和胶体渗透压两部分构成,见表 4-1。

表 4-1 血浆渗透压的组成及正常值

	晶体渗透压	胶体渗透压
正常值	298.5mOsm/L	1.5mOsm/L
组成物质	NaCl、葡萄糖等晶体物质(主要是 NaCl)	血浆蛋白(主要是白蛋白)
生理意义	维持红细胞内外水的分布,保持红细胞正常形态	维持血管内外水的平衡,调节血容量

3. **血浆渗透压的生理意义** ①血浆晶体渗透压:晶体物质可以自由通透毛细血管壁,但不易透过红细胞膜,在正常情况下,红细胞内外晶体物质浓度相等,所形成的晶体渗透压也相等,红细胞内外水的分布相对稳定。但是,如果某种原因使血浆晶体渗透压过高,那么红细胞内的水分外渗,细胞脱水而皱缩;当血浆晶体渗透压过低时,水分进入红细胞,使细胞膨胀,甚至破裂,造成溶血。故血浆晶体渗透压对维持红细胞的正常形态和功能起重要作用(图 4-2)。所以,临床上给患者大量输液时,应输入等渗溶液,在特殊情况下需要输入高渗或低渗溶液时,输入量也不宜过多。②血浆胶体渗透压:毛细血管壁通透性高,所以毛细血管内外晶体物质的分布基本相同,故毛细血管内外晶体渗透压相等。与此相反,白蛋白等大分子胶体物质不易透过毛细血管壁,故由白蛋白等形成的胶体渗透压对于维持血管内外水的分布起重要作用。如果某种原因使血浆白蛋白减少,血浆胶体渗透压降低,组织液中水分回流减少而滞留于组织间隙,可导致水肿。

在临床输液或功能实验所使用的各种溶液中,将与血浆渗透压相等的溶液称为等渗溶液,例如 0.9%NaCl 溶液(又称生理盐水)和 5%葡萄糖溶液。渗透压高于血浆渗透压的溶液,称为高渗溶液,例如 20%葡萄糖溶液;渗透压低于血浆渗透压的溶液,称为低渗溶液。🔲4-4

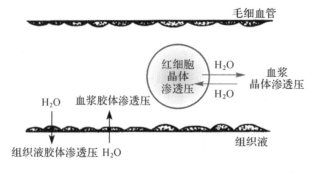

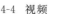

4-4 视频　　4-5 自测练习

图 4-2　血浆晶体渗透压和胶体渗透压示意图

(姚水洪)

第二节　血细胞

4-6　PPT

一、红细胞

（一）红细胞的数量和功能

1. 形态　红细胞（red blood cell, RBC）数量最多，成熟的红细胞无核，呈双凹圆盘状，中央较薄，周边较厚，直径约 $7\sim8\mu m$，这种形态有利于红细胞最大限度地从周围摄取 O_2。

2. 正常值　我国成年男性红细胞的正常值为 $(4.0\sim5.5)\times10^{12}/L$，女性红细胞的正常值为 $(3.5\sim5.0)\times10^{12}/L$。新生儿的红细胞数可达 $6.0\times10^{12}/L$ 以上，出生后数周逐渐下降，在儿童期一直保持较低水平，直到青春期才逐渐增加，接近成人水平。红细胞内的蛋白质主要是血红蛋白（hemoglobin, Hb），我国成年男性血红蛋白浓度约为 $120\sim160g/L$，女性血红蛋白浓度约为 $110\sim150g/L$，新生儿血红蛋白浓度约为 $170\sim200g/L$。

在生理情况下，红细胞数量和血红蛋白含量，随年龄、性别、生活环境不同而有一定差异，例如，高原地区居民高于平原地区居民，成年男性高于女性，孕妇妊娠后期因血浆量增多而致红细胞与血红蛋白相对减少。

在末梢血液中，单位体积内的红细胞数量和血红蛋白含量低于正常，或其中一项明显低于正常，称为贫血。

3. 功能　红细胞的主要功能是运输 O_2 和 CO_2，这一功能由血红蛋白完成。血红蛋白只有存在于红细胞内才具有携带 O_2 和 CO_2 的功能。当红细胞破裂时，血红蛋白逸出，携带 O_2 和 CO_2 的功能丧失。另外，当血红蛋白与一氧化碳结合形成一氧化碳血红蛋白，或血红蛋白中的 Fe^{2+} 被氧化为 Fe^{3+} 形成高铁血红蛋白时，其携带 O_2 和 CO_2 的功能亦丧失。

（二）红细胞的生理特性

1. 悬浮稳定性　红细胞能够较稳定地分散悬浮于血浆中不易下沉的特性，称为红细胞的悬浮稳定性，通常用红细胞沉降率来表示。红细胞沉降率（erythrocyte sedimentation rate, ESR）简称血沉，是将新采的静脉血经抗凝处理后，置于有刻度的血沉管内竖立，用第一小时末管内红细胞下沉的毫米数表示。用魏氏法测定，正常成年男性 ESR 为 $0\sim15mm$，成年女性 ESR 为 $0\sim20mm$。红细胞悬浮稳定性的高低不在于红细胞本身，而在于血浆的成分，其中白蛋白可提高红细胞悬浮稳定性，使血沉减慢；球蛋白和纤维蛋白原能降低红细胞悬浮稳定性，使血沉加快。🔲4-7

4-7　临床链接

2. 渗透脆性　红细胞膜对低渗溶液有一定的抵抗力，这种抵抗力大小用渗透脆性来表示。其抵抗力大小与红细胞膜脆性呈反比关系，若红细胞膜的脆性大，则对低渗溶液的抵抗力小；若红细胞膜的脆性小，则对低渗溶液的抵抗力大。正常人红细胞在等渗溶液中能维持正常形态和大小；在 $0.8\%\sim0.6\%$ NaCl 溶液中，由于水分的渗入使红细胞膨胀成球形，但并不破裂，说明红细胞膜对低渗溶液有一定抵抗力；在 $0.45\%\sim0.42\%$ NaCl 溶液中，开始有部分红细胞破裂溶血；在 $0.35\%\sim0.30\%$ NaCl 溶液中，全部红细胞破裂溶血。正常人的红细胞脆性也有差别，一般来说，新生的红细胞脆性小，衰老的红细胞脆性大。🔲4-8

4-8　拓展阅读

3.可塑变形性　正常红细胞具有可塑变形能力。血液循环中的红细胞,当通过口径较小的毛细血管和血窦孔隙时,红细胞自身被拉长变形,通过后又恢复原状,这种特性称可塑变形性(图4-3)。新生的红细胞变形能力强,衰老、受损的红细胞变形能力降低,容易破裂。

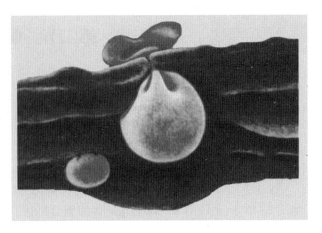

图 4-3　红细胞挤过脾窦的内皮细胞裂隙

(三)红细胞的生成和破坏

1.红细胞的生成

(1)生成部位:胎儿时期,红细胞在肝、脾和骨髓生成;出生后则主要由骨髓造血;4 岁后,骨髓腔的增长速度超过造血细胞增加的速度,长骨的骨髓腔被脂肪细胞所替代而失去了造血功能,此后,只有胸骨、肋骨、颅骨、髂骨等处的红骨髓才具备终身造血功能。当骨髓造血功能受到放射线(X 射线)、某些药物(氯霉素)等理化因素抑制时,可引起再生障碍性贫血。

(2)生成原料:红细胞的主要成分是血红蛋白,合成血红蛋白的主要原料是铁(Fe^{2+})和蛋白质。成人每天需要 20～30mg 铁用于红细胞的生成。铁的来源有两部分:一部分(95％)来自红细胞破坏释放的“内源性铁”的再利用;另一部分(5％)是从食物中摄取的“外源性铁”,它们多数是以高铁(Fe^{3+})形式存在于食物中,需经胃酸等作用,还原为亚铁(Fe^{2+})才能在肠道中被吸收和利用。铁的补充不足可引起小细胞低色素性贫血,即缺铁性贫血,这是临床最常见的贫血类型。

(3)成熟因子:叶酸和维生素 B_{12} 是合成 DNA 过程中必需的辅酶。叶酸在体内须活化为四氢叶酸后才能参与 DNA 的合成,而叶酸的活化需要维生素 B_{12} 的参与。在幼红细胞的发育成熟过程中,如叶酸或维生素 B_{12} 缺乏,骨髓中有核红细胞 DNA 合成障碍,幼红细胞分裂增殖减慢,红细胞体积增大但不分裂,导致巨幼红细胞性贫血。

2.红细胞生成的调节　红细胞的生成主要受促红细胞生成素和雄激素的调节。①促红细胞生成素(erythropoietin,EPO)是一种由肾小管周围间质细胞合成的糖蛋白,主要作用是促进骨髓红系祖细胞增殖、分化及骨髓释放网织红细胞。组织缺氧是刺激促红细胞生成素合成增多的主要原因。例如高原居民、长期从事体力劳动或体育锻炼的人以及肺心病患者,由于肾组织受到缺氧刺激,促红细胞生成素的合成释放增多,通过刺激红骨髓使红细胞数量增多。严重肾疾患时,肾合成的促红细胞生成素减少,会出现难以纠正的肾性贫血。②雄激素:一方面作用于肾,促进促红细胞生成素的合成,使骨髓造血功能增强;另一方面直接刺激红骨髓,使红细胞生成增多。这是成年男性红细胞数量多于女性的重要原因。

3.红细胞的破坏　红细胞的平均寿命为 120d。衰老的红细胞可塑变形能力减弱,脆性增加,在通过肝、脾血窦孔隙时因挤压而破裂,或在湍急的血流中因冲击而破损,衰老破损的红细胞主要在肝、脾等处被巨噬细胞吞噬。

二、白细胞

(一)白细胞的分类和正常值

白细胞(white blood cell，WBC)是一类无色、有核的细胞，在血液中一般呈球形。白细胞可根据其细胞质中有无特殊嗜色颗粒分为粒细胞和无粒细胞两大类。粒细胞又进一步分为中性粒细胞、嗜酸性粒细胞和嗜碱性粒细胞；无粒细胞包括单核细胞和淋巴细胞。正常成年人血液中白细胞数为$(4.0\sim10.0)\times10^9/L$，其中中性粒细胞占 50%～70%，嗜酸性粒细胞占0.5%～5.0%，嗜碱性粒细胞占 0～1%，单核细胞占 3%～8%，淋巴细胞占 20%～40%。

正常人血液中白细胞的数目可因年龄及机体功能状态不同而有变化：①新生儿白细胞可高达 $15\times10^9/L$，婴儿期白细胞维持在 $10.0\times10^9/L$。新生儿血液中的白细胞主要是中性粒细胞，以后淋巴细胞逐渐增多，可占 70%，3～4 岁达到高峰，此后淋巴细胞逐渐减少，中性粒细胞逐渐增多，至青春期时与成人相同。②有昼夜波动，下午白细胞数稍高于早晨。③进食、疼痛、剧烈运动等可使白细胞数量增多。④女性妊娠末期白细胞数量增多，分娩时可高达 $34\times10^9/L$。

(二)白细胞的功能

白细胞的主要功能是参与机体防御。白细胞具有变形、游走、趋化、吞噬等特性，是执行防御功能的生理基础(图 4-4)。

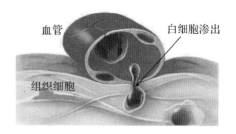

图 4-4　白细胞渗出示意图

1.中性粒细胞　中性粒细胞是血液中主要的吞噬细胞，在机体非特异性免疫系统中起重要作用。中性粒细胞变形游走能力和吞噬活性都很强，处于机体抵御病原微生物，特别是化脓性细菌入侵的第一线。当化脓性细菌入侵时，中性粒细胞数量增多，并从毛细血管渗出，游走到病变部位吞噬细菌。当中性粒细胞吞噬数十个细菌后，其本身解体，释放的各种溶酶体酶又可溶解周围组织而形成脓液。当血液中的中性粒细胞数量减少时，机体的抵抗力就会明显降低，容易发生感染。

2.嗜酸性粒细胞　嗜酸性粒细胞因缺乏溶菌酶，故仅有吞噬作用而无杀菌作用。其主要作用是限制肥大细胞和嗜碱性粒细胞引起的过敏反应；参与对蠕虫的免疫反应。当机体发生过敏反应或蠕虫感染时，常伴有嗜酸性粒细胞数增多。

3.嗜碱性粒细胞　嗜碱性粒细胞的胞质中含有较大的颗粒，颗粒内含有肝素、组胺、过敏性慢反应物质和嗜酸性粒细胞趋化因子。肝素具有抗凝血作用，组胺、过敏性慢反应物质能使毛细血管通透性增加，使支气管平滑肌收缩，引起哮喘、荨麻疹等过敏反应。

4.单核细胞　从骨髓进入血液的单核细胞仍是未成熟的细胞，在血液中停留 2～3d 后迁移入组织中，继续发育成巨噬细胞，其吞噬能力大为提高。单核-巨噬细胞的主要作用是：吞噬并消灭病原微生物；合成、释放多种细胞因子；加工处理并提呈抗原，在特异性免疫应答的诱导和调节中起关键作用。

5.淋巴细胞　淋巴细胞在免疫应答反应过程中起核心作用。根据细胞生长发育过程、细胞表面标志和功能不同，可将淋巴细胞分为 T 淋巴细胞和 B 淋巴细胞。T 淋巴细胞主要参与机体的细胞免疫；B 淋巴细胞则主要与体液免疫有关。

三、血小板

(一)血小板的形态和数量

血小板(platelet)是从骨髓中成熟的巨核细胞,其细胞质裂解脱落下来的具有生物活性的小块胞质。血小板呈双面微凸的圆盘状,直径 $2\sim3\mu m$。当血小板被激活时,可伸出伪足呈不规则形状。

正常成年人血液中的血小板数量为$(100\sim300)\times10^9/L$。妇女月经期血小板减少,妊娠、运动及缺氧可使血小板增多。当血小板数量减少到 $50\times10^9/L$ 以下时,称血小板减少,易发生出血倾向;当血小板数量超过 $1000\times10^9/L$ 时,称血小板过多,易发生血栓。

(二)血小板生理特性

血小板具有黏附、聚集、释放、吸附、收缩等生理特性。

1.黏附　血小板可附着在损伤血管内膜下暴露的胶原组织上,称为血小板黏附。黏附启动了生理性止血和血液凝固的过程。

2.释放　血小板受到刺激后,血小板颗粒中的储存物被排出细胞外,称为释放。释放的物质主要有二磷酸腺苷(ADP)、5-羟色胺、儿茶酚胺、血小板第三因子(PF_3)等,其中 5-羟色胺、儿茶酚胺可使小血管收缩,有助于止血。

3.聚集　血小板之间相互黏着在一起的现象称聚集。这一现象分两个时相:第一时相发生快,是可逆性聚集,第二时相发生缓慢,由受损组织释放的 ADP 引起,为不可逆性聚集。血小板聚集是形成血小板栓子的基础。

4.收缩　血小板含有收缩蛋白,收缩蛋白活化后,可使血凝块回缩和血栓硬化,有助于止血。

5.吸附　血小板能吸附血浆中的许多凝血因子,促进血液凝固和血栓形成。

(三)血小板的生理功能

血小板具有维持血管内皮完整性的功能。血小板可随时融入毛细血管内皮细胞,填补血管内皮细胞脱落的空隙,促进内皮的修复,以维持血管内皮的完整性。当血小板数量减少至 $50\times10^9/L$ 以下时,毛细血管脆性增高,容易发生自发性出血,表现为皮肤或黏膜下瘀点,甚至大块紫癜,称血小板减少性紫癜。此外,当血管损伤时,血小板可被激活,并在生理性止血和血液凝固中发挥重要作用(详见第三节)。

4-9　自测练习

（姚水洪）

第三节　生理性止血

在正常情况下,小血管损伤后引起出血,数分钟内就会自行停止,这种现象称为生理性止血。生理性止血是机体重要的保护机制之一。临床上常用小针刺破耳垂或指尖皮肤,使血液自然流出到自然停止所需的时间,称为出血时间,正常为 $1\sim3min$。

4-10　PPT

一、生理性止血的基本过程

生理性止血过程主要包括血管收缩、血小板血栓形成和血液凝固三个过程（图 4-5）。🔲 4-11

4-11 视频

1.血管收缩 生理性止血首先表现为受损血管局部和附近的小血管收缩，使局部血流减少。若血管破损不大，局部血管收缩可使血管破口封闭，制止出血。引起血管收缩的原因有三个：①损伤性刺激反射性使血管收缩；②血管壁损伤引起局部血管肌源性收缩；③黏附于损伤处的血小板释放 5-羟色胺（5-HT）、血栓烷 A_2（TXA_2）等缩血管物质，引起血管收缩。

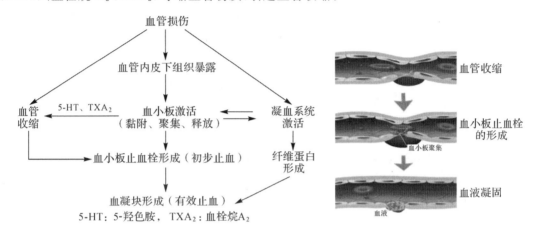

图 4-5 生理性止血过程示意图

2.血小板止血栓形成 血管损伤后，由于内皮下胶原的暴露，血小板黏附于胶原上，并使血小板活化，释放内源性的 ADP、TXA_2，进而促使血液中大量血小板发生不可逆性聚集，形成血小板止血栓，从而将伤口堵塞，达到初步止血。

3.血液凝固 血管损伤后激活凝血系统，在局部迅速发生血液凝固，使血浆中可溶性纤维蛋白原转变成不溶性的纤维蛋白，并交织成网，形成血凝块，达到永久性止血。

生理性止血的上述三个过程是相继发生并相互重叠、密切相关的。只有血管收缩使血流减慢时，血小板黏附才容易实现。血小板激活后释放的 5-HT、TXA_2 又可促使血管收缩，促进血液凝固。由于血小板与生理性止血过程的三个环节均有密切关系，故血小板在生理性止血过程中居于中心地位。当血小板减少或功能异常时，出血时间就会延长。

二、血液凝固

血液凝固（blood coagulation）是指血液由流动的液体状态变成不能流动的凝胶状态的过程。其实质是血浆中的可溶性纤维蛋白原转变为不溶性的

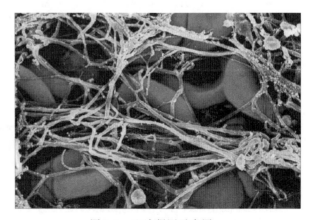

图 4-6 血液凝固示意图

纤维蛋白多聚体的过程(图 4-6)。血液凝固 1~2h,因血凝块回缩,析出的淡黄色的液体,称为血清。血清与血浆的区别,在于血清中缺少纤维蛋白原和血凝发生时消耗掉的一些凝血因子。

(一)凝血因子

血液凝固有赖于多种凝血因子的参与。血浆与组织中直接参与血液凝固的物质,称为凝血因子(coagulating factor)。目前已知的凝血因子主要有 14 种,其中已按国际命名法根据发现的先后顺序用罗马数字编号的有 12 种(表 4-2)。

表 4-2　按国际命名法编号的凝血因子

因子	同义名	合成部位	因子	同义名	合成部位
I	纤维蛋白原	肝细胞	VIII	抗血友病因子	肝细胞
II	凝血酶原	肝细胞(需维生素 K)	IX	血浆凝血激酶	肝细胞(需维生素 K)
III	组织因子	内皮细胞	X	斯图亚特因子	肝细胞(需维生素 K)
IV	Ca^{2+}		XI	血浆凝血活酶前质	肝细胞
V	前加速素	内皮细胞和血小板	XII	接触因子	肝细胞
VII	前转变素	肝细胞(需维生素 K)	XIII	纤维蛋白稳定因子	肝细胞和血小板

这些凝血因子中除了 Ca^{2+} 外,其他因子都是蛋白质;多数以无活性的酶原形式存在,激活后的凝血因子在右下角用字母"a"(activated)标记;除因子III由组织释放外,其他因子都在新鲜血浆中;多数凝血因子在肝脏合成,其中因子II、VII、IX、X 的合成需维生素 K 参与。

(二)凝血过程

4-12　视频

4-13　临床链接

凝血过程包括三个阶段:①凝血酶原激活物形成;②凝血酶形成;③纤维蛋白形成(图 4-7)。🖳4-12

1.凝血酶原激活物形成　凝血酶原激活物是多因子复合物,由被激活的因子 X(Xa)、因子 V、Ca^{2+} 和 PF_3 共同组成。凝血酶原激活物可以通过内源性凝血途径和外源性凝血途径生成。

(1)内源性凝血途径:指参与凝血的因子全部来自血液,由因子XII启动。当血液与异物(特别是血管内膜下的胶原纤维)接触时,因子XII被激活,XIIa 可激活前激肽释放酶使之成为激肽释放酶,后者又反过来激活因子XII。XIIa 的主要功能是激活因子XI,因子XIa 在 Ca^{2+} 的参与下激活因子IX,IXa 与因子VIII、Ca^{2+}、PF_3 形成因子VIII复合物。该复合物可使因子 X 激活形成 Xa,Xa 与因子 V 被连接在 PF_3 磷脂表面,形成凝血酶原激活物。🖳4-13

(2)外源性凝血途径:由来自血液之外的组织因子(因子III)启动。当组织损伤血管破裂时,组织释放因子III到血液中,与血浆中的因子VII、Ca^{2+} 形成复合物激活因子 X。随后的反应与内源性凝血途径完全相同。

2.凝血酶形成　凝血酶原激活物可激活凝血酶原,形成凝血酶(IIa)。

3.纤维蛋白形成　纤维蛋白原在凝血酶的作用下被激活形成纤维蛋白单体。同时凝血酶在 Ca^{2+} 的帮助下激活因子XIII,XIIIa 使纤维蛋白单体聚合成不溶性的纤维蛋白多聚体。后者交织成网,网罗红细胞形成血凝块,完成凝血过程。

在生理性止血过程中,既有内源性凝血途径的激活,又有外源性凝血途径的激活,它们主要的区别在于启动方式和参与的凝血因子有所不同;但两条途径的某些凝血因子可以相互激

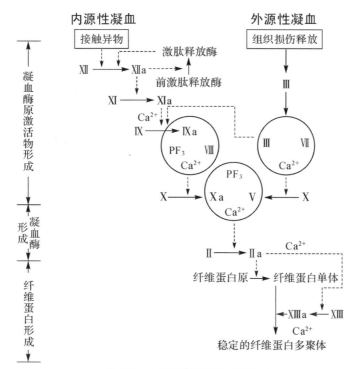

图 4-7　血液凝固过程示意图

活,故两者间联系密切,并非各自独立。目前认为,外源性凝血途径在体内生理性凝血反应的启动中起关键性作用,而组织因子是生理性凝血反应过程的启动物;内源性凝血途径对凝血反应开始后的放大和维持起非常重要的作用。 4-14

应该强调的是:①凝血过程是正反馈的过程,一旦触发,一系列凝血因子产生逐级放大效应,形成"瀑布"样反应链,直到完成为止。②Ca^{2+}(因子Ⅳ)在多个凝血环节中起促进作用,任何去掉 Ca^{2+} 或添加 Ca^{2+} 的方法都可延缓或加速血液的凝固。③凝血过程的本质是酶促连锁反应,一个环节受阻,凝血过程就会停止。

4-14　临床链接

(三)血液凝固的调控

在正常情况下,血液在心血管内循环流动是不会发生凝固的,即便在生理性止血时,凝血也仅限于受损伤的局部,并不蔓延到其他部位。这表明体内的生理性凝血过程在时间和空间上都受到严格的控制,并且是多因素共同作用的结果。 4-15

4-15　临床链接

1.血管内皮具有抗凝作用　正常的血管内皮作为一个屏障,可防止凝血因子和血小板与内皮下的成分接触,从而避免凝血系统和血小板的活化。另外,血管内皮还具有抗血小板和抗凝血的功能。

2.凝血因子的激活局限于血管的受损部位　当血管局部损伤时,由于胶原的暴露,引起血小板的黏附和活化,活化的血小板为凝血酶原激活物提供血小板的磷脂表面,使凝血因子的活化局限于损伤部位。此外,组织因子与因子Ⅶ形成的复合物"锚定"在受损伤部位细胞膜上,有利于使凝血过程局限于受损部位。

3.血流的稀释作用及单核巨噬细胞的吞噬作用　进入循环的活化凝血因子可被血液稀

释，并被血浆中的抗凝物质灭活，进而被单核巨噬细胞吞噬，有助于防止凝血过程的扩散。

4.生理性抗凝物质在体内的抗凝作用

（1）抗凝血酶Ⅲ：抗凝血酶Ⅲ是肝细胞和血管内皮细胞分泌的一种丝氨酸蛋白酶抑制物，通过与凝血酶及凝血因子Ⅸ、Ⅹ、Ⅺ、Ⅻ活性中心的丝氨酸残基结合而抑制其活性。抗凝血酶Ⅲ的直接抗凝作用弱而慢，在有肝素的情况下，肝素能使抗凝血酶Ⅲ的抗凝作用增强 2000 倍以上。

（2）蛋白质 C 系统：蛋白质 C 是由肝脏合成的维生素 K 依赖因子，以酶原的形式存在于血浆中。激活后的蛋白质 C 能灭活因子Ⅴa、Ⅷa，抑制因子Ⅹa 的激活。

（3）组织因子途径抑制物（TFPI）：组织因子途径抑制物主要由血管内皮细胞产生，是外源性凝血途径的特异性抑制剂。它的作用是直接抑制因子Ⅹa 的活性，在 Ca^{2+} 的存在下，灭活因子Ⅶ与组织因子的复合物。

（4）肝素：肝素是一种酸性黏多糖，主要由肥大细胞和嗜碱性粒细胞产生，存在于组织中，尤以肝、肺组织中最丰富。肝素具有很强的抗凝作用，但在缺乏抗凝血酶的条件下，肝素的抗凝作用很弱。可见，肝素主要是通过增强抗凝血酶Ⅲ的活性而发挥间接抗凝作用的。

三、纤维蛋白溶解

在正常情况下，组织损伤后所形成的止血栓在完成止血使命后将逐步溶解，从而保证血管的畅通。止血栓的溶解主要依赖于纤维蛋白溶解系统（简称纤溶系统），若纤溶系统活动亢进，可因止血栓提前溶解而有重新出血的倾向；若纤溶系统活动低下，则不利于血管的再通，加重血栓。

纤维蛋白在纤溶酶的作用下被降解液化的过程，称为纤维蛋白溶解，简称纤溶。参与纤溶过程的物质包括纤溶酶原、纤溶酶、纤溶酶原激活物和纤溶抑制物。纤溶可分为纤溶酶原的激活和纤维蛋白降解两个基本阶段（图 4-8）。

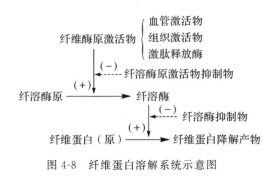

图 4-8　纤维蛋白溶解系统示意图

（一）纤溶酶原的激活

纤溶酶原是一种主要由肝脏合成的糖蛋白。当血液凝固时，纤溶酶原大量吸附在纤维蛋白网上，在纤溶酶原激活物的作用下，被激活成为纤溶酶。纤溶酶原激活物主要有三类：第一类为血管激活物，主要是由内皮细胞合成的组织型纤溶酶原激活物。第二类为组织激活物，存在于很多组织中，如由肾脏合成的尿激酶型纤溶酶原激活物，此类激活物以子宫、前列腺、肺、甲状腺等处较多，故这些器官的手术，术后容易发生渗血，这亦是月经血不发生凝固的原因。第三类为因子Ⅻa、激肽释放酶，也可激活纤溶酶原。因子Ⅻa 一方面启动内源性凝血系统，另一方面也通过Ⅻa 激活前激肽释放酶而激活纤溶系统，使凝血与纤溶保持协调一致。

（二）纤维蛋白与纤维蛋白原的降解

纤溶酶是一种活性很强的蛋白水解酶，最敏感的底物是纤维蛋白和纤维蛋白原。在纤溶酶作用下，激活后的不溶性纤维蛋白与纤维蛋白原被分解为许多可溶性小肽，称为纤维蛋白降解产物（fibrinogen degradation products，FDP）。纤维蛋白降解产物通常不再发生凝固，其中有一部分还具有抗凝作用。

此外,血液中还存在能抑制纤溶系统的物质,如纤溶酶原激活物抑制物-1 (PAI-1)和 α_2-抗纤溶酶(α_2-AP),这些物质能够对纤溶过程进行调控,保证血栓形成部位既有适度的纤溶过程,又不致引起全身纤溶亢进。

总之,凝血与纤溶是两个既对立又统一的功能系统,它们之间的动态平衡,使人体在出血时既能有效地止血,又防止血块堵塞血管,从而维持血流的正常状态。在血管内,如果凝血作用大于纤溶,就将发生血栓,反之就会造成出血倾向。

4-16　自测练习

（姚水洪）

第四节　弥散性血管内凝血

弥散性血管内凝血(disseminated intravascular coagulation, DIC)是指在某些致病因子作用下,凝血因子或血小板被激活,从而引起一个以凝血功能障碍为主要特征的病理过程。病理表现为微循环血管中有大量微血栓形成,同时一系列凝血因子被消耗,血小板减少,并有继发性纤维蛋白溶解过程加强。临床上主要表现为出血、休克、脏器功能障碍和溶血性贫血。

4-17　PPT　　4-18　学习情境

一、DIC 的原因、发病机制及影响因素

引起 DIC 的原因众多,DIC 的发病机制较为复杂,但其中以血管内皮细胞的损伤与组织损伤及其相关机制最为重要。

(一)原因和发病机制

1. 启动内源性凝血途径　细菌、病毒、免疫复合物,休克时持续性缺血、缺氧和酸中毒,败血症时的细菌内毒素等,在一定条件下均可损伤血管内皮细胞,使血管内膜下胶原暴露,通过接触激活因子Ⅻ成为Ⅻa,从而启动内源性凝血途径。Ⅻa 还可相继激活纤溶、激肽和补体系统,从而进一步促进 DIC 发展。

2. 启动外源性凝血途径　外科大手术、严重创伤、产科意外(如胎盘早期剥离、宫内死胎等)、恶性肿瘤或实质性脏器坏死等,均有严重的组织损伤或坏死,因子Ⅲ入血,通过外源性凝血途径启动凝血。

3. 血细胞大量破坏　急性溶血、疟疾等,红细胞大量被破坏,细胞膜内大量的磷脂直接促进凝血作用;同时,释放出大量的 ADP,触动血小板释放反应,使大量 PF_3 入血,间接促进凝血过程。白细胞被破坏,能释放大量组织因子,通过启动外源性凝血途径而引起 DIC。在 DIC 的发生发展中血小板受损、激活起着重要的作用,血小板内含有多种促凝物质,其中 PF_3 能加速凝血酶原的激活,血小板的黏附、聚集、释放反应,能进一步激活血小板的凝血活性,促进 DIC 的形成。

4. 其他促凝物质进入血液　一定量的羊水、转移的癌细胞或其他异物颗粒进入血液,可以通过表面接触使因子Ⅻ活化,从而激活内源性凝血途径。患急性胰腺炎时,蛋白酶进入血液能促使凝血酶原变成凝血酶;被毒蛇咬伤时,某些蛇毒(如蝰蛇的蛇毒)含有一种蛋白酶,可直接水解凝血酶原形成凝血酶。

(二)影响 DIC 发生、发展的因素

DIC 的发生、发展受很多因素的影响,应该引起高度重视,并尽可能及早采取相应的措施,以防止、减轻或阻止其诱发 DIC。

1.单核-吞噬细胞系统功能受损　单核-吞噬细胞系统具有清除循环血液中的凝血酶、其他促凝物质、纤溶酶、纤维蛋白、纤维蛋白(原)降解产物以及内毒素等物质的作用,可抑制血栓形成。当单核-吞噬细胞系统功能损伤或被"封闭"时,会导致机体凝血功能紊乱而易发生 DIC。

2.肝功能障碍　正常肝细胞能合成多种凝血因子及抗凝物质,也能清除激活的凝血因子和纤溶物质,在凝血和抗凝血平衡中发挥重要的调节作用。当肝功能严重障碍时,患者体内的凝血和纤溶过程紊乱,易发生 DIC。

3.血液高凝状态　血液中促凝物质增多或纤溶过程减弱,使血液凝固性增高,称血液高凝状态。从妊娠第三周开始,血液中血小板和多种凝血因子开始增多,而抗凝、纤溶物质减少,血液渐趋高凝状态,故产科意外(胎盘早期剥离、羊水栓塞等)时容易诱发 DIC。血液浓缩、恶性肿瘤、酸中毒等,也会使血液呈高凝状态。

4.微循环障碍　正常血液流速较快,能将血浆中出现的少量活化的凝血因子及微小的纤维蛋白凝块稀释并运走。若微循环血流缓慢,则血小板和红细胞易聚集,会加速微血栓形成。

二、DIC 的发展过程

DIC 是一个病理过程,根据其病理生理特点及发展过程,典型者一般可分为三期。🔲4-19

4-19　视频

1.高凝血期　由于凝血系统被激活,所以多数患者血中凝血酶含量增多,导致微血栓形成,此时表现以血液高凝状态为主。实验室检查:凝血时间缩短,血小板黏附性增强。

2.消耗性低凝血期　由于凝血系统被激活和微血栓的形成,凝血因子、血小板因消耗而减少,此时又常伴有继发性纤溶激活,所以血液处于低凝状态,常有出血的表现。实验室检查:外周血中血小板减少,凝血酶原时间延长,纤维蛋白原含量降低,出血和凝血时间均延长。

3.继发性纤溶亢进期　在凝血酶及因子Ⅻa 的作用下,纤溶系统被激活,从而使大量纤溶酶原变成纤溶酶,水解纤维蛋白(原)形成 FDP,它们均有很强的纤溶和(或)抗凝作用,所以此期出血十分明显。实验室检查:有 FDP 的存在。

根据血管内凝血发展快慢和病程长短,DIC 又分为三型:①急性型。突发性起病,一般持续数小时或数天;病情凶险,可呈暴发型;出血倾向严重;常伴有休克;常见于暴发型流行性脑脊髓膜炎、流行性出血热、产科意外、败血症等。②亚急性型。急性起病,在数天或数周内发病;进展较缓慢,常见于急性白血病、肿瘤转移、死胎滞留等。③慢性型。起病缓慢;病程可达数月或数年;高凝期明显,出血不重,可仅有瘀点或瘀斑。此外,也可根据凝血因子的消耗与生成代偿状态,将 DIC 分为失代偿型、代偿型和过度代偿型。

三、DIC 的功能代谢变化与临床表现

DIC 病理与临床表现复杂多样,并随原发疾病的不同而异。各种典型的病理变化及临床表现主要发生在急性、严重的 DIC。但是在各种表现中尤以微血栓的形成和出血最为突出。

🔲4-20

1.出血 虽然 DIC 患者典型的病理变化是微血栓形成,但是患者最初的临床表现为出血,可出现皮肤瘀斑、紫癜,呕血,牙龈出血等,这是 DIC 的主要诊断依据。据统计,约有 70%～90% 的患者可出现不同程度的出血症状。DIC 出血的特点常呈突然自发性多部位出血,往往难以用原发病解释。DIC 引起出血的机制为:①凝血物质的大量消耗;②纤溶系统的激活;③纤维蛋白降解产物(FDP)的形成等。 4-21

4-20 视频

2.休克 DIC 和休克可互为因果关系。急性 DIC 常伴发休克,这是由于:①广泛微血栓堵塞了微循环通路,使回心血量减少。②冠状动脉内微血栓栓塞,可引起心肌缺血、缺氧,使心肌收缩力降低,心输出量减少。③广泛出血可引起血容量减少,血压下降。④补体某些成分和激肽系统激活、生成增多,使微动脉和毛细血管前括约肌舒张,外周阻力显著降低,血管容积增大。⑤FDP 的某些成分可增强组胺、激肽的作用,加重了微血管扩张及通透性升高,使血浆外渗,导致有效循环血量减少。

4-21 拓展阅读

3.脏器功能障碍 微血管中形成的微血栓可堵塞相应部位的微循环血流,严重时可造成实质脏器局灶性坏死,严重或持续过久的坏死病变可导致受累脏器功能衰竭。如肾脏往往发生双侧肾皮质坏死和肾小管坏死,患者出现少尿、无尿、氮质血症等急性肾功能衰竭的表现;肺脏可引起充血、水肿、出血、透明膜形成、肺不张,从而导致呼吸困难、呼吸衰竭;心肌广泛微血栓形成可引起心律失常或传导阻滞,甚至发生心力衰竭;肾上腺皮质出血性坏死造成的急性肾上腺皮质功能衰竭,称为沃-弗综合征(Waterhouse-Friderichsen syndrome);也可引起垂体坏死,导致希恩综合征(Sheehan syndrome);脑内有广泛微血栓形成及出血,可导致神志模糊、嗜睡、昏迷等症状。

4.微血管病性溶血性贫血 DIC 有时可伴发一种特殊类型的贫血,即微血管病性溶血性贫血。这是因为微血管中有纤维蛋白性微血栓形成时,纤维蛋白丝在微血管腔内交织成细网,当血液循环中的红细胞流过时,常会黏着、滞留或悬挂在纤维蛋白网丝上,受血流的不断冲击,引起红细胞机械性受损,出现异型红细胞,并发生溶血。外周血涂片中可检出较多的盔甲形、星形、新月形等各种红细胞碎片,统称裂体细胞。裂体细胞脆性高,容易发生溶血,继而导致贫血。 4-22

4-22 拓展阅读　4-23 自测练习

(朱晓萍)

第五节 血量、血型与输血

一、血量

血量(blood volume)是指人体内血液的总量。正常成年人的血量约占体重的 7%～8%,即每千克体重约为 70～80ml 血。如一个体重 60kg 的人,血量约为 4.2～4.8L。一般男子血量较女子稍多,女性在妊娠期间血量可增加,幼儿每千克体重的血量较成人多。人体血液大部分在心血管中流动,称为循环血量;小部分(约 10%)滞留在肝、脾、肺以及大静脉等贮

4-24 PPT　4-25 学习情境

血库中,称为贮存血量。在剧烈运动、情绪激动以及其他应急状态时,贮血库中的血液可以释放进入循环,补充循环血量的相对不足。

相对恒定的血量有助于维持正常的血压和血流,保证组织的足够灌流。少量失血(不超过全身血量的 10%)时,由于心脏活动增强,血管收缩和贮血库血液释放等功能性代偿,可无明显临床症状;中等失血(达全身血量的 20%)时,超过机体的功能性代偿能力,会出现血压下降、脉搏加快、四肢冰冷、口渴、恶心、乏力、眩晕甚至昏倒;严重失血(达全身血量 30% 以上)时,将危及生命,必须及时抢救和输血治疗。

输血是临床上一项重要的抢救和治疗措施。根据不同情况,选择不同种类的输血,如输全血、血浆或某细胞成分等,但是,必须确保输血的供者和受者血型相符。因此,输血前必须进行血型鉴定和交叉配血试验。

二、血型

血型(blood group)是血细胞膜上特异性抗原(过去称凝集原)的类型。人类有许多血型系统,包括红细胞血型系统、白细胞血型系统和血小板血型系统,一般所说的血型是指红细胞血型。自 1901 年奥地利血液学家 Landsteiner 发现第一个人类血型系统 ABO 血型以来,至今已发现至少有 25 个红细胞血型系统,其中与医学关系最密切的是 ABO 血型系统和 Rh 血型系统。

(一)ABO 血型系统

1. ABO 血型分型依据　ABO 血型系统中有两种不同的抗原:A 抗原和 B 抗原。其根据红细胞膜上是否存在 A 抗原或 B 抗原,将血型分为四种:A 型、B 型、AB 型和 O 型(表 4-3)。含有 A 抗原的称 A 型血,含有 B 抗原的称 B 型血,同时含有 A 抗原和 B 抗原的称 AB 型血,不含 A 抗原和 B 抗原的称 O 型血。在人体血清中含有与其相对应的两种抗体(过去称凝集素):抗 A 抗体和抗 B 抗体。不同血型的血清中含有不同的抗体,但不会含有

表 4-3　ABO 血型系统的抗原和抗体

血型	红细胞膜上的抗原	血清中的抗体
A 型	A	抗 B
B 型	B	抗 A
AB 型	A+B	无
O 型	无	抗 A+抗 B

与自身红细胞抗原相对应的抗体,即 A 型血者血清中只含有抗 B 抗体,B 型血者血清中只含有抗 A 抗体,AB 型血者血清中既无抗 A 抗体,也无抗 B 抗体,O 型血者血清中含有抗 A 抗体和抗 B 抗体。当红细胞膜上的 A 抗原与抗 A 抗体或 B 抗原与抗 B 抗体相结合时,红细胞会彼此聚集在一起,成为一簇簇不规则的细胞团的现象,称为凝集反应。凝集反应的本质是抗原-抗体反应,一旦发生凝集反应,在补体参与下会出现红细胞溶解现象。 4-26

4-26　视频

现已发现,人 ABO 血型系统中有多个亚型,其中与临床关系最重要的亚型是 A 型中的 A_1 和 A_2 两个亚型。A_1 亚型红细胞膜上含 A 和 A_1 抗原,血清中只含抗 B 抗体;A_2 亚型红细胞膜上只含 A 抗原,血清中含抗 A_1 和抗 B 抗体。由于有 A_1、A_2 两个亚型存在,AB 型也就出现了 A_1B 和 A_2B 两个亚型。汉族人中,A_1 亚型占 99% 以上,A_2 亚型极少见。

2.ABO血型的鉴定　正确鉴定血型是保证输血安全的基础。利用抗原-抗体反应原理,将待测红细胞混悬液分别与已知的抗B血清、抗A血清混合,在适宜条件下观察有无凝集现象,依据表4-4即可确定血型。

表4-4　ABO血型的鉴定

血型	抗B血清	抗A血清
A型	－	＋
B型	＋	－
AB型	＋	＋
O型	－	－

"＋"表示凝集反应阳性;"－"表示凝集反应阴性

(二)Rh血型系统

Rh血型系统是红细胞血型中最复杂的一个系统,最早发现于恒河猴(Rhesus monkey)的红细胞中,取其学名的前两个字母,以"Rh"命名该血型系统和相关抗原。现已发现40多种Rh抗原(也称Rh因子),与临床关系密切的是D、E、C、c、e 5种,因D抗原的抗原性最强,故凡红细胞表面含有D抗原者称为Rh阳性,没有D抗原者称为Rh阴性。🎬4-27

4-27　视频

与ABO血型系统不同,人的血清中不存在天然的抗Rh抗体,只有当Rh阴性者接受Rh阳性的血液后,才会通过体液免疫产生抗Rh的免疫性抗体。Rh血型抗体的这一特性体现在:

(1)输血方面。Rh阴性者第一次接受Rh阳性的血液后,由于他们体内没有天然的抗Rh抗体,一般不会发生明显的凝集反应。但是,他们体内将产生原来不存在的抗Rh抗体。当他们再次接受Rh阳性血液时,就会发生凝集反应而引起输血溶血反应。

(2)妊娠方面。Rh阴性女性妊娠后,如果胎儿是Rh阳性,由于母体内不存在天然抗Rh抗体,因此胎儿一般不会发生因Rh血型不合引起的新生儿溶血。但是在妊娠末期或分娩时,胎儿Rh阳性红细胞可进入母体,刺激母体产生抗Rh抗体。当第二次怀有Rh阳性胎儿时,由于母体内已产生抗Rh抗体,抗体属于IgG,分子小,易透过胎盘屏障进入胎儿体内,引起胎儿溶血而死亡。

三、输血

输血(transfusion)是一种抢救伤员生命和治疗某些疾病的重要手段。输血的基本原则是保证供血者的红细胞不被受血者血浆中的抗体所凝集,即供血者红细胞膜上的血型抗原不与受血者血浆中的血型抗体发生凝集反应。为保证输血的安全、节约、有效,必须遵守输血原则。

(一)输血前必须鉴定血型,坚持同型相输

输血首先必须鉴定血型,保证供血者和受血者的ABO、Rh血型相符,坚持同型相输。对于Rh阴性受血者,更应谨慎输血。

在遇紧急情况又无同型血时,O型血可少量输给其他血型的人,AB血型的人可少量接受其他血型的血液;但输血量要少(一般不超过300ml),速度要慢,并要密切观察患者,如有输血反应要立即停止。

(二)输血前必须进行交叉配血试验

输血时血型不合会产生严重的溶血反应,导致休克、血管内凝血、肾功能损害等,严重时甚至危及生命。因此,即使是同型输血,或是相同血源再次输血,输血前必须进行交叉配血试验。将供血者的红细胞与受血者的血清以及受血者的红细胞与供血者的血清进行混合,观察有无凝集反应,这一检验称为交叉配血试验。交叉配血试验的方法如图4-9所示,将供血者红细胞

与受血者血清相混合,称为主侧;受血者红细胞与供血者血清相混合,称为次侧。如果两侧都无凝集反应,为配血相合,可以输血;如果主侧出现凝集反应,不管次侧结果如何,绝对不能输血;如果主侧不发生凝集反应而次侧发生凝集,一般不宜进行输血,万不得已必须进行输血时,应遵守少量、缓慢和密切观察的原则。通过交叉配血试验,可以避免由于亚型和血型不同等原因而引起的输血凝集反应。🔲4-28

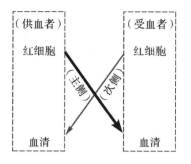

图 4-9　交叉配血试验示意图

4-28　视频

(三)成分输血已成为临床常用的输血类型

随着医学科学技术的进步,血液成分分离技术的广泛应用,输血已从原来的输全血发展到成分输血(transfusion of blood components)。成分输血是把人血液的各种成分,如红细胞、粒细胞、血小板和血浆,分别制备成高纯度的制品,输注给患者。其优点是:一血多用,节约血源,针对性强,疗效好,副作用少,便于保存和运输。成分输血是目前临床常用的输血类型。🔲4-29

4-29　拓展阅读

4-30　自测练习

(姚水洪)

思考题

1.简述血浆渗透压的组成和生理意义。

2.简述生理性止血的过程。

3.输血的原则是什么?

4.妊娠末期发生产科意外为何容易发生 DIC?

4-31　思维导图

第五章

循环系统

 学习导航

循环系统由心血管系统和淋巴系统组成。心脏是血液循环的动力器官;动脉将血液分配到全身组织和器官,在毛细血管处实现组织细胞与血液的物质交换,静脉又将血液收集回心。本章我们将学习心脏如何泵血,血压如何维持,血液与组织如何进行物质交换,不同条件下心血管活动是如何调节的。如果稳态破坏,会出现哪些(休克或心力衰竭等)可能的病理生理改变?

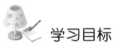 学习目标

学完本章后,你应:

(1)掌握 正常起搏点与窦性心律;心脏泵血的过程;搏出量、心输出量的概念及影响心输出量的因素;动脉血压的概念、正常值、形成机制和影响因素;有效滤过压的组成和作用;微循环的通路和基本功能;心血管的神经支配;颈动脉窦、主动脉弓压力感受性反射及其生理意义;肾上腺素、去甲肾上腺素的作用;休克的概念,休克各期微循环的变化特点及发病机制;心力衰竭的概念、病因和诱因,心力衰竭时心脏的代偿和心肌收缩力降低的机制。

(2)熟悉 心室肌细胞和窦房结细胞生物电现象的主要特征及其离子基础;心肌生理特性,心肌兴奋周期性变化及其生理意义,心脏内兴奋传导的特点;心动周期、心率的概念和关系;心音的产生及特点;中心静脉压的概念和意义;休克的原因和分类,休克时细胞功能代谢改变、细胞损伤和重要器官功能障碍;心力衰竭的分类,心力衰竭时心血管和呼吸功能的变化。

(3)了解 自律性的概念;正常人体体表心电图波形的意义;血流量、血流阻力、血压的概念;动脉脉搏的概念;影响静脉回流的因素;心、肺、脑血流特点;休克的防治、护理原则;心力衰竭时心室舒张功能异常和心室舒缩活动协调性障碍的机制,心力衰竭的防治、护理原则。

循环系统是进行血液循环的动力和管道系统,它由心血管系统和淋巴系统组成。心血管系统又由心脏和血管组成。心脏和这些血管连成一个密闭的管道,遍布全身。血液在心血管中按一定方向周而复始地流动,称为血液循环。血液循环承担运输功能,它将消化道吸收的营养物质和由肺吸进的氧输送到各组织器官,并将各组织器官的代谢产物通过血液,经肺、肾排出。机体还通过血液循环对生理功能进行调节,使体内的器官、组织和细胞的活动得以相互联系,相互协调,进而维持内环境的稳态。各种体内外不利因素作用于机体,若超过机体的自我调节能力,则可引发休克或心力衰竭等病理生理改变,导致疾病的发生。

第一节　心脏生理

心脏的主要功能是泵血。心脏不停地进行节律性舒张和收缩,将血液从静脉吸入心脏,并射入动脉实现其泵血功能。心脏这种节律性收缩和舒张是以心肌生理特性为基础的,而心肌的生理特性又与心肌细胞的生物电活动密切相关。本节主要从以下三个方面学习心脏的生理功能:心肌细胞的生物电现象、心肌生理特性和心脏的泵血功能。

5-1　PPT

一、心肌细胞的生物电现象

(一)心肌细胞分类

根据心肌细胞的组织学特点和电生理功能特点,分类如下:

1. 非自律细胞和自律细胞　①非自律细胞:为普通的心肌细胞,包括心室肌细胞和心房肌细胞,含丰富的肌原纤维,主要执行收缩功能,故又称工作肌细胞。②自律细胞:是一些特殊分化的心肌细胞,组成心脏的特殊传导系统,例如,窦房结的 P 细胞和浦肯野细胞,它们具有自动产生节律性兴奋的能力,主要功能是产生和传导兴奋,由于肌原纤维含量甚少,所以基本丧失了收缩能力。

2. 快反应细胞和慢反应细胞　心肌细胞膜上除了钠通道外,普遍存在钙通道,这是心肌细胞的一个重要特点。钠通道激活快、失活快,钙通道激活和失活的速度比钠通道慢得多,因此把钙通道称为慢通道,钠通道称为快通道。主要是钠通道被激活,Na^+ 内流而引发动作电位的心肌细胞,其去极化速度快,称为快反应细胞,如心室肌细胞;主要由 Ca^{2+} 内流而引发动作电位的心肌细胞,其去极化速度慢,称为慢反应细胞,如窦房结细胞。

综上所述,心肌细胞分为四种类型:①以心室肌细胞为代表的快反应非自律细胞;②以浦肯野细胞为代表的快反应自律细胞;③以房室交界的结区细胞为代表的慢反应非自律细胞;④以窦房结 P 细胞为代表的慢反应自律细胞。

(二)心肌细胞的跨膜电位及其形成机制

5-2　视频

1. 工作肌细胞的跨膜电位及形成机制

以心室肌细胞为例。正常心室肌细胞的静息电位约为 $-90mV$,其形成机制与骨骼肌细胞、神经细胞相似,是由于 K^+ 外流所形成的 K^+ 平衡电位。动作电位的波形与骨骼肌、神经细胞有明显不同,见图 5-1。心室肌细胞动作电位可分为 0、1、2、3、4 五个时期。🖰5-2

0 期(去极化期):心室肌细胞在适宜刺激作用下,膜电位由静息时的 $-90mV$ 迅速上升至 $+30mV$ 左右,形成动作电位的上升支,持续时间约 1ms。去极化期的主要离子流是 Na^+ 内流,细胞膜受刺激时,钠通道开放,Na^+ 少量内流,引起局部去极化,当去极化动作电位达到阈

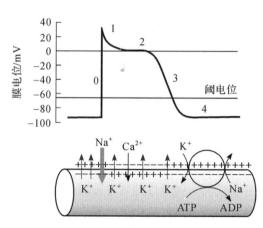

图 5-1　心室肌细胞动作电位和形成机制

电位时,钠通道大量开放,Na^+大量内流,使膜电位急剧上升,直至顶点接近 Na^+ 平衡电位。

1期(快速复极初期):膜电位由 $+30mV$ 下降到 $0mV$ 左右,出现快速而短暂的复极化,历时约 10ms。离子流为一种以 K^+ 为主要离子成分的一过性外流。0期和1期构成锋电位。

2期(平台期):此期复极过程非常缓慢,膜电位基本停滞于 $0mV$ 水平,历时 $100\sim150ms$,故称平台期。平台期是心室肌细胞动作电位区别于骨骼肌细胞、神经细胞动作电位的主要特征。此期 Ca^{2+} 内流和 K^+ 外流同时存在,使跨膜流动的电荷量相当,因此膜电位稳定于 $0mV$ 左右。

3期(快速复极末期):此期心肌细胞复极化速度加快,膜电位由平台期的 $0mV$ 迅速恢复到 $-90mV$,历时 $100\sim150ms$。主要离子流是 K^+ 外流进行性增加所致。

4期(静息期):3期后,膜电位虽然恢复并稳定在 $-90mV$ 水平,但膜内外离子的分布尚未恢复。此时,通过 Na^+-K^+ 泵活动,将进入细胞内的 Na^+ 泵出,流到细胞外的 K^+ 泵入,同时通过 Na^+-Ca^{2+} 交换活动,将 Ca^{2+} 逆浓度梯度运出细胞,使细胞内外离子分布恢复至原先水平,以保持细胞正常的兴奋性。

心室肌细胞整个动作电位历时 $200\sim300ms$。心房肌细胞动作电位和心室肌细胞相似,但时程较短,约 $150\sim200ms$。

2. 自律细胞的跨膜电位及其离子机制

自律细胞动作电位的特点是3期复极化达到最大值时,进入4期,即自动去极化,当去极化达到阈电位即引发下一个动作电位,这种4期自动去极化是自律细胞产生自动节律性兴奋的基础。不同类型的自律细胞4期自动去极化的速度和离子机制不同。

(1)窦房结 P 细胞:窦房结 P 细胞的生物电与心室肌细胞明显不同,见图5-2,主要有以下特点:①动作电位0期去极化速

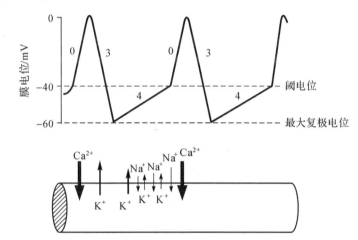

图 5-2 窦房结 P 细胞动作电位示意图

度慢,幅度小,膜电位仅上升到 $0mV$;②无明显的1期和2期(平台期);③3期复极化,膜电位最低下降到 $-60mV$,称为最大复极电位;④4期不稳定,能自动发生快速去极化,当去极化达到阈电位水平($-40mV$),即引发下一个动作电位。窦房结 P 细胞形成生物电的主要机制是: 5-3

5-3 视频

0期:当自动去极化达到阈电位水平时,激活膜上慢钙通道(L 型钙通道),Ca^{2+} 内流引起0期去极化。

3期:慢钙通道失活,钾通道激活,K^+ 外流,形成了复极化过程。

4期:钾通道失活,K^+ 外流进行性衰减是窦房结 P 细胞4期自动去极化最重要的离子基础;此外,钠通道开放,Na^+ 内流进行性增多;T 型钙通道开放,Ca^{2+} 内流成为4期自动去极化后期的一个组成部分。

(2)浦肯野细胞:浦肯野细胞属于快反应自律细胞,其跨膜电位与心室肌细胞相似,不同之

处在于它有 4 期缓慢自动去极化,但其自动去极化速度较窦房结细胞缓慢(图5-3)。浦肯野细胞 4 期自动去极化的离子基础是,3 期末 K^+ 外流进行性减少,Na^+ 内流进行性增多。

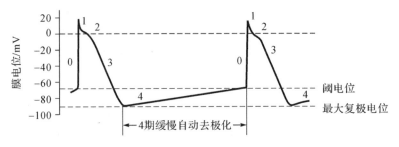

图 5-3　浦肯野细胞动作电位示意图

二、心肌生理特性

心肌的生理特性包括兴奋性、自律性、传导性和收缩性,其中兴奋性、自律性、传导性是在心肌细胞生物电活动的基础上产生的,属于电生理特性;收缩性则以心肌细胞收缩蛋白功能活动为基础,属于心肌细胞的机械特性。心肌的电生理特性和机械特性是互相紧密关联的,由窦房结 P 细胞产生的节律性兴奋,传导到心房和心室,通过兴奋-收缩耦联,引起心肌收缩,完成心脏的泵血功能。

(一)兴奋性

与其他可兴奋细胞一样,心肌在受到刺激后具有产生动作电位的能力,称为兴奋性。兴奋性高低也用阈值来衡量,阈值小表示兴奋性高,阈值大表示兴奋性低。

1.决定和影响兴奋性的因素

(1)钠通道的性状:钠通道有备用、激活和失活三种功能状态。当膜电位为静息电位水平时,钠通道处于备用状态。此时,钠通道处于关闭状态且易被激活,当膜电位去极化到阈电位水平时,钠通道就可以被大量激活而迅速打开,钠快速内流,细胞发生兴奋。钠通道激活后立即快速失活,钠通道关闭,Na^+ 内流迅速终止,且钠通道不能被再次激活,细胞兴奋性为零。只有当膜电位恢复到静息电位水平时,钠通道才重新恢复到备用状态,细胞兴奋性恢复正常,这一过程称为复活。可见,钠通道处于备用状态是细胞产生兴奋的前提。

(2)膜电位与阈电位之间的差距:动作电位是由于膜电位从静息电位(自律细胞为最大复极电位)去极化达到阈电位水平而引起的。因此,如果静息电位(最大复极电位)与阈电位之间差距减小,那么兴奋性升高;反之则兴奋性下降。

2.心肌细胞兴奋性的周期性变化　与其他可兴奋细胞相似,心肌细胞一次兴奋过程中,兴奋性会发生周期性变化(图5-4)。下面以心室肌细胞为例,介绍心肌兴奋性的变化时期。5-4

5-4　视频

(1)有效不应期:从 0 期去极化开始到复极化至 3 期 -55mV 这一段时间内,任何强大的刺激都不能使其发生反应,兴奋性等于零,这一时期称为绝对不应期。此时钠通道处于完全失活状态。从复极化 -55mV 到 -60mV 这段时间内,因钠通道刚开始复活,如果给予足够强大的刺激可以引起局部去极化,但仍不能引起动作电位。因此,从 0 期去极化开始到 3 期复极化至 -60mV 这段时间内,任何刺激均不能产生动作电位,称为有效不应期(effective refractory period,ERP)。故在有效不应期内,心肌细胞是不可能发生兴奋和收缩的。

（2）相对不应期：从复极化－60mV 至－80mV 这段时间内，给予阈刺激，心肌仍不能产生动作电位，但给予阈上刺激则可使心肌细胞膜产生动作电位，这一时期称为相对不应期（relative refractory period，RRP）。在此期内钠通道逐渐恢复活性，但其开放能力尚未恢复到正常水平。

（3）超常期：从复极化－80mV 至－90mV 这段时间内，由于钠通道基本恢复到备用状态，而膜电位与阈电位之间的差距小于正常，因而细胞兴奋性高于正

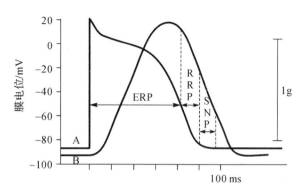

图 5-4　心室肌细胞动作电位期间兴奋性的变化及其与机械收缩的关系

A. 动作电位；B. 机械收缩；ERP. 有效不应期；RRP. 相对不应期；SNP. 超常期

常，用阈下刺激即可引起细胞兴奋，故称超常期（supranormal period，SNP）。

经历超常期后，膜电位就恢复到静息电位水平，兴奋性也恢复到正常状态。

3. 心肌兴奋性周期性变化的意义　心肌细胞与神经细胞或骨骼肌细胞相比，一次兴奋后的有效不应期持续时间长（约 200～300ms），从心脏的收缩期开始持续至舒张的早期，因此，必须待舒张开始后才可能引发下一次收缩，这一机制有利于确保心肌细胞不会发生强直性收缩，而始终作收缩和舒张交替进行，从而实现其泵血功能。但是在某些情况下，如果在心房或心室有效不应期之后，下一次窦房结兴奋到达之前，受到一次"额外"的或窦房结以外组织兴奋的刺激，那么可引起心肌提前发生一次兴奋和收缩，称为期前兴奋和期前收缩（又称早搏）（图 5-5）。⊡5-5

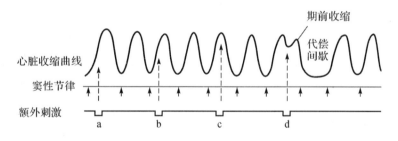

图 5-5　期前收缩与代偿间歇示意图

刺激 a、b、c 落在有效不应期内，不引起收缩；

刺激 d 落在相对不应期内，引起期前收缩和代偿间歇

5-5 临床链接

（二）自动节律性

组织或细胞在没有外来刺激作用下，能够自动地发生节律性兴奋的特性，称为自动节律性，简称自律性。具有自律性的组织或细胞称为自律组织或自律细胞。自律性高低用单位时间（每分钟）内能自动发生兴奋的次数，即兴奋的频率来衡量。

1. 心脏起搏点　心脏特殊传导系统各部分心肌细胞都具有自律性，但自律性高低不同。窦房结 P 细胞的自律性最高，每分钟约 100 次；房室交界区次之；浦肯野细胞自律性最低，每分钟约 25 次。在正常情况下，由于窦房结的自律性最高，整个心脏的节律性搏动由窦房结的活

动控制。故把窦房结称为正常起搏点；由窦房结控制的心跳节律，称为窦性心律。其他部位自律细胞的自律性较低，在正常情况下受窦房结活动节律控制，本身的自律性表现不出来，只起传导兴奋的作用，成为潜在起搏点。在某些异常情况下，潜在起搏点可取代窦房结引发心房或心室的兴奋和收缩，就成为异位起搏点。由异位起搏点引起的心脏活动，称为异位心律。

2. 影响自律性的因素　自律细胞的自动兴奋是由 4 期自动去极化使膜电位从最大复极电位达到阈电位水平引起的。因此，自律性高低主要取决于 4 期自动去极化速度，以及最大复极电位与阈电位之间的差距(图 5-6)。

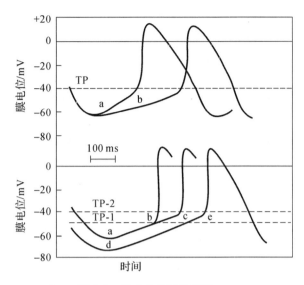

图 5-6　影响自律性的因素

(三)传导性

兴奋在单个细胞上传导是局部电流作用的结果。传导性的高低可用兴奋的传播速度来衡量。心肌细胞之间的闰盘结构电阻很小，使兴奋可以局部电流的形式不衰减地在细胞间快速传播，实现左右心房或左右心室的同步活动，使心肌成为功能上的合胞体。

1. 兴奋在心脏内的传播途径　在正常情况下，由窦房结产生的兴奋传到左、右心房，同时沿心房肌细胞组成的"优势传导通路"迅速传到房室交界区，然后由房室束传到左、右束支，最后经浦肯野纤维到达心室肌，从心室肌内膜侧向外膜侧传播，引起整个心脏兴奋。以上通路构成心脏内特殊传导系统(图 5-7)。

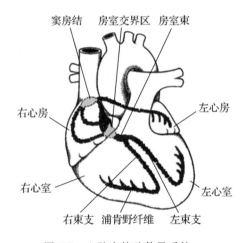

图 5-7　心脏内特殊传导系统

2. 兴奋传导的速度及意义　心脏不同部位的细胞传导速度存在差异。兴奋在房室交界传导速度最慢(0.02m/s)，而使兴奋在此搁置一段时间，这一现象称为房-室延搁，其生理意义是确保心房收缩完毕之后才开始心室收缩，有利于心室充盈和射血。房室交界区的传导速度慢，不应期长，对传导功能而言是个薄弱环节，容易发生传导阻滞，即心房冲动传导延迟或不能传导至心室，临床上称之为房室传导阻滞。兴奋传导到浦肯野纤维时，传导速度骤然加快(4m/s)，其生理意义是确保左、右心室肌细胞同步兴奋和收缩。🔲5-6

5-6　临床链接

3. 影响心肌传导性的因素　①结构因素：心肌细胞的直径和电阻呈反比，浦肯野纤维直径最大，故传导速度最快；②0 期去极化速度和幅度：去极化速度愈快，局部电流形成愈快;去极化幅度愈大,局部电流形成愈强;③邻近未兴奋膜的兴奋性。

🔲 5-7

5-7　拓展阅读

(四)收缩性

心肌的收缩机制与骨骼肌基本相同,但其收缩性具有明显的特点。

1.不发生强直收缩　由于心室肌细胞兴奋的特点是有效不应期特别长,即在心肌收缩期和舒张早期,无论受到多强的刺激,均不能使之产生收缩,故心肌不会像骨骼肌那样发生强直收缩。这有利于使心肌保持收缩和舒张交替进行,保证心脏有序地充盈和射血。

2."全或无"式的收缩　心肌细胞间的闰盘结构,使左右心房和(或)左右心室形成两个在功能上相对独立的合胞体,一旦某个心肌细胞发生兴奋,动作电位就可迅速向整个心房肌细胞或整个心室肌细胞扩布,使左右心房或左右心室同步兴奋和收缩。这种同步收缩的特性,有利于心脏产生强大的射血力量。

3.依赖细胞外液的 Ca^{2+} 　心肌纵管不发达, Ca^{2+} 贮存量少,在收缩过程中必须依赖细胞外液的 Ca^{2+} 内流(动作电位平台期完成)。因此,当血 Ca^{2+} 浓度升高时,心肌收缩力增强;反之,心肌收缩力减弱。

三、心脏的泵血功能

心脏的主要功能是泵血。心脏的泵血依靠每个心动周期中心脏收缩和舒张的交替活动来完成。当心脏收缩时,将血液射入动脉,并通过动脉系统将血液分配到全身;当心脏舒张时,使血液通过静脉系统回流到心脏,为下一个射血做准备。

(一)心动周期与心率

1.心动周期的概念　心脏每一次收缩和舒张构成一个机械活动周期,称为心动周期。心动周期包括心房的收缩期和舒张期、心室的收缩期和舒张期。心率是指每分钟心搏的次数,它与心动周期呈反变关系。以正常成年人安静时心率平均每分钟 75 次为例,则心动周期= $60/75=0.8s$ 。如图 5-8 所示,两心房先收缩,持续 0.1s,继而心房舒张,持续 0.7s。心房进入舒张期后,心室开始收缩,持续 0.3s,随后进入舒张期,持续 0.5s。心室舒张的前 0.4s 期间,心房也处于舒张期,这一时期称为全心舒张期。

2.心动周期的特点　①同步性:心房和心室以各自的周期进行收缩和舒张相交替的活动,但是,左、右心房或左、右心室的活动是同步的(心房与心室不会同时收缩);②无论是心房还是心室,收缩期均短于舒张期,这有利于心室得到充分的休息,也有利于心室得到足够的血液充盈;③若心率增快,则心动周期缩短,其中以舒张期缩短更明显,这对心脏持久活动是不利的。

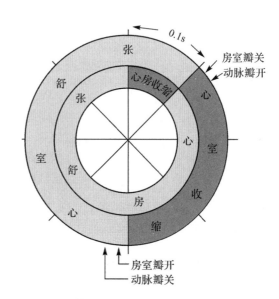

图 5-8　心动周期中心房和心室的活动顺序及持续时间

(二)心脏泵血过程

心脏泵血过程中,心室活动起决定性作用。左右心室的活动是同步的,且排血量也几乎相等,故以左心室为例,阐述一个心动周期中心室内压力、瓣膜开闭、血流方向以及容积的动态变化过程(图5-9)。

1. 心室收缩期与射血过程

(1)等容收缩:心室充分充盈后开始收缩,室内压迅速上升,当室内压超过房内压时,室内血液反流推动房室瓣关闭,并产生第一心音。当室内压升高仍未超过主动脉压时,主动脉瓣亦处于关闭状态,该时期心室处于压力不断增加而容积不变的状态,故称等容收缩期(isovolumic contraction period),历时约0.05s。

(2)快速射血期:当室内压进一步升高超过主动脉压时,主动脉瓣开放,进入射血期。在射血期的前1/3左右时间内,心室压力上升很快,射血速度很快,射出的血量很大,称为快速射血期(rapid ejection period),历时约0.1s。

(3)减慢射血期:快速射血后,心室内容积缩小,心室压力开始下降,射血速度变慢,称为减慢射血期(reduced ejection period),历时约0.15s。此期室内压已略低于大动脉压,但心室血液在心室收缩产生较大的动能作用下,逆压力梯度继续流向动脉。

在等容收缩期,室内压上升的速度最快。如果心肌收缩能力减弱,或动脉压力增

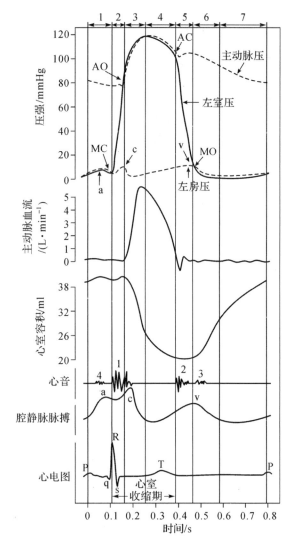

图5-9 心动周期中各期室内压和
瓣膜开闭及心室容积的变化

高,均可使等容收缩期延长而射血时间缩短。在快速射血期,室内压达到最高值,射出的血液量约占总射血量的70%左右。在减慢射血期,射出的血液量约占总射血量的30%,室内容积降至最小。

2. 心室舒张与充盈过程

(1)等容舒张期:心室收缩完毕后开始舒张,室内压降低。当室内压低于主动脉压尚高于房内压时,主动脉内血液反流推动主动脉瓣关闭,产生第二心音。此时主动脉瓣和房室瓣瓣膜都处于关闭状态。从主动脉瓣关闭到房室瓣开放前,心室处于压力急剧下降而容积不变的这段时间,称为等容舒张期(period of isovolumic relaxation),历时约0.06～0.08s。

(2)快速充盈期:当心室舒张至室内压低于房内压时,房室瓣开放,进入心室充盈期。在充盈初期,由于心室与心房压力差较大,心房和肺静脉中的血液随室内压降低的"抽吸"作用快速充盈心室,称为快速充盈期(period of rapid filling),历时约0.11s。

（3）减慢充盈期：随着心室内血液的充盈，心室与心房压力差减小，血液充盈速度变慢，称为减慢充盈期（period of reduced filling），历时约0.22s。

（4）心房收缩期：在心室舒张的最后0.1s，心房收缩，心房内压升高，进一步将血液挤入心室，使心室充盈达到最大值，称心房收缩期（period of atrial systole），历时约0.1s。

在快速充盈期，进入心室的血量占总充盈量的2/3，由心房收缩增加的心室充盈量，仅占心室总充盈量的10%～30%。可见，心室的血液充盈主要依靠心室舒张室内压降低的"抽吸"作用。故临床上可见快速型心房纤颤患者虽心室充盈量有所减少，但不引起心输出量明显减少。

综上所述，心室肌的舒缩活动造成了心室内压力的变化，是导致心房和心室之间，心室和主动脉之间产生压力梯度的根本原因，而压力梯度则是推动血液在心房、心室及主动脉之间流动的主要动力。心脏瓣膜的单方向启闭，决定了血液只能沿一个方向流动。

（三）心脏泵功能的评价

1. 每搏输出量和射血分数　一侧心室每次收缩射出的血量称为每搏输出量（stroke volume），简称搏出量。正常成年人安静状态下左心室舒张末期容积约为120ml，每搏输出量约为70ml，可见心室每一次收缩，并未将心室内的血液全部射出。搏出量占心室舒张末期容积的百分比，称为射血分数（ejection fraction）。射血分数反映心室射血的效率，正常成年人安静状态时为55%～65%。在心室收缩功能减弱、心室腔异常扩大的患者，搏出量可能与正常人无明显差别，但射血分数明显下降，因而射血分数比搏出量更具有临床意义。

2. 每分输出量和心指数　一侧心室每分钟射出的血量称为每分输出量，又称心输出量（cardiac output），等于心率与搏出量的乘积。健康成年男性在安静状态下，心率75次/min，心输出量约为5L/min；女性心输出量比同体重男性心输出量约低10%；情绪激动时可增加50%～100%；剧烈运动时，心输出量可增加5～7倍。

心输出量是以个体为单位计算的。不同身高和体重的个体，其能量代谢不同，对心输出量的需求也不同，若以心输出量评价不同个体的心功能，可能做出片面的判断。研究表明，心输出量与体表面积呈正比。以每平方米体表面积计算的心输出量称为心指数（cardiac index）。在空腹和安静状态下测定的心指数称为静息心指数。静息心指数是分析比较不同个体心功能时常用的评价指标。

3. 心力储备　心输出量随机体代谢需要而提高的能力称为心力储备，包括搏出量储备和心率储备两个方面。搏出量储备又包含心室收缩时射血量增加的收缩期储备和舒张期充盈量增加的舒张期储备，其中收缩期储备可达35～40ml，而舒张期储备仅15ml左右。心率储备可使心输出量增加2～2.5倍。一般健康成人安静时心率为75次/min，在剧烈活动时心率可增至160～180次/min。因而，动用心率储备是提高心输出量的主要途径。

心力储备在很大程度上反映心脏的功能状况。经常进行体育锻炼的人，心力储备增大，心射血能力增强，如运动员的心输出量可增大到静息时的7～8倍。长期缺乏锻炼的人，因心力储备小，一旦进行剧烈运动，心输出量就不能满足机体活动时的代谢需要而出现缺血和缺氧。

（四）影响心输出量的因素

心输出量等于搏出量和心率的乘积。从心脏本身的角度来看，凡能影响搏出量和心率的因素都能影响心输出量。

1. 影响搏出量的因素　搏出量取决于心室肌的收缩强度和速度。而收缩强度和速度则受前负荷、后负荷和心肌收缩能力的影响。

(1)前负荷:心室肌的前负荷是指心室肌收缩前所承受的负荷,可以用舒张末期充盈量或压力来表示。心室充盈量是静脉回心血量和心射血后心室内剩余血量之和,其中主要取决于静脉回心血量。心室充盈量或充盈压决定了心肌收缩前的初长度。实验研究表明,充盈压在12～15mmHg范围内是左心室最适前负荷。在正常生理情况下,人左心室充盈压为5～6mmHg,与最适前负荷之间有较大储备。因此,在一个较宽的调节范围内,当静脉回心血量增加,心肌的前负荷增加,初长度增加,心肌收缩力也随之增强,搏出量增多;反之,静脉回心血量减少,搏出量减少。这种通过改变心肌初长度而引起心肌收缩强度的变化,称为异长自身调节(图5-10)。这一现象首先于1894年为德国生理学家Frank所发现,又在1914年为英国生理学家Starling所证实,故被称为Frank-Starling定律。🎞5-8

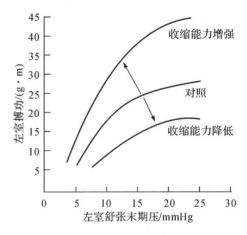

图5-10 左心室功能曲线

异长自身调节的生理意义在于对搏出量进行精细调节,使心室的射血量和静脉回心血量相平衡。例如,因体位改变而造成静脉回心血量突然增加或减少,或动脉血压突然升高时,都可通过异长自身调节改变搏出量,使之和回心血量保持平衡。

5-8 视频

(2)后负荷:心室肌的后负荷是指心室开始收缩时遇到的负荷,即动脉血压。在其他因素不变的情况下,动脉血压升高,后负荷增大,等容收缩期延长而射血期缩短,射血速度减慢,搏出量减少。然而在正常情况下,搏出量减少必然会造成射血末期心室内余血量增多,如果此时静脉回心血量不变,那么舒张末期充盈量增加,心肌初长度增加,通过上述异长自身调节机制,使心肌收缩力增强,搏出量可逐步恢复到原有水平。若动脉压持续保持较高水平,心肌长期加强收缩,将会导致心室肌肥厚等病理变化;反之,动脉血压降低,搏出量将增加。因此,临床上常用扩血管药物降低后负荷,改善心输出量。

(3)心肌收缩能力:心肌收缩能力是指心肌不依赖于前、后负荷而能改变其力学活动的内在特性。人在劳动或运动的情况下,动脉血压有所升高,心室舒张末期容积不一定增大,甚至有所减小,但搏出量明显增大,这就是由于心肌收缩力明显增强的结果。凡能影响兴奋-收缩耦联过程中各个环节的因素,都可以影响心肌收缩能力,如ATP酶活性,Ca^{2+}浓度等。此外,神经、体液、药物等因素都可通过改变心肌收缩力来调节心输出量,如肾上腺素可使心肌收缩力增强,乙酰胆碱可使心肌收缩力减弱。

2.心率 正常成年人心率为60～100次/min。在一定范围内心输出量与心率呈正变关系,即心输出量随心率加快而增加。但是,心率过快(超过180次/min)时,心输出量反而减少,这是由于心率过快导致心舒期缩短,影响心室的充盈,使搏出量减少。另一方面,当心率过慢(低于40次/min)时,心输出量同样会减少,这是由于心室充盈接近最大限度,充盈量不再增加,此时舒张期虽然延长,但搏出量不会相应增加。可见,心率过快或过慢,都可导致心输出量减少。

四、心音和心电图

(一)心音

在一个心动周期中,心脏收缩、瓣膜开放和关闭、血液对心血管壁的冲击等因素引起的机械振动,通过心脏周围组织的传导,用听诊器在胸壁上听到的声音,称为心音。用换能器将机械振动转变为电信号,经放大后用记录仪记录下来的图形,称为心音图。在一个心动周期中可有 4 个心音,分别称为第一、第二、第三、第四心音。使用听诊器一般只能听到第一心音和第二心音。

第一心音发生在心缩期,主要由心室收缩、房室瓣关闭以及心室射出的血液冲击动脉壁引起振动而形成。第一心音的特点是音调低、持续时间长,是心室收缩开始的标志。

第二心音发生在心舒期,主要是由心室舒张、动脉瓣关闭引起振动而形成的声音。第二心音的特点是音调高、持续时间短,是心室舒张开始的标志。

可见,第一心音主要反映房室瓣的功能,第二心音主要反映动脉瓣的功能。当瓣膜关闭不全或狭窄时,均可使血流产生涡流而出现杂音。因此,听取心音或记录心音图对心脏病的诊断有重要价值。

(二)体表心电图

正常心脏的节律性兴奋自窦房结发出后,按一定的途径和时程,依次传向心房、房室交界区和心室,引起整个心脏的兴奋和收缩。参与此过程的心肌细胞的生物电活动,具有一定的规律性,且心肌细胞的生物电活动可以传导到全身,将记录电极放置在身体的任何部位,都可以记录到有规律的电位变化。这种将心电图机的测量电极放置在体表一定位置所记录到的电变化波形,称为心电图(electrocardiogram,ECG)(图 5-11)。因测量电极安放位置和连线方式不同,所记录到的心电图在波形上也有所不同,但基本上都包含 P 波、QRS 波群、T 波以及各波之间代表时间的线段,有时在 T 波之后还有一个小的 U 波。

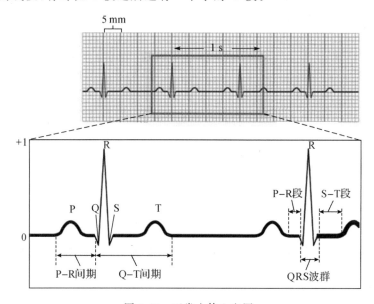

图 5-11　正常人体心电图

1.P 波　代表左、右心房的去极化过程，波形小而钝圆，历时 0.08～0.11s，波幅不超过 0.25mV。

2.QRS 波群　代表左、右心室去极化过程，包括三个连续的电位波形：第一个向下的 Q 波，随后向上的 R 波和最后向下的 S 波。在不同导联中，这三个波形不一定都出现，且波幅变化较大。QRS 波群历时 0.06～0.10s，若时间延长，表示心室肥厚或传导阻滞。

3.T 波　反映心室复极化（3 期）过程中的电位变化，其方向与 QRS 波群主波方向一致。

4.P-R 间期　从 P 波群起点到 QRS 波群起点之间的进程，代表去极化从窦房结产生并传到心室肌所需的时间。发生房室传导阻滞时，P-R 间期延长。

5.Q-T 间期　QRS 波群起点到 T 波终点的时程，代表心室开始兴奋到完全复极的时间。Q-T 间期与心率呈反变关系，心率越快，Q-T 间期越短。

6.S-T 段　从 QRS 波群终点到 T 波起点的线段，相当于平台期的时程，正常时曲线与基线平，代表心室各部均处于去极化状态。

需要指出的是，心电图只是反映心脏内兴奋的产生、传导和恢复过程中电位变化的综合波形，与单个心肌细胞动作电位的曲线有明显不同；与心脏机械收缩活动也是两个完全不同的概念。

5-9　自测练习

（姚水洪）

第二节　血管生理

血管的主要功能是将血液分配至全身组织器官，以实现组织细胞同血液之间的物质交换。血管从功能上分为弹性贮器血管、分配血管、阻力血管、交换血管和容量血管等。

一、血流量、血流阻力和血压

5-10　PPT

（一）血流量

单位时间内通过血管某一截面的血量，称为血流量，单位为 ml/min。按照流体力学规律，液体在某管道中的流量与该管道两端的压力差呈正比，与管道对液体的阻力呈反比。对于某个器官而言，其血流量取决于灌注该器官的动脉压与静脉压之差和该器官内的血流阻力。

血流速度是血液中的一个质点在血管内移动的线速度，单位为 cm/s。在血流量相同的情况下，血流速度与血管横截面积呈反比。主动脉的横截面积最小，毛细血管的横截面积最大，故血液在主动脉流速最快，在毛细血管最慢。

（二）血流阻力

血液在血管内流动时所遇到的阻力，来自血液内部各种成分之间的摩擦和血液与血管壁之间的摩擦。血流阻力的大小与血管半径的 4 次方呈反比，与血液黏滞度和血管长度呈正比。机体内血管长度和血液黏滞度变化很小，因此，血流阻力主要受血管半径的影响，若血管半径缩小一半时，血流阻力增大 16 倍。

小动脉和微动脉口径较小，且易受神经、体液等因素的影响，其管径变化对血流阻力的影响最大，是形成外周阻力的主要部位，占体循环血流阻力的近一半（约 47％）。因此，将小动脉和微动脉称阻力血管。

（三）血压

血压（blood pressure,BP）是指流动着的血液对单位面积血管壁产生的侧压力。存在于动脉、毛细血管和静脉内的血压,分别称为动脉血压、毛细血管血压和静脉血压,通常所说的血压是指动脉血压。血压以毫米汞柱（mmHg）或千帕（kPa）为计量单位（1mmHg≈0.133kPa）。大静脉的压力较低,常以厘米水柱（cmH₂O）为单位（1cmH₂O≈98.07Pa）。

二、动脉血压和脉搏

（一）动脉血压的概念及正常值

1. 动脉血压的概念 动脉血压（arterial blood pressure）是指动脉血管内血液对血管壁的侧压力。动脉血压一般指大动脉血压,由于在大动脉和中等动脉内测得的压力变化很小,故在临床实践中,通常用肱动脉血压来代表机体的动脉血压。

在一个心动周期中,动脉血压随心室的舒缩活动而发生周期性变化。心室收缩期动脉血压上升,在收缩中期达到最高值,称为收缩压（systolic pressure）。心室舒张期动脉血压下降,在舒张末期达到最低值,称为舒张压（diastolic pressure）。收缩压与舒张压之差,称为脉搏压,简称脉压（pulse pressure）。一个心动周期中每一瞬间动脉血压的平均值称为平均动脉压,其值大约等于舒张压加1/3脉压。

2. 动脉血压的正常值 我国健康青年人在安静状态时的收缩压为100～120mmHg,舒张压为60～80mmHg,脉压为30～40mmHg。正常成年人安静状态时收缩压为90～139mmHg,舒张压为60～89mmHg。若收缩压持续超过140mmHg和（或）舒张压持续超过90mmHg,视为高血压;若收缩压持续低于90mmHg和（或）舒张压持续低于60mmHg,视为低血压。

正常人的动脉血压呈明显的昼夜波动,表现为夜间血压低,清晨6:00—8:00和下午4:00—6:00的血压各出现一个高峰。此外,在生理情况下,动脉血压随年龄、性别、体位和生理状态而改变。一般来说,动脉血压随年龄增长而逐渐升高,收缩压升高比舒张压升高更显著;女性在更年期前动脉血压比同龄男性低;孕妇在妊娠早期和中期血压偏低,妊娠晚期血压轻度升高;新生儿的收缩压仅40mmHg左右,到第一个月末可达到80mmHg左右。

5-11 视频

3. 动脉血压的测量方法 动脉血压的测量方法可分为直接测量法和间接测量法。前者一般用于动物实验,后者常用听诊法间接测量肱动脉的收缩压和舒张压（图5-12）。临床上广泛使用的血压计是一种利用袖带压迫血管的测压方法（详见实验部分）。⊟5-11

（二）动脉血压的形成机制 ⊟5-12

1. 足够的血液充盈 循环系统的足够的血液充盈是动脉血压形成的前提。循环系统中血液充盈程度可用循环系统平均充盈压来表示,这一数值的高低取决于有效循环血量和血管容量之间的相对关系,如果循环血量增多或血管容量减小,循环系统平均充盈压就增

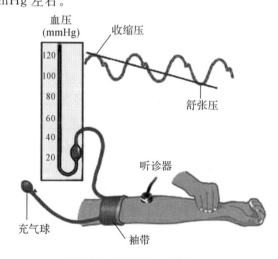

图5-12 动脉血压测量方法

高;反之,如果循环血量减少或血管容量增大,则循环系统平均充盈压就降低。

　　2.心脏射血和外周阻力　　心脏射血和外周阻力是动脉血压形成的两个基本因素。心室收缩射血,同时释放能量,能量的一部分推动血液流动,成为血液的动能;另一部分形成对血管壁的侧压力,使大动脉扩张,这部分是势能,即压强能。在心室舒张期,心室停止射血,这部分势能又转化为推动血液流动的动能。由于外周阻力的存在,心室射血期仅有 1/3 流向外周,其余 2/3 血液暂时

5-12　视频

蓄积于主动脉和大动脉内。如果仅有心室收缩而没有外周阻力,则心室收缩期射入大动脉的血液将迅速、全部地流向外周,血流就不可能对大动脉管壁形成侧压力,也就不会有动脉血压形成。

　　3.大动脉弹性贮器作用　　主动脉和肺动脉等大动脉管壁厚且富含弹性纤维,具有可扩张性和弹性,是弹性贮器血管。当心室收缩射血时,弹性贮器血管被动扩张,贮存了大部分血液,使收缩压不至于过高;当心室舒张时,弹性贮器血管发生弹性回缩,驱动动脉内的血液继续向外周流动。因而,大动脉弹性贮器作用,一方面缓冲动脉血压的波动,使收缩压不至于过高,并维持舒张压于一定水平而不至于过低;另一方面可使心脏的间断射血变为动脉内持续的血流(图 5-13)。

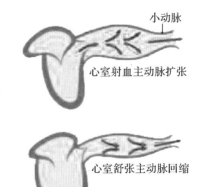

小动脉

心室射血主动脉扩张

心室舒张主动脉回缩

(三)影响动脉血压的因素

　　凡是与动脉血压形成有关的因素都能影响动脉血压。

图 5-13　大动脉弹性贮器作用示意图

　　1.搏出量　　在搏出量增加时,射入主动脉的血量增多,对管壁的侧压力增加,收缩压明显升高。因大动脉贮存了较多的血量,在心舒期弹性回缩力增大,流向外周的血液增加,在心舒末期存留在主动脉的血量增加不多,故舒张压升高不明显,脉压增大;反之,如果搏出量减少,收缩压明显降低而舒张压降低不多,脉压减小。可见,在一般情况下,收缩压的高低主要反映每搏输出量的多少。

　　2.心率　　若其他因素不变,当心率加快时,心舒期缩短,心舒期流向外周的血液减少,在心舒末期存留在主动脉的血量增多,故心率加快时,主要表现为舒张压明显升高。在心缩期,由于动脉血压升高使流速加快,收缩压升高不多,脉压减小;反之,当心率减慢时,舒张压降低的幅度大于收缩压的降幅,脉压增大。

　　3.外周阻力　　当外周阻力增加时,心舒期血液流向外周的速度减慢,心舒末期存留在主动脉的血量增多,舒张压明显升高。在心缩期,由于动脉血压升高使流速加快,收缩压升高不多,故脉压减小;反之,当外周阻力减小时,舒张压降低比收缩压降低明显,脉压增大。可见,在一般情况下,舒张压的高低主要反映外周阻力的大小。 5-13

5-13　视频

　　4.大动脉的弹性贮器作用　　大动脉的弹性贮器作用使动脉血压的波动幅度减小。老年人由于动脉管壁硬化,弹性纤维减少,弹性贮器作用减弱,对血压的缓冲作用也就减弱,因而收缩压增高而舒张压降低,脉压明显加大。但是,老年人往往多伴有小动脉、微动脉的硬化,外周阻力也增加,使舒张压升高。因此,综合的效应,老年人往往收缩压升高较明显,而舒张压呈轻微升高。

5.循环血量与血管容量的比值 在正常情况下,循环血量和血管容量是相适应的。如大失血致循环血量减少,或过敏致血管扩张,血管容量增大,均会导致比值下降,使动脉血压降低。

上述分析是假设其他因素不变的前提下,某一因素发生变化时对动脉血压所起的作用。而在整体情况下,动脉血压的变化是多因素共同整合作用的结果。

(四)动脉脉搏

动脉血压随心室收缩和舒张活动呈周期性波动,这种周期性变化所引起的动脉血管扩张与回缩的周期性搏动称为动脉脉搏(arterial pulse),简称脉搏。脉搏搏动可以沿脉管壁向小动脉传播,检查脉搏时通常选择桡动脉处触摸。在特殊情况下,也可以检查颞动脉、颈动脉、股动脉和足背动脉。

三、微循环

微动脉经毛细血管网到微静脉之间的血液循环称为微循环(microcirculation)。微循环实现血液和组织液之间不断进行的物质交换,维持内环境稳态,保证组织细胞的新陈代谢。

(一)微循环的组成和血流通路

典型的微循环是由微动脉、后微动脉、毛细血管前括约肌、真毛细血管、通血毛细血管、动-静脉吻合支和微静脉七部分组成的(图5-14)。血液流经微循环有三条通路(表5-1)。🔲5-14

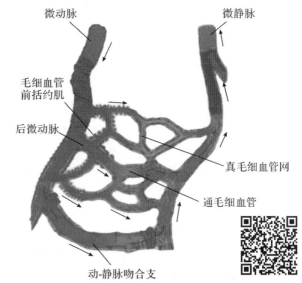

图5-14 微循环组成模式图　　5-14 图片

表 5-1　微循环通路的主要途径、开放情况和生理功能

通路	血流主要途径	开放情况	主要生理功能
迂回通路	真毛细血管	交替开放	进行物质交换
直捷通路	通血毛细血管	经常开放	保证静脉回心血量的相对恒定
动-静脉短路	动-静脉吻合支	必要时开放	体温调节

1.迂回通路 迂回通路是指血液由微动脉流经后微动脉、毛细血管前括约肌进入真毛细血管,最后汇入微静脉的通路。真毛细血管数量多,迂回曲折,交织成网,穿行于各细胞间隙。毛细血管网中血流缓慢,管壁具有良好的通透性,是血液与组织液进行物质交换的主要场所,故该通路又称"营养通路"。真毛细血管是交替开放的,安静时骨骼肌中大约只有20%的真毛细血管处于开放状态。

2.直捷通路 直捷通路是指血液流经微动脉、后微动脉和通血毛细血管进入微静脉的通路。直捷通路经常处于开放状态,其主要功能不是进行物质交换,而是使一部分血液迅速通过微循环进入静脉,以保证静脉回心血量的相对恒定。

3.动-静脉短路 血液从微动脉经动-静脉吻合支直接流入微静脉为动-静脉短路。动-静脉短路主要分布于皮肤等处。微动脉与微静脉之间压力差大,动-静脉吻合支一旦开放,血流速度快,无物质交换功能,主要参与体温调节。一般情况下动-静脉吻合支处于关闭状态,当人体需要大量散热时,皮肤内的动-静脉短路开放,血流量增加,有利于散热;反之,皮肤内的动-静脉短路关闭,有利于体热的保存。

(二)微循环血流的调节

微循环血流量受前后阻力的影响。微动脉、后微动脉和毛细血管前括约肌三者是微循环的前阻力血管。其中微动脉在控制微循环血流量方面起主要作用,有微循环"总闸门"之称;后微动脉和毛细血管前括约肌控制微循环内血量的分配,称为微循环的"分闸门"。微静脉收缩时,毛细血管内血液不易流出,属于毛细血管后阻力血管,起微循环"后闸门"的作用。

在微循环的血管中,微动脉和微静脉既受交感缩血管神经支配,又受儿茶酚胺类体液因素的调节。交感神经兴奋时,血管平滑肌收缩,导致微循环血管中血流量减少,毛细血管内血压下降。此外,微动脉的神经支配密度大于微静脉,对儿茶酚胺的敏感性也高于微静脉,故在交感-肾上腺髓质系统兴奋时,微动脉较微静脉收缩更为强烈。

后微动脉和毛细血管前括约肌主要受局部体液因素(如乳酸、CO_2、组胺)调节。一般情况下,毛细血管前括约肌在全身性缩血管物质(如去甲肾上腺素)作用下收缩,真毛细血管关闭。此时,由于局部代谢产物如乳酸、CO_2等物质堆积,可引起该处毛细血管前括约肌舒张,相应的毛细血管网开放,血液流入完成物质交换,同时带走局部代谢产物,毛细血管前括约肌又在全身性缩血管物质的作用下收缩,毛细血管网关闭。如此周而复始,使不同部位的毛细血管网交替开放与关闭。一般在安静状态下,骨骼肌在同一时间内只有 20% 左右的真毛细血管处于开放状态,当组织代谢增强时,代谢产物积聚迅速增多,真毛细血管大量开放,以使微循环的血流量增加,以适应组织代谢活动水平增强的需要。总之,微循环的血流量受神经、体液因素的调节,其中局部代谢产物起着经常性的重要调节作用。🔲 5-15

5-15　视频

四、组织液的生成与回流

存在于组织细胞间隙的液体称为组织液,它是组织细胞和血液进行物质交换的中介。组织液必须不断更新,才能保持内环境的稳态,保证组织细胞新陈代谢的正常进行。大部分组织液呈胶冻状,不能自由流动,因此不会因重力作用而流至身体低垂部位。组织液是血浆滤过毛细血管壁而形成的,除蛋白质浓度明显低于血浆外,其他成分与血浆相同。

(一)组织液的生成和回流

毛细血管壁的良好通透性是组织液生成和回流的结构基础。在正常情况下,毛细血管壁允许除血浆大分子蛋白外的所有物质自由通透。组织液由毛细血管的动脉端不断生成,同时大部分(约 90%)组织液又经毛细血管静脉端返回毛细血管内,另有约 10% 的组织液则经毛细淋巴管和淋巴系统回流入血液循环,使得组织液生成与回流处于平衡状态。这种动态平衡取决于四种因素的共同作用,即毛细血管血压、组织液胶体渗透压、组织液静水压和血浆胶体渗透压。其中毛细血管血压、组织液胶体渗透压是促进组织液生成的力量;组织液静水压和血浆胶体渗透压是促进组织液回流的力量。这四个力量的代数和就是有效滤过压(图 5-15),它是组织液生成和回流的动力。有效滤过压可以用下式表示:

　　有效滤过压＝(毛细血管血压＋组织液胶体渗透压)－(组织液静水压＋血浆胶体渗透压)

当有效滤过压为正值时,毛细血管内液体滤出,生成组织液;当有效滤过压为负值时,组织液重吸收回血液。正常机体,毛细血管动脉端的有效滤过压为正值,故在动脉端以滤过为主;静脉端有效滤过压为负值,故在静脉端以重吸收为主。

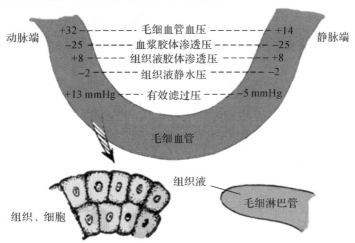

图 5-15　组织液生成与回流示意图

(＋)代表使液体滤出毛细血管的力量;(－)代表使液体吸收回毛细血管的力量

(二)影响组织液生成与回流的因素

如前所述,组织液的生成与回流总是维持着动态平衡,以保证体液的正常分布。一旦滤过增多或重吸收减少,可导致液体在组织间隙潴留,形成水肿。▢5-16

5-16　视频

1.毛细血管血压　毛细血管血压是促进组织液生成,阻止组织液回流的主要因素。当毛细血管血压增高,有效滤过压增大,使组织液生成增多和回流减少而发展为水肿。例如,右心衰时,右心室射血能力减弱,中心静脉压升高,静脉血液回流减少,使毛细血管血压升高,引起组织水肿;左心衰时,肺静脉血回流减少,使肺毛细血管血压升高,引起肺水肿。

2.血浆胶体渗透压　血浆胶体渗透压由血浆蛋白质(尤其是白蛋白)形成。肝脏疾病时,可使蛋白质合成减少;某些肾脏疾病,如肾病综合征,引起蛋白质随尿丢失增加;营养不良或肠道吸收功能低下,白蛋白摄入不足等,这些因素均可使血浆蛋白含量减少,血浆胶体渗透压降低,导致有效滤过压增大而引起水肿。

3.淋巴液回流　约有 10％的组织液经毛细淋巴管生成淋巴液而回流,若淋巴管受压或阻塞,淋巴液回流受阻,组织液积聚在局部组织间隙,从而形成淋巴性水肿。例如,恶性肿瘤细胞侵入并堵塞淋巴管;丝虫病时,较易侵犯淋巴管而出现下肢、阴囊典型的"象皮肿"。

4.毛细血管通透性改变　当毛细血管通透性异常增大时,如烧伤、过敏、缺氧、炎症等情况,血浆中的蛋白质渗出毛细血管壁,使病变部位组织液胶体渗透压升高,有效滤过压增大而发生局部水肿。

五、淋巴液的生成与回流

(一)淋巴液的生成和回流

组织液进入淋巴管即为淋巴液。如图 5-16 所示,毛细淋巴管的盲端起始于组织间隙,管壁由单层内皮细胞构成,管壁外无基膜,通透性极高,大分子蛋白质、脂类、细菌、癌细胞等较容易进入。内皮细胞的边缘呈叠瓦状相互覆盖,具有单向活瓣作用,可阻止淋巴管内的组织液返流入组织间隙。毛细淋巴管遍布全身,相互吻合成网状。组织间隙中的组织液通过毛细淋巴管的盲端重吸收,形成淋巴液,汇入大的淋巴管,途中经过淋巴结并在此获得淋巴细胞,最后由右淋巴导管和胸导管导入静脉。

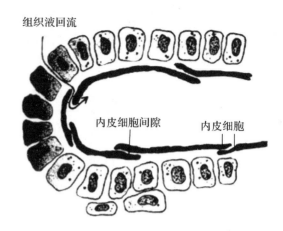

图 5-16 毛细淋巴管盲端结构示意图

(二)淋巴液的生理功能

1.回收蛋白质 这是淋巴液回流最重要的功能。血浆成分经毛细血管壁滤出生成组织液时,也有极少部分血浆蛋白进入组织液。这些蛋白质不能逆浓度差进入毛细血管,而毛细淋巴管内皮细胞叠瓦状排列使得这些蛋白质容易进入毛细淋巴管,经淋巴回流入静脉。每天由淋巴液运回血液的蛋白质约 $75\sim200g$,因此,淋巴回流对于维持血浆和组织液间胶体渗透压的相对稳定具有重要生理意义。

2.运输营养物质 小肠吸收的营养物质,尤其是脂肪和脂溶性维生素,经小肠上皮细胞吸收后约 $80\%\sim90\%$ 是经淋巴途径输送入血液的,因此小肠的淋巴液呈乳糜状。

3.调节血浆与组织液之间的体液平衡 淋巴液的总量虽然不大,回流速度也较缓慢,但一天中回流的淋巴液相当于全身的血浆总量,因此淋巴液回流对调节血浆和组织液的平衡起重要作用。

4.防御和免疫作用 组织损伤时,可能有红细胞、异物、细菌等进入组织间隙,在随淋巴液回流途经淋巴结时,被淋巴结中的巨噬细胞吞噬而清除。同时,淋巴结所产生的淋巴细胞和浆细胞随淋巴液入血,参与机体免疫调节。

六、静脉血压和静脉血流

静脉不仅是血液回心脏的通道,而且易扩张,容量大,在功能上被称为容量血管,人体安静时循环血量的 $60\%\sim70\%$ 容纳于静脉系统内,起贮血库的作用。

(一)静脉血压

静脉血压有中心静脉压和外周静脉压。

1.中心静脉压 血液进入右心房时,血压最低,接近于零。通常将右心房和胸腔内大静脉的血压称为中心静脉压(central venous pressure,CVP),正常值为 $4\sim12cmH_2O$。其高低取决于心脏射血能力和静脉回心血量之间的相互关系:若心脏射血能力强或静脉回心血量少,则中心静脉压低;反之,若心脏射血能力弱或静脉回心血量多,则中心静脉压高。故可将中心静脉压的动态变化情况作为反映血容量的参考指标。临床上采取输液手段治疗危重病患者,除需观察动脉血压的变化外,也要观察中心静脉压的变化。如果中心静脉压偏低或有下降趋势,常提示输液量不足;如果动脉血压低而中心静脉压偏高或进行性升高,则提示输液过多或心功能减弱,应限定输液速度和量。 5-17

5-17 视频

2.外周静脉压　当各器官的静脉压称为外周静脉压(peripheral venous pressure)。通常以人体平卧时的肘静脉压为代表,正常值为 $5\sim14cmH_2O$。当心脏射血功能减弱(如右心衰竭),静脉回流减慢,较多血液滞留于外周静脉,会出现外周静脉压升高、颈静脉怒张的现象。故外周静脉压也可作为判断心功能的参考指标。

(二)静脉血流及其影响因素

外周静脉血流一般是均匀的,血流动力同样是血管两端的压力差,即外周静脉压与中心静脉压之差。凡能改变两者之间压力差的因素,均能影响静脉血流。

1.循环系统平均充盈压　循环系统平均充盈压是反映血管系统充盈程度的指标,它取决于循环血量与血管容量之间的相对关系。当循环血量增加或容量血管收缩时,循环系统平均充盈压升高,静脉回心血量增多;反之,当循环血量减少或容量血管舒张时,循环系统平均充盈压降低,静脉回心血量减少。

2.心肌收缩力　当心肌收缩力增强时,心输出量增多,心舒末期室内压较低,对心房和大静脉内血液的"抽吸"作用增强,使中心静脉压降低,静脉回心血量增多;反之,心肌收缩力减弱,静脉回心血量减少。因此,当发生右心衰竭时,可出现颈静脉怒张、肝充血肿大、下肢浮肿等体循环淤血表现;当发生左心衰竭时,可出现肺淤血和肺水肿。

3.呼吸运动　吸气时,胸膜腔负压增大,使胸腔内的大静脉和右心房被牵引扩张,中心静脉压降低,静脉回心血量增多;呼气时,胸膜腔负压减小,静脉回心血量相应减少。可见,呼吸运动对静脉回流也起促进作用。

4.骨骼肌的挤压作用　外周静脉内有只允许血液向心脏方向单向流动的静脉瓣。当骨骼肌收缩时,肌肉内的静脉受到挤压,外周静脉压升高,血液回流加速;当肌肉舒张时,静脉内压力降低,一方面有利于血液从毛细血管流入静脉而使静脉充盈,另一方面,有静脉瓣的作用,使静脉内血液不会倒流;当肌肉再次收缩时,挤压静脉内的血液只能向心脏方向流动。因此,骨骼肌和静脉瓣膜对静脉回流起"泵"的作用,称为"静脉泵"或"肌肉泵"(图 5-17)。"肌肉泵"的这种作用对于立位时降低下肢静脉压和减少血液在下肢静

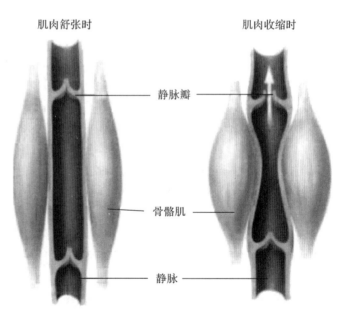

图 5-17　骨骼肌的"肌肉泵"作用

脉内的潴留有十分重要的意义。长期站立工作的人,下肢肌肉长期处于收缩紧张状态,因不能充分发挥"肌肉泵"作用,故易引起下肢静脉淤血,甚至静脉曲张。🖭 5-18

5.重力和体位　静脉管壁薄、易扩张,且静脉内压力低,静脉血流易受重力

5-18　视频

和体位的影响。当人的体位由持久的卧位变为直立位时,因重力关系,身体低垂部分的静脉扩张贮血增多,静脉回心血量减少,心输出量也随之减少,血压降低,可能出现暂时的头晕和眼花的症状,这种变化称为直立性低血压。对于健康人,这种变化由于神经系统的迅速调节而不易被察觉。对于长期卧床或体弱多病的人,由卧位变为直立体位时,则可能因心输出量减少而引起动脉血压下降,导致视网膜和脑供血不足,出现眩晕、眼前发黑,甚至晕厥等症状,这在临床护理工作中应予以注意。

5-19　自测练习

（姚水洪）

第三节　心血管活动的调节

正常人心率、心输出量、动脉血压和静脉回流等经常保持相对稳定,且在机体内外环境发生变化时,通过机体的神经调节、体液调节和自身调节,使心血管活动能作出相应调整,以适应机体新陈代谢和主要功能活动的需要。

一、神经调节

5-20　PPT

(一)心脏的神经支配

心脏接受心交感神经和心迷走神经的双重支配。前者对心脏具有兴奋作用,后者对心脏具有抑制作用,两者对心脏活动的作用相互拮抗,又相互协调,共同调节心脏的泵血功能。

1.心交感神经　支配心脏的交感神经节前纤维起自脊髓第 1～5 胸段侧角神经元,在颈神经节和星状神经节换元后,发出节后纤维组成心脏神经丛,支配心脏的窦房结、房室交界、房室束、心房肌和心室肌。两侧心交感神经对心脏不同部位的支配并不完全对称,右侧以支配窦房结为主,左侧以支配房室交界和心室肌为主。交感神经节后纤维末梢释放的神经递质是去甲肾上腺素(NE)。去甲肾上腺素与心肌细胞膜上的 β_1 受体结合后,使心肌细胞膜对 Na^+、Ca^{2+} 通透性增加,对 K^+ 通透性降低,导致心率增快、房室传导加快、心肌收缩力增强,这些效应分别称为正性变时作用、正性变传导作用和正性变力作用。普萘洛尔(心得安)是 β 受体阻断剂,它能阻断心交感神经对心的兴奋作用。循环血液中的儿茶酚胺对心脏的作用与交感神经相同。

2.心迷走神经　心迷走神经的节前纤维起自延髓的迷走神经背核和疑核,进入心脏后在心内神经节换元,发出节后纤维与交感神经一起组成心脏神经丛。心迷走神经支配窦房结、心房肌、房室交界、房室束及分支。心室肌也有支配,但其纤维数远少于心房肌。迷走神经末梢释放的神经递质是乙酰胆碱(ACh)。乙酰胆碱与心肌细胞膜上的 M 受体结合后,使膜对 K^+ 通透性增大而对 Ca^{2+} 通透性下降,导致心率减慢、房室传导减慢、心肌收缩力减弱,这些效应分别称为负性变时作用、负性变传导作用和负性变力作用。M 受体阻断剂阿托品可阻断心迷走神经对心脏的抑制作用。

正常人安静时的心率约为 75 次/min。这是由于心交感神经和心迷走神经对心脏相互拮抗的结果。心交感神经和心迷走神经对心脏的支配都具有紧张性活动(即发出一定频率的神经冲动),但是安静时心迷走紧张对心脏的作用要比心交感紧张更占优势,故表现为心率慢于窦房结的兴奋频率(100 次/min)。

(二)血管的神经支配

除真毛细血管外,其他血管都有平滑肌分布。支配血管平滑肌的神经纤维可分为缩血管神经纤维和舒血管神经纤维两大类。

1.缩血管神经纤维　缩血管神经纤维都是交感神经纤维,故一般称为交感缩血管纤维。其节前纤维起自脊髓胸腰段侧角,在椎旁或椎前神经节换元后,节后纤维末梢释放的递质为去甲肾上腺素。去甲肾上腺素主要与血管平滑肌上的 α 受体结合,导致血管平滑肌以收缩为主的效应。

机体内几乎所有血管都有交感缩血管神经支配,不同部位的血管中缩血管纤维分布的密度不同,皮肤血管中缩血管纤维分布最密,骨骼肌和内脏血管次之,冠状血管和脑部血管中分布较少。此外,绝大多数血管只接受交感缩血管神经支配。在安静状态下,交感缩血管神经持续地发放低频率的冲动,称为交感缩血管紧张。这种紧张性活动使血管平滑肌保持一定程度的收缩状态,以形成一定的外周阻力,维持血压。

2.舒血管神经纤维　体内有少数血管除接受交感缩血管神经支配外,还接受舒血管神经支配。舒血管神经纤维主要有:①交感舒血管神经纤维:是防御反应调节系统中的一部分。有些动物(如狗、猫)的骨骼肌血管有交感舒血管神经纤维支配,其末梢释放乙酰胆碱,与血管平滑肌的 M 受体结合,引起血管舒张。在人体内也有少量交感舒血管神经纤维存在,现有证据表明它与情绪激动时引起晕厥反应有关。②副交感舒血管神经纤维:主要分布于脑膜、唾液腺、胃肠外分泌腺和外生殖器等少数器官,其血管平滑肌除接受交感缩血管神经纤维支配外,还接受副交感舒血管神经纤维支配。副交感舒血管神经纤维末梢释放的递质是乙酰胆碱,与血管平滑肌的 M 受体结合,引起血管舒张。副交感舒血管神经的活动只限于调节这些器官的局部血流,对总外周阻力影响很小。

(三)心血管中枢

在中枢神经系统中,与控制心血管活动有关的神经元集中的部位,称为心血管中枢。控制心血管活动的神经元分布于中枢各级水平。

1.延髓心血管中枢　延髓是调节心血管活动的基本中枢。延髓心血管中枢的神经元包括交感缩血管神经元、心交感神经元和心迷走神经元。其中,交感缩血管神经元、心交感神经元位于延髓腹外侧区;心迷走神经元位于延髓的背核和疑核。这些神经元在平时都有紧张性活动,分别称为交感缩血管紧张、心交感紧张和心迷走紧张。

2.延髓以上的心血管中枢　在延髓以上的脑干、下丘脑、小脑和大脑中都存在与心血管活动有关的神经元,表现为对心血管活动和机体其他功能之间复杂的整合功能。例如,下丘脑在机体的体温调节、摄食、水平衡和情绪反应等功能活动的整合中起重要作用,这些反应中都伴随相应的心血管活动的变化。又如,在机体处于紧张或恐惧等状态时,通过各级中枢的整合作用,出现心率加快、心输出量增加、血压升高以及呼吸节律等的变化。

(四)心血管反射

心血管活动能随机体的状态不同而发生相应的变化,这主要是通过心血管反射来实现的。

1.颈动脉窦和主动脉弓压力感受性反射　压力感受性反射的感受器是分别位于颈总动脉管壁的颈动脉窦和主动脉管壁的主动脉弓,其实质是存在于相应部位血管外膜下的感觉神经末梢,对血压波动引起的血管壁的机械牵拉刺激敏感(图 5-18)。颈动脉窦压力感受器的传入神经是窦神经,汇入舌咽神经;主动脉弓压力感受器的传入神经是迷走神经。传入神经进入压力感受性反射的基本中枢延髓并在孤束核换元后，与心血管中枢形成广泛的突触联系。

压力感受性反射的过程是，当动脉血压升高时，压力感受器传入冲动增多，通过中枢机制，使延髓心迷走紧张加强，心交感紧张和交感缩血管紧张减弱，其效应为心率减慢，心输出量减少，外周血管阻力降低，故动脉血压下降。因此，压力感受性反射又称降压反射；反之，当动脉血压降低时，压力感受器传入冲动减少，使延髓心迷走紧张减弱，心交感紧张增强，于是心率加快，心输出量增加，外周血管阻力增高，血压回升。因此，压力感受性反射是典型的负反馈调节机制，在该反射中，颈动脉窦压力感受器的作用比主动脉弓的作用更为重要。 5-21

压力感受性反射的生理意义在于经常性监视动脉血压的波动，维持正常范围内动脉血压的相对稳定。在心输出量、外周血管阻力、血量等发生突然变化的情况下，对动脉血压进行快速和准确的调节，使动脉血压稳定在正常范围而不至于发生过大的波动。一般认为压力感受性反射在动脉血压的长期调节中并不起重要作用。

压力感受器感受血压变化的范围为 $60\sim180$mmHg，对血压在 100mmHg 左右变化最敏感。原发性高血压患者的压力感受器由于对较高的血压水平产生了适应现象，对牵张刺激的敏感性降低，故动脉血压维持在较高的水平，这种现象称为压力感受性反射的重调定。

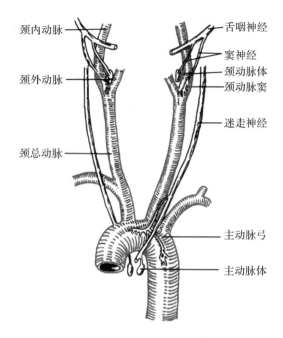

图 5-18　颈动脉窦和主动脉弓
压力感受器与化学感受器

（颈内动脉、颈外动脉、颈总动脉、舌咽神经、窦神经、颈动脉体、颈动脉窦、迷走神经、主动脉弓、主动脉体）

5-21　视频

2.心肺感受器引起的心血管反射　在心房、心室和肺循环大血管壁存在许多调节心血管活动的感受器，总称为心肺感受器。引起心肺感受器兴奋的适宜刺激有两大类：一类是血管壁的机械牵张，当心房、心室或肺循环大血管中压力升高或血容量增多而使心脏或血管壁受到牵张时，这些机械或压力感受器就发生兴奋。与颈动脉窦、主动脉弓压力感受器相比较，心肺感受器位于循环系统压力较低的部分，故常称之为低压力感受器。在生理情况下，心房壁的牵张主要是由血容量增多而引起的，因此心房壁的牵张感受器也称为容量感受器。另一类心肺感受器的适宜刺激是一些化学物质（如前列腺素、缓激肽等）。

大多数心肺感受器受刺激时引起的反射效应是心交感紧张降低，心迷走紧张加强，导致心率减慢，心输出量减少，外周血管阻力降低，故血压下降。此外，心肺感受器的传入冲动可抑制血管升压素的释放，血管升压素的减少导致肾排水增多，血容量减少，血压下降。

3.颈动脉体和主动脉体化学感受性反射　在颈总动脉分叉处和主动脉弓区域，存在颈动脉体和主动脉体化学感受器。当血液的某些化学成分发生变化时，如缺氧、CO_2 分压过高、H^+ 浓度过高等，可以刺激化学感受器，引起化学感受性反射。在通常情况下，化学感受性反射的效应主要是呼吸加深加快，对心血管活动并不起明显的调节作用。只有在低氧、窒息、失血、动脉血压过低和酸中毒情况下才起作用，此时的主要意义在于对体内血液进行重新分配，优先保证脑和心等重要器官的供血。

二、体液调节

(一)肾上腺素和去甲肾上腺素

肾上腺素(epinephrine,E)和去甲肾上腺素(norepinephrine,NE)的化学结构属于儿茶酚胺。血液中的肾上腺素和去甲肾上腺素主要来自肾上腺髓质分泌,其中前者约占 80%,后者约占 20%。交感神经节后神经末梢释放的去甲肾上腺素递质一般仅在局部发挥作用,极少进入血液循环。肾上腺素与去甲肾上腺素对心血管的作用,与交感神经兴奋的作用基本一致,不同之处主要是两者对心肌细胞膜和血管平滑肌上受体的亲和力存在差异,表现在:

1.肾上腺素受体的分布不同　心肌细胞膜上以 β_1 受体为主,受激动后效应表现为兴奋;心、脑、骨骼肌和肝的血管平滑肌细胞膜上以 β_2 受体为主,受激动后的效应是抑制,表现为血管扩张,外周阻力降低;皮肤、肾和胃肠道等内脏的血管平滑肌细胞膜上以 α 受体为主,受激动后的效应是兴奋,表现为血管收缩,外周阻力升高。

2.肾上腺素和去甲肾上腺素对受体的亲和力不同　肾上腺素对 β_1 受体、β_2 受体和 α 受体的亲和力相当,对心脏的作用是兴奋,心输出量增多;对血管的作用既有收缩又有舒张,故对外周阻力影响不大。因此,临床上常把肾上腺素作为"强心"急救药应用。去甲肾上腺素与血管平滑肌细胞膜上 α 受体的亲和力最强,使相应血管收缩,外周阻力明显增高,动脉血压升高;去甲肾上腺素与 β 受体亲和力较弱,对心脏的作用弱,而且由于降压反射,在整体水平常表现为心率减慢。因此,临床上常把去甲肾上腺素作为"升压药"。📱5-22

5-22　视频

(二)肾素-血管紧张素系统

肾素(renin)是由肾的球旁细胞合成和分泌的一种酸性蛋白水解酶,可以将血浆中来自肝脏的血管紧张素原水解为血管紧张素Ⅰ;血管紧张素Ⅰ在血管紧张素转换酶(angiotensin-converting enzyme,ACE)的作用下,生成血管紧张素Ⅱ;血管紧张素Ⅱ又可在血浆中的氨基肽酶作用下生成血管紧张素Ⅲ。

血管紧张素Ⅰ的生理活性不强。血管紧张素Ⅱ的作用最为重要:①缩血管作用,可直接使全身微动脉收缩,升高血压;②促进交感神经末梢释放递质去甲肾上腺素;③促进醛固酮的合成与分泌,可刺激肾上腺皮质球状带合成和释放醛固酮,保钠保水,血量增多。血管紧张素Ⅲ的缩血管效应仅为血管紧张素Ⅱ的 10%~20%,但其刺激肾上腺皮质球状带合成和释放醛固酮的作用很强。由于肾素、血管紧张素和醛固酮三者的关系密切,因此常将三者联系起来称为肾素-血管紧张素-醛固酮系统。该系统在调节血量和血压方面发挥重要作用,对于维持血压的长期稳定具有重要意义。

(三)血管升压素

血管升压素(vasopressin,VP)由下丘脑视上核和室旁核的神经元合成,经下丘脑-垂体束运送至神经垂体贮存,当机体需要时释放入血。血管升压素具有双重作用,一是作用于血管平滑肌,引起血管收缩,血压升高;二是作用于肾远曲小管和集合管,促进水的重吸收,使尿量减少,故又称抗利尿激素(antidiuretic hormone,ADH)。在生理情况下,血管升压素的主要作用表现为抗利尿效应,只有在机体失血或失液等病理情况下,血液中的血管升压素浓度明显升高,引起血管广泛收缩而发挥升压效应。

（四）心房钠尿肽

心房钠尿肽(atrial natriuretic peptide，ANP)是由心房肌合成和释放的一类多肽。当循环血量增加，回心血量增多时，可使心房壁受到牵拉刺激，引起心房钠尿肽释放增加。心房钠尿肽主要作用于肾，抑制肾集合管对 Na^+ 的重吸收，引起排钠排水的作用。此外，还可以使血管舒张，外周阻力降低。

（五）其他血管活性物质

1.舒血管活性物质　血管内皮细胞合成的舒血管活性物质，如前列环素、内皮舒张因子，能使血管舒张。此外，缓激肽和血管舒张素是目前已知最强的舒血管活性物质。

2.缩血管活性物质　由血管内皮细胞合成的内皮素和血栓烷 A_2 ，具有使血管收缩的特性，其中内皮素是已知最强烈的缩血管活性物质。

5-23　自测练习

（姚水洪）

第四节　器官循环

体内各器官的血液灌注量，一般与该器官的动、静脉压之间的差值呈正比，与该器官的血流阻力呈反比。由于各器官的结构和功能各不相同，器官内血管的分布也各有特点，故每一器官的血流及其调节也有自身的特点。

一、冠脉循环

5-24　PPT

（一）冠脉循环的特点

1.冠脉循环的解剖特点　①冠脉易受心肌的挤压：心脏的血供来自左、右冠状动脉。冠状动脉行走于心脏的表面，其小分支常以垂直于心脏表面的方向穿入心肌，并在心内膜下层分支成网，使冠脉血管易在心肌收缩时受到挤压。②心肌的毛细血管网丰富：毛细血管数与心肌纤维数的比例几乎达到 1∶1，有利于心肌与血液的物质交换。心肌肥厚时，由于毛细血管数目不能相应增加，容易导致心肌供血不足。③冠脉之间的侧支较细小、血流量少：当冠脉突然阻塞时，不易很快建立侧支循环，可致心肌梗死。

2.冠脉循环的生理特点　①冠脉的血流量大：足够的冠脉血流量是心脏泵功能的基本保证，在安静状态下，冠脉血流量为 225ml/min，占心输出量的 4%～5%；当心肌活动加强时，冠脉的血流量可增加到静息时的 4～5 倍。②心肌摄氧能力强：心肌摄氧率比骨骼肌摄氧率高出约一倍，动脉血在流经心脏后，其中 65%～70% 的氧被心肌摄取。因此，当机体活动增强，耗氧量增多时，心肌靠提高从单位血液中摄取氧的潜力很小，主要依赖增加冠脉血流量。当冠脉循环供血不足时，极易导致心肌缺氧。③冠脉血流易受心肌收缩的影响，心舒期血流量大于心缩期(图 5-19)：由于冠状动脉的小分支以垂直于心脏表面的方向穿入心肌，当心肌收缩时，冠脉受到挤压，血流量急剧减少，当心肌舒张时，冠脉受到的压迫解除，血流量增加，这样形成了心舒期冠脉血流量大于心缩期血流量的特点，在左心室尤为显著。因此，主动脉舒张期血压的高低和心室舒张期的长短是决定冠脉血流量的重要因素。

（二）冠脉血流量的调节

1.心肌代谢水平的影响　冠脉血流量与心肌代谢水平呈正比，心肌代谢水平是调节冠脉血流量的最重要因素。当心肌代谢增强时,耗氧量增加,局部组织中氧分压降低,ATP 分解为 ADP 和 AMP,后者进一步分解为腺苷。腺苷具有强烈舒张小动脉的作用,其他代谢产物如 H^+、CO_2 和缓激肽等也具有舒张冠脉的作用。

2.神经调节　冠脉受交感神经和迷走神经支配。当心交感神经兴奋时,对冠状动脉的直接作用是收缩,但由于同时使心率加快,心肌收缩力加强,代谢增强,从而间接引起冠状动脉舒张。迷走神经兴奋对冠状动脉的直接作用是舒张,但实际上表现不明显。

3.体液调节　肾上腺素和去甲肾上腺素可通过增强心肌的代谢活动和耗氧量使冠脉血流量增加。当甲状腺激素增多时,心肌代谢增加,血流量增多。大剂量的血管升压素和血管紧张素可使冠脉收缩,血流量减少。

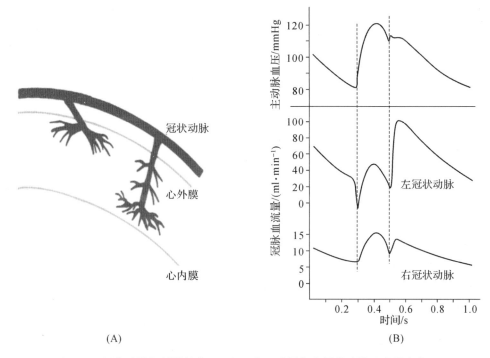

图 5-19　冠状动脉解剖学特点(A)和一个心动周期中冠状动脉血流量变化(B)

二、脑循环

脑的血流来自颈内动脉和椎动脉,在脑底部形成脑底动脉环,由此发出分支,供给脑的不同部位。

(一)脑循环的特点

1.血流量大和耗氧量多　脑的重量仅占体重的 2%,其血流量占心输出量的 15% 左右,耗氧量可达机体总耗氧量的 20%。脑组织的代谢水平高,能量贮存却极为有限。脑对缺氧或缺血极为敏感,血流中断 10s 即可发生意识丧失,中断 5min 将引起不可逆脑损伤。

2.血流量变化小　颅腔内为脑组织、脑血管和脑脊液所充满,三者的容积较为固定。故脑血管舒缩受到相当限制,血流量变化小。因此,要增加脑的供血主要靠提高脑循环的血流速度。

3.存在血-脑脊液屏障和血-脑屏障　在毛细血管血液和脑脊液之间,存在限制某些物质自由扩散的屏障,称为血-脑脊液屏障;在毛细血管血液和脑组织之间,也存在类似的屏障,称为血-脑屏障。脂溶性物质,如 O_2、CO_2 和某些药物,水溶性物质,如葡萄糖和氨基酸等,均容易通过血-脑脊液屏障和血-脑屏障,而甘露醇、蔗糖和许多离子则难以通过,这对保持脑组织细胞代谢环境的稳定具有重要意义。

(二)脑血流的调节

1.自身调节　当平均动脉压在 60～140mmHg 范围内发生变动时,脑血管可通过自身调节机制,改变脑的血管半径,使血流阻力发生变化,从而使脑血流量保持相对恒定。当平均动脉压低于 60mmHg 时,脑血流量明显减少;当平均动脉压高于自身调节的上限时,可因毛细血管血压过高而发生脑水肿。

2.CO_2 分压或 O_2 分压的影响　CO_2 分压升高或 O_2 分压降低对血管平滑肌细胞有直接舒张作用,从而导致脑血流量增加。当过度通气时,CO_2 呼出过多,使脑血流量减少,可引起头晕等症状。

此外,脑组织代谢增强,通过舒血管代谢产物和 NO 使脑血流量增加。

5-25　自测练习

（姚水洪）

第五节　休克

5-26　PPT　　5-27　学习情境

休克(shock)是机体在严重失血失液、感染、创伤等强烈致病因素的作用下,有效循环血量急剧减少,组织血液灌流量严重不足,引起组织细胞缺血、缺氧,重要器官功能障碍、代谢紊乱以及结构受损的严重病理过程。休克的典型表现为血压降低、脉搏细速、尿量减少、皮肤湿冷、面色苍白、表情淡漠、反应迟钝甚至昏迷。

一、休克的原因和分类

引起休克的原因很多,分类方法也有多种,比较常见的分类方法如下。

(一)按原因分类

1.失血或失液性休克　外伤、肝脾破裂、宫外孕、食管静脉曲张破裂、产后大出血等引起的大量失血,当快速失血量超过总血量的 20%～25% 时即可引起休克。剧烈呕吐、腹泻、肠梗阻、大汗等均可导致体液大量丢失,若不及时处理,可引起血容量与有效循环血量锐减,引发休克。

2.烧伤性休克　大面积烧伤早期可伴有大量血浆渗出,使有效循环血量减少,引起休克;其早期与低血容量和疼痛有关,晚期则常因继发感染可发展为感染性休克。

3.创伤性休克　自然灾害和意外事故中多见的各种严重创伤,如骨折、挤压伤等,可引起休克。其发生与大量失血、失液、剧烈疼痛、组织坏死有关。

4.感染性休克　见于细菌、病毒、真菌等病原微生物引起的严重感染,特别是以革兰阴性菌感染引起的休克最为常见,占感染性休克病因的 70%～80%。

5.心源性休克　大面积急性心肌梗死、急性心肌炎、严重心律失常、心包填塞等心脏功能障碍均可引起休克。

6.过敏性休克　具有过敏体质的人,对某些药物(如青霉素)、血清制剂(如破伤风抗毒素)等发生Ⅰ型超敏反应,称为过敏性休克。

7.神经源性休克　强烈的神经刺激,如剧烈疼痛、高位脊髓麻醉或损伤等,可因全身阻力血管扩张、血管容量扩大,导致循环血量相对不足引起的休克,称神经源性休克。

(二)根据休克发生的始动环节分类

引起休克的病因各异,但大多数休克的发生都存在有效循环血量不足的共同发病环节。而有效循环血量的维持,主要取决于三个因素:①足够的血容量;②正常的心泵功能;③正常的血管舒缩功能(血管容积)。因此,多数休克通过上述3个始动环节发生作用,分为以下三种:

1.低血容量性休克　由于失血或失液后血容量减少而发生的休克。

2.心源性休克　由于心脏收缩力降低或舒张期充盈不足,使心输出量急剧减少所引起的休克。

3.血管源性休克　由于外周血管(主要是微小血管)扩张所致的血管容量扩大,大量血液淤积在外周微血管中,使回心血量减少,心输出量急剧下降所致的休克。血管源性休克常见于过敏性休克、神经源性休克等。

(三)根据血液动力学特点分类

1.高排低阻型休克　此型休克心输出量高,而总外周血管阻力降低。临床上皮肤血管扩张而温暖,故又称暖休克。见于部分感染性休克。

2.低排高阻型休克　此型休克心输出量降低,而总外周血管阻力增高。临床上常见皮肤血管收缩,温度降低,故又称冷休克。见于低血容量性、心源性、创伤性和大多数感染性休克。

3.低排低阻型休克　此型休克心输出量降低,总外周阻力也降低。临床上收缩压、舒张压和平均动脉压均明显降低。常见于各种类型休克的晚期阶段。

二、休克的分期与微循环变化

尽管休克的发生原因不同,始动环节各异,发展过程也有所差异,但有效灌流量减少而导致的微循环障碍是多数休克发生的共同基础。以低血容量性休克为例,根据血流动力学和微循环变化的规律,一般可将休克过程分为三期,即微循环缺血期、微循环淤血期和微循环衰竭期,又分别称为休克早期、休克中期和休克晚期。□ 5-28

5-28 视频

(一)微循环缺血期(休克早期)

1.微循环的变化　休克早期微循环变化以缺血为主,故又称微循环缺血性缺氧期或休克代偿期。表现为微动脉、后微动脉、毛细血管前括约肌、微静脉均收缩,大量真毛细血管网关闭,动-静脉短路开放。因此,休克早期微循环灌流特点是:少灌少流,灌少于流,微循环处于缺血缺氧状态。□ 5-29

5-29 视频

2.微循环变化的机制

(1)交感-肾上腺髓质系统兴奋:各种休克病因通过不同的途径引起交感-肾上腺髓质系统强烈兴奋,释放大量儿茶酚胺。儿茶酚胺作用于 α 受体,导致微血管收缩;同时又作用于 β 受体,引起微循环动-静脉短路开放,使微循环营养通路中血流量明显减少。

(2)其他体液因子的作用:休克时机体产生的其他体液因子,如血管紧张素、ADH、血栓素 A_2 等也参与缩血管作用。

3.微循环变化的代偿意义

(1)有助于心脑等重要器官血液供应:不同器官血管对儿茶酚胺的反应性不一,皮肤、腹腔内脏、肾脏的血管α受体密度高,对儿茶酚胺较敏感。休克早期交感神经兴奋,儿茶酚胺大量分泌,可引起皮肤、腹腔内脏、肾脏等器官的微血管明显收缩。同时由于冠状动脉以β受体为主,脑血管的α受体密度低,因此在休克早期血管不会出现明显收缩,促使体内血液重新分布,保证了心、脑等重要生命器官的血液供应。

(2)有助于动脉血压的维持:除失血性休克和心源性休克常有动脉血压明显降低外,其他原因的休克早期患者血压下降不明显或者不下降,甚至略微升高。其原因有:①心输出量增加。休克早期交感神经兴奋使心率加快、心肌收缩力增强,致心输出量增加。②"自身输血"。休克早期由于儿茶酚胺等缩血管物质大量释放引起大静脉容量血管收缩,增加了回心血量,起到"自身输血"的作用。③"自身输液"。毛细血管前括约肌和微动脉等收缩,致毛细血管血压降低,有效滤过压下降,有利于组织间液回流进入血管,起到"自身输液"的作用。④钠、水潴留。休克早期,肾素-血管紧张素-醛固酮系统兴奋和ADH的分泌,增加肾脏远曲小管和集合管对钠、水的重吸收,使血容量增加。

4.临床表现 休克早期的典型变化有烦躁不安、面色苍白、四肢湿冷、血压正常或略高、脉压缩小、脉搏细速、尿量减少等。该期患者血压可骤降(如大失血),也可略降,甚至因机体的代偿作用而轻度升高,但脉压会明显减小。因此,不能以血压下降与否作为判断休克早期的指标。此外,休克早期是休克的可逆阶段,应尽早消除休克的原因,控制病情发展的条件,及时恢复血容量,保障有效循环血量,以防止病情向休克期继续发展。

(二)微循环淤血期(休克进展期)

1.微循环的变化 如果在休克早期未得到及时和适当的处理,那么病情将继续发展进入休克进展期。此期微循环以淤血为主,亦称微循环淤血期或淤血性缺氧期,表现为微动脉、后微动脉、毛细血管前括约肌扩张,微静脉端血流缓慢,真毛细血管网内血液出现多灌少流,血液瘀滞于微循环中。此期微循环灌流的特点是:灌而少流,灌大于流,组织呈淤血性缺氧状态。

2.微循环变化的机制

(1)酸中毒:持续的微血管收缩使组织长时间缺血缺氧,无氧酵解增强,乳酸堆积,发生局部酸中毒,微血管由痉挛转向扩张。

(2)扩血管物质增多:长期缺血缺氧使局部扩血管物质(如组胺、腺苷、缓激肽等)产生增多,并因血液瘀滞而堆积,造成血管扩张和毛细血管通透性增高。

此期内脏器官血液瘀滞,引起回心血量和动脉血压进行性下降;此外,淤血使毛细血管内压力明显升高及血管壁通透性进一步增高,致使组织液生成增多和血液浓缩。这些变化加重了休克的恶性循环,而且使组织缺血缺氧更趋严重,使休克发展进入失代偿阶段。

3.临床表现 休克期主要表现为血压进行性下降、心搏无力、脉搏细速、神志淡漠并逐渐转入昏迷、少尿或无尿、皮肤发绀和出现花斑样变化。

休克进展期微循环的变化仍属于可逆性阶段,对此期患者除了病因学治疗外,还应注意纠正酸中毒,提高血管对活性物质的反应性,补充血容量,合理使用血管活性药物疏通微循环。

(三)微循环衰竭期(休克晚期)

1.微循环的变化 休克晚期微循环的变化特点为微血管麻痹性扩张,故又称微循环衰竭期或难治期。此期表现为毛细血管无复流现象,微血管内广泛性微血栓形成(即DIC),伴有广泛性出血,故又称 DIC 期。此期微循环灌流的特点是:不灌不流,微循环处于麻痹状态,常有 DIC 形成。

2.微循环变化的机制　长期严重酸中毒、大量一氧化氮和局部代谢产物堆积,以及血管内皮细胞和血管平滑肌损伤,促使微循环衰竭,导致微血管麻痹性扩张或 DIC 形成。

(1)微血管麻痹性扩张:目前机制尚不完全清楚,可能与酸中毒有关,也可能与一氧化氮、炎症介质生成增多有关。

(2)DIC 形成:①血管内皮细胞受损:缺血缺氧、酸中毒等原因损伤血管内皮细胞,启动内源性凝血系统。②组织因子释放:严重创伤、烧伤、缺氧等引起继发性组织破坏,组织因子释放入血,启动外源性凝血系统。③血液流变学改变:由于微循环淤血不断加重,血流缓慢,血流黏滞性增高,血小板等聚集,加强了凝血过程,导致 DIC。

3.临床表现

(1)循环衰竭:患者出现进行性顽固性低血压,甚至测不到,采用升压药难以恢复。浅静脉塌陷,静脉输液十分困难。

(2)并发 DIC:常并发 DIC,可出现出血、贫血、全身皮下瘀斑等典型临床表现。患者一旦发生 DIC,则休克进一步加重,形成恶性循环,使病情继续恶化。

(3)重要器官功能障碍:持续循环衰竭,致机体心、脑、肾、肺、肝等重要器官发生不可逆性损伤,出现呼吸困难、少尿或无尿、意识模糊或昏迷等多系统器官功能衰竭表现,给治疗带来极大的困难。

三、休克对机体功能的影响

(一)细胞损伤

1.细胞膜的变化　细胞膜是休克最早发生损伤的部位。损伤后细胞膜上的 Na^+-K^+ 泵功能障碍,导致细胞水肿等。

2.线粒体的变化　线粒体最早出现的变化是呼吸功能障碍和氧化磷酸化障碍,使 ATP 合成进一步减少。此后发生肿胀,直至破坏。

3.溶酶体的变化　缺血缺氧、酸中毒、内毒素等可直接破坏溶酶体膜,导致溶酶体破裂,溶酶体酶释放,造成细胞自溶。

(二)代谢障碍

1.物质代谢变化　休克时组织供氧减少,糖酵解加强,脂肪和蛋白质分解增加。表现为一过性高血糖和糖尿,血中游离脂肪酸和酮体增多,血清尿素氮水平增高,尿氮排泄增多。

2.细胞水肿和高钾血症　休克时组织低灌流和细胞缺氧,ATP 生成显著减少,细胞膜上的 Na^+-K^+ 泵功能障碍,细胞内 Na^+ 增多,而细胞外 K^+ 增多,从而导致细胞水肿和高钾血症。

3.细胞内外酸中毒　休克时常可引起细胞内外酸中毒,其发生的主要机制为:①缺氧时糖酵解加强,乳酸生成增多。②肝脏不能充分摄取乳酸转变为葡萄糖。③肾缺血导致肾功能不全,酸性产物排出减少。

(三)重要器官功能障碍

1.肾功能的改变　休克时,肾是最早、最易受损伤的器官。休克伴发急性肾功能衰竭称为休克肾,临床表现为少尿、无尿、氮质血症、高钾血症及代谢性酸中毒。休克早期由于肾灌流量明显减少,肾小管重吸收水、钠增加,出现少尿和氮质血症,称为功能性肾功能衰竭。随着休克的进一步发展,持续的肾缺血可引起急性肾小管坏死,此时即使恢复肾灌流,肾功能也不能在短期内恢复,称为器质性急性肾功能衰竭。肾功能的改变常作为判断休克患者临床预后的重要指标。

2.呼吸功能的改变 休克早期,由于呼吸中枢兴奋,呼吸加深加快。严重休克晚期,在脉搏、血压和尿量平稳后,仍可发生急性呼吸衰竭,患者表现为进行性低氧血症和进行性呼吸困难。严重者可出现肺水肿、肺出血、肺不张、肺毛细血管内微血栓形成、肺泡壁透明膜形成等病变,引起外呼吸功能障碍,并出现一系列临床症状和体征,称为休克肺,属于急性呼吸窘迫综合征(acute respiratory distress syndrome,ARDS)的范畴。休克肺常是导致患者死亡的重要原因之一。

3.心功能的改变 休克早期,由于机体的代偿作用,冠状动脉血流量和心输出量暂不减少,心泵功能一般不受到显著的影响(心源性休克除外)。随着休克的发展,心肌供血不足,酸中毒和高钾血症使心肌收缩力减弱,可出现心力衰竭。

4.脑功能的改变 休克早期,由于血液的重新分布,脑血流量得以保证,基本满足脑组织的代谢需要。随着休克的发展,脑血流量明显降低,脑组织的缺血、缺氧和毛细血管通透性增高,可引起脑水肿和颅内压增高,患者出现神志淡漠,甚至昏迷等脑功能障碍的表现。

5.消化道和肝功能的改变 休克时胃肠道微循环障碍,可出现消化液分泌减少、黏膜屏障作用削弱,胃肠黏膜也可因缺血、缺氧等发生变性坏死,严重者可引起胃肠道溃疡、出血。肝因缺血、淤血导致功能障碍,对来自肠道的细菌内毒素不能充分解毒,引起内毒素血症。同时乳酸也不能转化为葡萄糖或糖原,加重了酸中毒。这些改变促使休克进一步恶化。

6.多器官功能障碍综合征 多器官功能障碍综合征(multiple organ dysfunction syndrome,MODS)是指在严重创伤、感染、休克复苏等过程中,原本无器官功能障碍的患者同时或在短时间内相继出现两个以上器官功能障碍的临床综合征。休克晚期常出现 MODS 是患者死亡的重要原因。🗗 5-30

5-30 拓展阅读　　5-31 自测练习

(朱晓萍)

第六节　心力衰竭

在各种致病因素的作用下,心脏的收缩和(或)舒张功能发生障碍,使心输出量绝对或相对减少,即心泵功能降低,以致不能满足组织代谢需求的病理生理过程或综合征称为心力衰竭(heart failure)。心功能不全(cardiac insufficiency)是指心泵血功能下降的全过程,包括了完全代偿阶段和失代偿阶段,而心力衰竭是指心功能不全的失代偿阶段,但在实际应用中,这两个概念是通用的。此外,心力衰竭是在有足够的静脉血回流情况下发生的,有别于心脏以外因素造成的循环衰竭,如低血容量性休克等。

5-32 PPT　　5-33 学习情境

一、心力衰竭的病因、诱因与分类 🗗 5-34

(一)病因

1.原发性心肌舒缩功能障碍 这是引起心力衰竭的最常见的原因。见于心肌炎、心肌病、心肌梗死等疾病引起的心肌病变,由于心肌组织发生炎症、变

5-34 视频

性、坏死、纤维化等病理改变导致心肌舒缩功能受损。或因心肌缺血、缺氧和维生素 B_1 缺乏等，可引起心肌能量代谢障碍，导致心肌舒缩功能障碍。

2.心脏负荷过重

（1）压力负荷（后负荷）过重，如高血压、主动脉瓣狭窄等导致左心室后负荷过重，肺动脉高压、肺动脉狭窄等导致右心室后负荷过重。

（2）容量负荷（前负荷）过重，如主动脉瓣或二尖瓣关闭不全导致左心室前负荷过重，房（室）间隔缺损、肺动脉瓣或三尖瓣关闭不全导致右心室前负荷过重。甲状腺功能亢进、严重贫血等使循环血量增多或循环速度加快（高动力循环状态），也可使容量负荷过重。

（二）诱因

临床上 90％的心力衰竭发作都有诱因。常见诱因如各种感染（尤其是呼吸道感染）、缺氧、酸中毒、电解质代谢紊乱、心律失常、洋地黄中毒等可加重心肌损害；劳累、情绪激动、妊娠、分娩、手术、输液过多过快等可加重心脏负荷，促使心力衰竭的发生和发展。

（三）分类

1.按心力衰竭发生部位分

（1）左心衰竭：主要由于左心室心肌舒缩功能障碍或负荷过重，导致左心室泵血功能下降。临床主要表现为肺淤血甚至肺水肿。

（2）右心衰竭：主要由于右心室不能将体循环静脉回流的血液充分排至肺循环，右心室压力增加。临床主要表现为体循环静脉淤血，出现下肢水肿甚至全身水肿。

（3）全心衰竭：严重心肌炎或严重贫血可使左右心同时受累，发生全心衰竭。也可见于两侧心室先后发生，例如左心衰竭引起肺静脉压升高，继而肺动脉压也升高，使右心室后负荷过重而发生右心衰竭。

2.按心力衰竭发生速度分

（1）急性心力衰竭：起病急骤，心输出量急剧减少。常见于急性心肌梗死、严重心肌炎、高血压危象等。

（2）慢性心力衰竭：起病缓慢，机体有充分时间动员心功能代偿机制。在代偿阶段无明显症状，失代偿后，心输出量不能满足机体代谢需要，常有静脉系统淤血，故又称充血性心力衰竭。多见于慢性心瓣膜病、高血压性心脏病和肺源性心脏病等。

3.按心力衰竭时心输出量多少分

（1）低输出量性心力衰竭：冠心病、高血压病、心肌病、心瓣膜病等引起的心力衰竭多属此，其心输出量低于正常水平。临床较常见。

（2）高输出量性心力衰竭：继发于原处于高动力循环状态的某些疾病，如甲状腺功能亢进、严重贫血、严重维生素 B_1 缺乏病（脚气病）及动-静脉瘘等引起的心力衰竭。其心输出量比心力衰竭前有所降低，但绝对值仍接近或高于正常水平。

4.心力衰竭的分级

1964 年，美国纽约心脏病学会（The New York Heart Association, NYHA）按诱发心力衰竭症状的活动程度将心功能的受损状况分为四级，临床上沿用至今。 5-35

（1）心功能Ⅰ级（心功能代偿期）：日常活动不受限制，一般活动不引起疲乏、心悸、呼吸困难或心绞痛。

5-35　视频

(2)心功能Ⅱ级:体力活动轻度受限,休息时无自觉症状,但平时一般活动可出现上述症状。

(3)心功能Ⅲ级:体力活动明显受限,轻微活动即出现上述症状。

(4)心功能Ⅳ级:体力活动能力完全丧失,不能从事任何体力活动,休息时也出现症状。

二、心力衰竭的发生机制

(一)心肌收缩力减弱

1.心肌收缩相关蛋白结构破坏　心肌缺血、缺氧、心肌炎和心肌病时,心肌细胞发生变性、坏死,可导致心肌收缩相关蛋白大量破坏,引起心肌收缩力显著减弱。

2.心肌能量代谢障碍　心肌收缩耗能很大,所需的能量主要来源于心肌细胞有氧氧化产生的ATP。当能量的产生、储存和利用三个环节中任何一个环节发生障碍时,都将使心肌收缩力减弱。

3.心肌兴奋-收缩耦联障碍　任何因素导致肌质网对Ca^{2+}的摄取、储存和释放障碍,细胞外Ca^{2+}内流障碍,肌钙蛋白与Ca^{2+}结合障碍,影响胞质内Ca^{2+}浓度升高或Ca^{2+}与肌钙蛋白的结合,均可影响心肌的收缩力。

(二)心室舒张功能障碍

1.Ca^{2+}复位障碍　心肌缺血导致ATP减少,则舒张时肌膜上的钙泵不能迅速将胞质内的Ca^{2+}排出胞外,肌质网钙泵不能将胞质内的Ca^{2+}重新摄回,使Ca^{2+}复位障碍,心肌不能充分舒张。

2.肌球-肌动蛋白复合体解离障碍　在ATP参与下,肌球-肌动蛋白复合体解离,心肌才能舒张,这也是一个主动的耗能过程。因此,凡是引起心肌能量缺乏的任何因素都可能通过上述机制导致心肌舒张功能障碍。

3.心室舒张势能减弱　心室舒张势能来自心室的收缩,若心室收缩力减弱,则舒张势能相应减弱。

4.心室顺应性降低　心室顺应性是指心室在单位压力变化下所引起的容积改变,简言之,即心室的可扩张性。心肌肥大、心肌炎、心肌纤维化及间质增生等可导致心室顺应性降低而影响心室舒张期充盈。

(三)心室各部舒缩活动不协调

心脏是一球形器官,正常时心脏各部分舒缩活动十分同步协调,收缩时合力指向流出道。冠状动脉粥样硬化使部分心壁缺血,收缩性能减弱;心肌梗死后心壁梗死区伸展、变薄,甚至形成室壁瘤,使这部分心壁抗张能力降低;最严重的心室壁舒缩不协调是心室纤颤,使心脏射血严重减少甚至停止,成为心源性猝死的重要原因。

总之,心肌的收缩性减弱、心室的舒张功能障碍以及各部分心肌舒缩活动的不协调会导致心脏泵血功能障碍(图5-20)。由于原发病因不同,引起心力衰竭的基本机制也不同。多数心力衰竭系心肌收缩力减弱所致,少数(30%左右)由舒张功能障碍引起。此外,心力衰竭发展阶段不同,发生机制也可不同。需要指出的是,临床上心力衰竭的发生发展,往往是多种机制共同作用的结果。

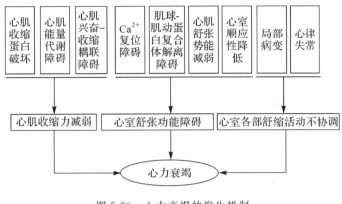

图 5-20　心力衰竭的发生机制

三、心功能不全时机体的代偿反应

心力衰竭发病的关键环节是心输出量减少,而机体具有强大的适应代偿能力来维持心输出量的稳定,这些代偿反应通过神经-体液调节机制得以实现。所以,通常情况下机体的代偿反应决定了心力衰竭是否发生,以及发病的快慢和病情的轻重。心功能不全的发展过程,就是机体从完全代偿(心输出量能满足机体正常活动)、不完全代偿(心输出量仅能满足机体在安静状态下的需要)到代偿失调(心输出量不能满足机体安静状态下的需要)的发展过程。对于急性严重的心肌病变(如急性心肌梗死),这个过程较短,机体来不及充分动员代偿机制,患者即在短时间内出现严重的心力衰竭;相反,对于慢性心脏负荷过重(如慢性风湿性心瓣膜病、高血压性心脏病),这个过程可长达数年甚至数十年。心功能不全时机体的代偿是一个整体的活动,为了便于学习和掌握,可以分为心脏本身以及心外的全身代偿活动。

(一)心脏代偿反应 5-36

5-36 视频

1.心率加快　在每搏输出量减少的情况下,一定程度的心率加快可使心输出量增多,这是心脏发动快、见效迅速的代偿活动。但心率过快(成人超过 180次/min),可明显增加心肌耗氧量,减少冠脉血流量,缩短心室舒张充盈期,心输出量反而减少。

2.心肌收缩力增强　心功能不全时,由于交感-肾上腺髓质系统兴奋,去甲肾上腺素和血管紧张素Ⅱ增多,使心肌收缩力增强而显示正性肌力作用。

3.心脏扩张　心泵功能减弱时,心输出量减少,致使舒张末期容积增加,心肌初长度增大。根据 Frank-Starling 定律,当心肌纤维初长度达到最适长度($2.2\mu m$)时收缩力最强,这种伴有心肌收缩力加强的心脏扩张,称为紧张源性扩张。如果心脏进一步扩大,舒张末期容积过大或压力过高,使肌节过度拉长($>2.2\mu m$),心肌收缩力和心搏出量反而降低,称为肌源性扩张,此时已丧失代偿意义。

4.心肌肥大　心肌肥大是心脏长期负荷过重逐步形成的较经济、持久的代偿方式。心肌肥大有两种表现形式:向心性肥大和离心性肥大。前者主要是由于心脏长期压力负荷增大引起,如高血压病导致左心室肥厚;后者主要是心脏长期容量负荷过度增加引起,如二尖瓣关闭不全导致左心室腔扩大。心肌肥大可以增加心肌的收缩力,有助于维持心输出量,具有积极的代偿作用,但也存在一定的负面影响,若超过限度则将由代偿转为失代偿,发生不同程度缺氧、能量代谢障碍以及心肌收缩力减弱等,从而发生心力衰竭。

(二)全身代偿反应

1.血容量增加　慢性心力衰竭出现血容量增加是机体全身主要代偿方式之一,主要是钠水潴留的结果。血容量增加对增加心室充盈、提高心输出量和维持动脉血压有积极的代偿意义,但也具有引起心源性水肿的潜在危险,并使心脏前负荷及心肌耗氧量增加而失去代偿意义。

2.血流重新分布　心力衰竭时,由于交感-肾上腺髓质系统兴奋,皮肤、腹腔内脏血管(特别是肾血管)收缩,使血流量减少,以保证重要器官心、脑的供血。但周围器官长期供血不足可导致器官功能紊乱,如肝、肾功能不全。同时,外周血管长期收缩可致心脏后负荷增大。

3.红细胞增多　心力衰竭时体循环静脉淤血和血液流速减慢可引起循环性缺氧;肺淤血、肺水肿又可引起低张性缺氧。缺氧可刺激肾小管周围细胞分泌促红细胞生成素,促进骨髓造血功能,使红细胞增多,有助于改善组织的缺氧状态。但红细胞过多,可引起血液黏度增大,加重心脏负荷。

4.组织细胞利用氧的能力增强　慢性缺氧时细胞内线粒体数量增多,与呼吸链有关的细胞色素氧化酶活性增强,这些变化有助于细胞内呼吸功能的改善。

四、心力衰竭时临床表现的主要病理生理基础

心力衰竭时,由于心输出量减少,动脉系统充盈不足,各器官组织血液灌流量减少;同时,每搏输出量减少导致心腔内残余血量增加,静脉血液回流受阻,引起肺循环、体循环淤血,这是心力衰竭时机体功能、代谢变化和临床表现的病理生理基础。

(一)心血管系统变化

1.心脏泵血功能降低　心脏泵血功能降低是心力衰竭时最根本的变化,表现为:①心力储备降低,这是心力衰竭最早出现的改变;②心输出量减少;③心指数降低;④射血分数降低。

2.器官血流重新分配

(1)动脉血压的变化:急性心力衰竭时,因心输出量急剧减少,动脉血压下降,甚至发生心源性休克。慢性心力衰竭时,机体可通过压力感受性反射使外周小动脉收缩、心率加快以及血量增多等代偿活动,可使动脉血压维持正常。

(2)器官血流重新分配:一般而言,心力衰竭较轻时,心、脑血流量可维持在正常水平,因交感-肾上腺髓质系统兴奋,皮肤、骨骼肌、内脏的血管收缩较明显,故血流量显著减少,患者皮肤苍白,温度降低,尿量减少,容易疲乏。当心力衰竭发展到严重阶段,心、脑血流量也可减少,脑供血不足可引起头晕、头痛、记忆力减退、烦躁不安等表现,严重的还可出现心源性晕厥。

(二)体循环淤血

体循环淤血常见于右心衰竭及全心衰竭,表现为体循环静脉压升高,导致颈静脉怒张、肝脾淤血肿大、肝功能损害和全身性水肿等(图5-21)。

1.静脉淤血和颈静脉怒张　右心衰竭时,上下腔静脉回流受阻,静脉异常充盈淤血,颈静脉怒张。按压肝脏后颈静脉异常充盈,称为肝颈静脉反流征阳性。

2.肝肿大及肝功能损害　下腔静脉回流受阻,肝静脉压升高,出现肝大。进一步发展还可造成心源性肝硬化,可出现转氨酶增高,白蛋白减少。

3.水肿　水肿是右心衰竭和全心衰竭的主要临床表现,称为心源性水肿。一般以体位低垂的下肢最明显,压之凹陷。严重的还可伴发腹水及胸水。

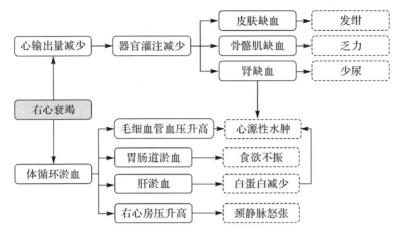

图 5-21 右心衰竭临床表现的病理生理基础（虚线框为临床表现）

（三）肺循环淤血

肺循环淤血主要见于左心衰竭患者。首先出现肺循环淤血，严重时可出现肺水肿。肺淤血和肺水肿的共同表现是呼吸困难（图 5-22）。

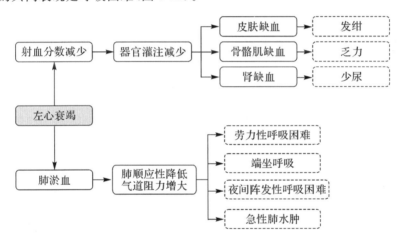

图 5-22 左心衰竭临床表现的病理生理基础（虚线框为临床表现）

呼吸困难的表现形式：

1.劳力性呼吸困难 左心衰竭较轻时，患者只有在体力活动时发生呼吸困难，称为劳力性呼吸困难。这是由于体力活动时机体需氧量增加，但衰竭的心脏不能提供相应的心输出量；加之体力活动时，回心血量增多，肺淤血加重所致。劳力性呼吸困难是左心衰竭最早表现之一。

2.夜间阵发性呼吸困难 患者夜间入睡后突然感到气闷而惊醒，被迫坐起喘气和咳嗽才稍感好转，为夜间阵发性呼吸困难。如果在发作时伴有哮鸣音，则又称心源性哮喘。其发生机制：①卧位入睡后，下半身静脉血液回流增加，肺淤血加重。②卧位时，膈肌上移，肺活量减小。③入睡后迷走神经兴奋性相对增高，支气管平滑肌收缩，通气阻力增大。④熟睡时神经反射的敏感性降低，只有当肺淤血严重时，患者才会感到气促而惊醒。严重的急性左心衰竭可导致急性肺水肿，此时患者出现极度呼吸困难、发绀、咳嗽、咯粉红色泡沫痰，听诊两肺布满湿啰音。 5-37

5-37 视频

3.端坐呼吸 左心衰竭严重时,患者在安静情况下也感呼吸困难,甚至不能平卧,必须采取端坐位以减轻呼吸困难,称为端坐呼吸。其发生主要与平卧时下半身静脉血液回流增加,肺淤血加重有关。当被迫采取端坐位时,

5-38 视频　　5-39 拓展阅读　　5-40 自测练习

肺淤血减轻,同时坐位使膈肌下降,有利于呼吸,呼吸困难可有所减轻。🖵5-38,5-39

当左心衰竭发展引起肺动脉高压,右心室后负荷过重而出现右心衰竭时,由于右心输出量减少,会减轻肺淤血而使呼吸困难等症状较前减轻。

（朱晓萍）

 思考题

1.试述心室肌细胞动作电位特点及形成机制。

2.在每个心动周期中心脏的压力、容积、瓣膜启闭和血流方向各有何　5-41 思维导图
变化?

3.影响动脉血压的因素有哪些?

4.简述微循环的组成及功能。

5.人体动脉血压是如何保持相对稳定的(降压反射的过程)?

6.试述肾上腺素和去甲肾上腺素对心血管的生理作用。

7.简述休克各期的微循环特点和主要临床表现。

8.试述右心衰竭的常见临床表现及形成机制。

9.简述血浆渗透压的组成和生理意义。

第六章

呼吸系统

 学习导航

机体生命活动的最基本特征是新陈代谢,细胞维持新陈代谢必须从空气中摄取大量 O_2,同时也会产生大量的 CO_2,必须排出体外。为满足这一需要,机体必须与外界环境之间进行气体交换,这一过程就是呼吸。因此,呼吸是维持机体新陈代谢和其他功能活动所必需的基本生理过程之一,一旦呼吸停止,生命也将终止。呼吸的过程经历肺通气、肺换气、气体在血液中的运输、组织换气等环节。如果上述环节出现问题,可引起机体缺氧,严重缺氧可进一步发展为呼吸衰竭。

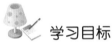 **学习目标**

学完本章后,你应:

(1)掌握 呼吸的四个基本环节;肺泡表面活性物质的来源、成分和作用;潮气量、肺活量、时间肺活量、肺泡通气量基本概念;肺换气的动力和影响因素;血液中 CO_2 浓度增高、H^+ 浓度升高和缺 O_2 对呼吸的影响;缺氧的概念,缺氧的类型及特点;呼吸衰竭的概念和分型,呼吸衰竭的病因,吸氧原则。

(2)熟悉 肺通气的动力;胸膜腔负压的形成机制及生理意义;肺泡表面张力的影响;功能残气量、无效腔的生理意义;CO_2 和 O_2 的运输形式;常用血氧指标;缺氧时机体的功能和代谢变化;呼吸衰竭的机制,呼吸衰竭时呼吸系统的变化,肺性脑病、肺心病的发病机制。缺氧对机体的影响及机体对缺氧耐受性的影响因素。

(3)了解 肺通气的阻力、顺应性的概念;延髓和脑桥呼吸中枢的调节作用,肺牵张反射;缺氧对机体的影响及机体对缺氧耐受性的影响因素。

机体与外界环境之间进行气体交换的过程称为呼吸。呼吸过程由肺通气、肺换气、气体在血液中的运输和组织换气相互衔接并且同时进行的四个环节完成(图6-1)。其中,肺通气和肺换气又称外呼吸,而组织

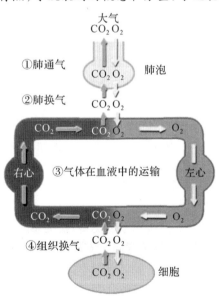

图 6-1　呼吸的过程

换气又称内呼吸。可见呼吸过程不仅依靠呼吸系统来完成,还需要血液循环系统的配合,这种协调配合,以及它们与机体代谢水平间的适应,又都受神经和体液调节。

第一节　肺通气

6-1　PPT

肺通气(pulmonary ventilation)是肺与外界环境之间进行的气体交换过程。实现肺通气的基本结构包括呼吸道、肺泡、胸廓和密闭的胸膜腔等。呼吸道是沟通肺泡与外界的通道;肺泡是肺泡气与血液气进行交换的主要场所;而胸廓的节律性呼吸运动则是实现肺通气的动力。

一、肺通气的过程

气体能否进出肺,取决于两种力的相互作用,即推动气体流动的动力必须克服阻止气体流动的阻力才能实现肺通气。

(一)肺通气的动力

气体之所以能进出肺是由于大气和肺泡气之间存在着压力差。因此,肺内压与大气压间的压力差是肺通气的直接动力。在通常情况下,大气压是个常数,因而气体能否进出肺主要取决于肺内压的变化。在自然呼吸条件下,肺内压的变化是由胸廓的扩大和缩小所引起,而胸廓的扩大和缩小又是由呼吸肌的收缩和舒张所致。因此,呼吸肌收缩、舒张引起的呼吸运动是肺通气的原动力。

1.呼吸运动　呼吸肌收缩、舒张所造成的胸廓的扩大和缩小,称为呼吸运动,包括吸气运动和呼气运动。参与呼吸运动的肌肉称为呼吸肌。凡使胸廓扩大而产生吸气动作的肌肉为吸气肌,主要有膈肌和肋间外肌;凡使胸廓缩小而产生呼气动作的肌肉,为呼气肌,主要有肋间内肌和腹壁肌。此外,还有一些肌肉如斜角肌、胸锁乳突肌等,这些肌肉只在用力呼吸时才参与呼吸运动,称为辅助呼吸肌。

(1)呼吸运动的过程:平静呼吸时,吸气运动主要由膈肌和肋间外肌收缩实现。膈肌收缩时,隆起的中心下移,从而增大了胸腔的上下径。肋间外肌收缩时,肋骨和胸骨都向上提,从而增大了胸腔的前后径和左右径。因此,膈肌和肋间外肌收缩,可使胸廓和肺容积增大,肺内压下降,低于大气压,外界气体进入肺内,完成吸气。平静呼气时,呼气运动不是由呼气肌收缩所引起的,而是因膈肌和肋间外肌舒张,胸廓和肺弹性回位,其容积缩小,肺内压升高,高于大气压,气体呼出,完成呼气。所以平静呼吸时,吸气是主动的而呼气是被动的。

用力呼吸时,其吸气过程除了膈肌和肋间外肌收缩外,辅助吸气肌也参与收缩,使胸廓进一步扩大,吸气运动增强,以吸入更多的气体。用力呼气时,除吸气肌舒张外,还有呼气肌也主动参与收缩,使胸廓进一步缩小,呼气运动增强,以呼出更多的气体。因此,用力呼吸时,吸气和呼气都是主动的。

(2)呼吸运动的类型:根据参与呼吸运动的呼吸肌不同,可将呼吸运动分为以下类型:①平静呼吸和用力呼吸。安静状态下平稳、自然的呼吸称为平静呼吸。其特点是呼吸运动较为平稳均匀,每分钟呼吸频率约 12~18 次,吸气是主动的,呼气是被动的。机体活动增强,如劳动或运动时,呼吸将加深、加快,称为用力呼吸或深呼吸,此时吸气和呼气都是主动的,消耗的能量更多。②腹式呼吸和胸式呼吸。膈肌舒缩引起的呼吸运动常伴有腹壁的起伏,称为腹式呼吸。由于胸廓呈圆锥形,其横截面积上部较小,下部明显加大,因此膈稍稍下降就可使胸腔容积大大增加。据估计,平静呼吸时因膈肌收缩而增加的胸腔容积相当于总通气量的 4/5,所以膈肌的舒缩在肺通气中起重要作用。由肋间外肌舒缩使肋骨和胸骨运动为主的呼吸运动,称为胸式呼吸。一般情况下,成人往往是腹式呼吸和胸式呼吸并存的复合式呼吸;婴儿因胸廓尚不发达,肋骨不易提起,常以腹式呼吸为主;妊娠晚期妇女或腹部有巨大肿块或严重腹水时,因膈肌抬高且运动受限,常以胸式呼吸为主。

2.肺内压　肺内压是指肺泡内的压力。在呼吸暂停、声带开放、呼吸道畅通时,肺内压与大气压相等。在平静呼吸的过程中,肺内压呈周期性变化。吸气之初,肺容积增大,肺内压暂时下降,低于大气压,空气在此压差推动下进入肺泡,随着肺内气体逐渐增加,肺内压也逐渐升高,至吸气末,肺内压升高到与大气压相等,气流也就停止(图 6-2)。反之,在呼气之初,肺容积减小,肺内压暂时升高并超过大气压,肺内气体便流出肺,使肺内气体逐渐减少,肺内压逐渐下降,至呼气末,肺内压又降到与大气压相等。

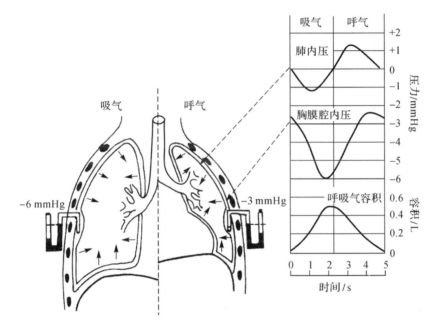

图 6-2　吸气和呼气时,肺内压、胸膜腔内压及呼吸气容积的变化

呼吸过程中肺内压变化的程度,视呼吸的缓急、深浅和呼吸道是否通畅而定。若呼吸慢,呼吸道通畅,则肺内压变化较小;若呼吸较快,呼吸道不够通畅,则肺内压变化较大。平静呼吸时,肺容积的变化也较小;用力呼吸时,呼吸深快,肺内压变化的程度增大。当呼吸道不够通畅时,肺内压的升降将更大。

由此可见,在呼吸过程中正是由于肺内压的周期性交替升降,造成肺内压和大气压之间有压力差,这一压力差成为推动气体进出肺的直接动力。🔲 6-2

6-2　临床链接

3.胸膜腔和胸膜腔内压　胸膜的脏层和壁层形成一个密闭的潜在腔隙,为胸膜腔。胸膜腔内仅有少量浆液,没有气体。这一薄层浆液不仅在两层胸膜之间起润滑作用,减小呼吸运动时两层胸膜的摩擦,而且由于浆液分子的内聚力使两层胸膜贴附在一起,不易分开,所以肺就可以随胸廓的扩大而扩张。

胸膜腔内的压力为胸膜腔内压。在平静呼吸的整个周期中,胸膜腔内压均比大气压低(图 6-2),若将大气压的值作为零,则胸膜腔内压为负值,故常称为胸膜腔负压。当关闭声门

用力吸气时,胸膜腔内压可降至－90mmHg,用力呼气时,可升高到110mmHg。📱6-3

　　胸膜腔负压是在出生后形成的,这是因为胎儿出生后,胸廓生长的速度比肺快,以致胸廓经常牵引着肺,即便在胸廓因呼气而缩小时,仍使肺处于一定程度的扩张状态,只是扩张程度小些而已。另一方面,肺是弹性组织,当它被扩张时,总存在回缩倾向,所以在正常情况下,胸膜腔实际上通过胸膜脏层受到两种方向相反的力的影响,即促使肺泡扩张的肺内压和促使肺泡缩小的肺的弹性回缩力。因此,胸膜腔内的压力实际上是这两种方向相反的力的代数和,即胸膜腔内压＝肺内压－肺弹性回缩力。在吸气末或呼气末,气流停止,此时肺内压等于大气压,因而

　　　　胸膜腔内压＝大气压－肺弹性回缩力

　　若将大气压视为零,则

　　　　胸膜腔内压＝－肺弹性回缩力

　　由上可见,胸膜腔负压是由肺的弹性回缩力决定的,当吸气时,肺扩张,肺弹性回缩力增大,胸膜腔负压也增大;当呼气时,肺缩小,肺弹性回缩力减小,胸膜腔负压也减小。

　　胸膜腔负压的存在有重要的生理意义:①胸膜腔负压的牵引作用可使肺处于扩张状态而不至于萎陷,并使肺可随胸廓的扩大而扩张。②有利于静脉血和淋巴液的回流。

　　综上所述,肺内压和大气压之间的压力差是实现肺通气的直接动力;呼吸肌的舒缩引起胸廓的运动是肺通气的原动力;胸膜腔负压的存在,则能保证肺处于扩张状态并随胸廓的运动而张缩,是使原动力转化为直接动力的关键。📱6-4

(二)肺通气的阻力

　　需要克服通气阻力方能实现肺通气。肺通气的阻力有两种:弹性阻力和非弹性阻力。前者约占总阻力的70%,后者约占总阻力的30%。

　　1.弹性阻力　弹性阻力是弹性组织在外力作用下发生变形时所产生的对抗变形的力量,一般用顺应性来表示弹性阻力。顺应性(compliance)是指在外力作用下弹性组织扩张的难易程度。容易扩张者顺应性大,弹性阻力小;不易扩张者,顺应性小,弹性阻力大。也就是说,顺应性(C)与弹性阻力(R)呈反变关系:

　　　　顺应性＝1/弹性阻力

　　(1)肺弹性阻力和肺顺应性:肺弹性阻力来自两个方面,一是肺泡表面液体层所形成的表面张力,约占肺弹性阻力的2/3;二是肺弹性纤维的弹性回缩力,约占肺弹性阻力的1/3。

　　肺泡是气体交换的场所。在肺泡内表面覆盖着一层液体,与肺泡气之间形成液-气界面,由于液体分子之间有引力,这种引力使液体表面趋于缩小,称为表面张力。球形液-气界面的表面张力方向是向中心的,倾向于使肺泡缩小,因而成为肺泡扩张的阻力。

　　根据Laplace定律,肺泡回缩压(P)与表面张力(T)呈正比,与肺泡半径呈反比(r),即$P=2T/r$。按此推导,小肺泡的回缩压大于大肺泡,如果这些肺泡彼此连通,结果小肺泡内的气体将流入大肺泡,小肺泡塌陷,大肺泡膨胀,肺泡将失去稳定性(图6-3)。但正常情况下这种现象并不会发生,因为肺泡存在着能降低表面张力的表面活性物质(surfactant)。

　　肺泡表面活性物质是由肺泡Ⅱ型细胞合成并分泌、能降低肺泡表面张力的脂蛋白混合物,主要成分是二棕榈酰卵磷脂。该物质一端为疏水的脂肪酸,另一端为亲水的蛋白质,易溶于水,形成单分子层分布在液-气界面上,并随肺泡的张缩而改变其密度。正常肺泡表面活性物

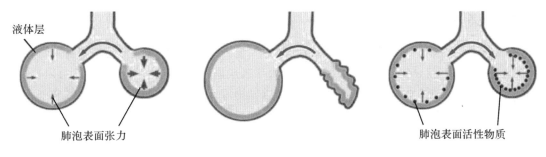

图 6-3　肺泡表面张力和肺泡表面活性物质的关系

质不断更新,以保持其正常的功能。🔲6-5

　　肺泡表面活性物质能降低表面张力的负面影响,有重要的生理意义:①减小吸气阻力,有利于肺的扩张;②调节大小肺泡内压,维持大小肺泡容积稳定;③减少肺部组织液的生成,防止肺泡内液体积聚。🔲6-6

6-5　视频

　　此外,肺组织含弹性纤维,在肺扩张变形时具有弹性回缩力。肺扩张越大,回缩力越大,弹性阻力也越大;反之则小。肺气肿时,弹性纤维被破坏,弹性回缩力降低,致使呼气末肺内存留的气量增大,导致肺通气效率降低,严重时可出现呼气性呼吸困难。🔲6-7

　　(2)胸廓的弹性阻力:胸廓也具有弹性,呼吸运动时也产生弹性阻力。但是,因胸廓弹性阻力增大而使肺通气发生障碍的情况较为少见,所以临床意义相对较小。当胸廓处于自然位置(相当于平静吸气末,肺容量相当于肺总量的67%左右)时,胸廓不表现有弹性回缩力;当胸廓小于自然位置(肺容量小于肺总量的67%)时,胸廓的弹性回缩力向外,是吸气的动力,呼气的阻力;当胸廓大于自然位置(肺容量大于肺总量的67%)时,其弹性回缩力向内,成为吸气的阻力,呼气的动力。

6-6　临床链接

　　2.非弹性阻力　非弹性阻力包括惯性阻力、黏滞阻力和气道阻力。惯性阻力是气流在发动、变速、换向时因气流惯性所遇到的阻力。平静呼吸时,呼吸频率低、气流流速慢,惯性阻力小,可忽略不计。黏滞阻力来自呼吸时组织相对位移发生摩擦形成的阻力。气道阻力来自气体流经呼吸道时气体分子间和气体分子与气道之间的摩擦,是非弹性阻力的主要成分,约占 80%~90%。非弹性阻力是气体流动时产生的,并随流速加快而增加,故为动态阻力。

6-7　临床链接

　　气道阻力受气流流速、气流形式和管径大小的影响。流速快,阻力大;流速慢,阻力小。气流形式有层流和湍流,层流阻力小,湍流阻力大。气流太快和管道不规则容易发生湍流。如气管内有黏液、渗出物或肿瘤、异物等时,可用排痰、清除异物、减轻黏膜肿胀等方法减少湍流,降低阻力。气道阻力与气道半径 4 次方呈反比,故当管径缩小,气道阻力大增。副交感神经使气道平滑肌收缩,管径变小,阻力增加;交感神经使平滑肌舒张,管径变大,阻力降低,临床上常用拟肾上腺素能药物解除支气管痉挛,缓解呼吸困难。另外一些化学因素可影响气道阻力,如儿茶酚胺可使气道平滑肌舒张;过敏反应时由肥大细胞释放的组胺和慢反应物质可使支气管平滑肌收缩,气道阻力增加。

二、肺通气功能的评价

衡量肺通气功能的基本指标有肺容量和肺通气量。临床上,肺通气障碍主要有两种类型,一类是肺扩张受限而导致的限制性通气不足,如呼吸肌麻痹、气胸等;另一类是气道阻塞而出现的阻塞性通气不足,如支气管平滑肌痉挛、气道异物等。因此,对肺通气功能的测定,有助于判断是否存在通气功能障碍,以及肺通气功能障碍的类型。

(一)肺容量

肺容量是指肺所容纳的气体量,主要包括以下几个部分(图6-4)。

1.潮气量 每次呼吸时吸入或呼出的气量为潮气量(tidal volume,TV)。平静呼吸时,潮气量约为400~600ml,一般以500ml计算。用力呼吸时,潮气量将增大。

2.补吸气量和深吸气量 平静吸气末,再尽力吸气所能吸入的气量称为补吸气量(inspiratory reserve volume,

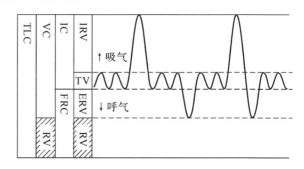

图 6-4　肺容量示意图

IRV. 补吸气量;IC. 深吸气量;VC. 肺活量;TLC. 肺总量;TV. 潮气量;ERV. 补呼气量;FRC. 功能余气量;RV. 余气量

IRV)或吸气贮备量,正常成年人约为1500~2000ml。从平静呼气末做最大吸气时所能吸入的气量为深吸气量(inspiratory capacity,IC),它是潮气量和补吸气量之和,是衡量最大通气潜力的一个重要指标。

3.补呼气量 平静呼气末,再尽力呼气所能呼出的气量称为补呼气量(expiratory reserve volume,ERV)或呼气贮备量,正常成年人约为900~1200ml。

4.余气量和功能余气量 最大呼气末尚存留于肺中不能再呼出的气量为余气量(residual volume,RV),正常成人约为1000~1500ml。支气管哮喘和肺气肿患者,余气量增加。平静呼气末尚存留于肺内的气量为功能余气量(functional residual capacity,FRC),它等于余气量和补呼气量之和,正常成年人约为2500ml。肺气肿患者的功能余气量增加,肺实质性病变时减小。功能余气量的生理意义是缓冲呼吸过程中肺泡气氧分压(PO_2)和二氧化碳分压(PCO_2)的急剧变化,从而保证肺泡气和动脉血液的 PO_2 和 PCO_2 稳定,以利于气体交换。

5.肺活量和用力呼气量 最大吸气后再尽力呼气,所能呼出的最大气量称为肺活量(vital capacity,VC),等于潮气量、补吸气量和补呼气量之和,正常成年男性平均约为3500ml,女性为2500ml。肺活量反映了肺一次呼吸的最大通气能力,在一定程度上可作为肺通气功能的指标。但由于肺活量个体差异较大,一般只宜作自身比较。⊟6-8

由于测定肺活量时不限制呼气的时间,在某些肺组织弹性降低或呼吸道狭窄的患者,虽通气功能已经受到损害,但是如果延长呼气时间,所测得的肺活量可以正常,所以肺活量难以充分反映肺组织的弹性状态和气道的通畅程度。因此,提出了用力呼气量(forced expiratory volume,FEV)的概念,过去称时间肺活量(timed vital capacity),用来反映一定时间内所能呼出的气量。用力呼气量是指最大吸气后,尽力尽快呼气,在一定时间内所呼出的最大气量,测定时,要求分别测量第1、2、3秒末呼出的气量,计算其占肺活量的百分数,正常人分别为

6-8　临床链接

83%、96%和99%，其中第一秒末用力呼气量最有意义。用力呼气量是一种动态指标，不仅反映肺活量的大小，而且还反映了呼吸所遇阻力的变化，因此是评价肺通气功能的较好指标，已为临床广泛采用。

6.肺总量 肺所能容纳的最大气量为肺总量（total lung capacity，TLC），是肺活量和余气量之和。其值因性别、年龄、身材、运动锻炼情况和体位而异，成年男性平均为5000ml，女性平均为3500ml。

（二）肺通气量

单位时间内吸入或呼出的气体量称为肺通气量，包括每分肺通气量和每分肺泡通气量。

1.每分通气量 每分通气量（minute ventilation volume），又称肺通气量，是指每分钟吸入或呼出肺的气体总量，等于呼吸频率与潮气量的乘积。平静呼吸时，正常成年人呼吸频率每分钟约为12～18次，潮气量为500ml，则肺通气量为6～9L。

肺通气量随性别、年龄、身材和活动量不同而有差异。劳动和运动时，肺通气量增大。尽力做深快呼吸时，每分钟所能吸入或呼出的最大气量为最大通气量。它表示单位时间内呼吸器官发挥最大潜力所能达到的最大通气量，是估计一个人能进行多大运动量的生理指标之一。最大通气量一般可达70～120L。

2.无效腔和肺泡通气量 每次吸入的气体，一部分将留在从上呼吸道至呼吸性细支气管以前的呼吸道内，这部分气体并不参与肺泡与血液之间的气体交换，故称为解剖无效腔（anatomical dead space），其容积约为150ml。进入肺泡内的气体，也可因血流在肺内分布不匀而未能与血液进行充分气体交换，未能发生气体交换的这一部分肺泡容量称为肺泡无效腔（alveolar dead space）。肺泡无效腔与解剖无效腔一起合称生理无效腔（physiological dead space）。健康人平卧时生理无效腔等于或接近于解剖无效腔。

由于无效腔的存在，每次吸入的新鲜空气不能都到达肺泡与血液进行气体交换。因此，为了计算真正有效的气体交换，应以肺泡通气量为准。肺泡通气量（alveolar ventilation volume）是每分钟吸入肺泡的新鲜空气量，等于（潮气量－无效腔气量）×呼吸频率。如潮气量是500ml，无效腔气量是150ml，则肺泡通气量为5600ml。潮气量和呼吸频率的变化，对肺通气量和肺泡通气量有不同的影响，当潮气量减半而呼吸频率加倍或潮气量加倍而呼吸频率减半时，肺通气量保持不变，但是肺泡通气量却发生明显的变化，见表6-1。故就气体交换而言，浅而快的呼吸可降低肺泡通气量，对人体不利，适当的深而慢的呼吸，可增大肺泡通气量，从而提高肺通气效率。🔲6-9

6-9 视频

表6-1 不同呼吸频率和潮气量时的通气量

呼吸频率/次·min⁻¹	潮气量/ml	肺通气量/ml·min⁻¹	肺泡通气量/ml·min⁻¹
16	500	8000	5600
8	1000	8000	6800
32	250	8000	3200

6-10 自测练习

（陈 敏、潘建萍）

第二节　呼吸气体的交换

呼吸气体的交换包括肺泡与肺毛细血管之间，以及血液与组织细胞之间 O_2 和 CO_2 的交换，前者称为肺换气，后者称为组织换气。

6-11　PPT

一、气体交换原理

肺换气和组织换气的基本原理相同，都是以扩散的方式进行。单位时间内气体扩散的容量，称为气体扩散速率（diffusion rate of gas，D），它主要取决于气体的分压差、气体的相对分子质量和溶解度。气体扩散速率与气体分压差和溶解度呈正比，与气体相对分子质量的平方根呈反比，即

$$D \propto 分压差 \cdot 溶解度 / \sqrt{相对分子质量}$$

（一）气体的分压差

气体的分压差是气体扩散的动力。气体的分压是指在混合气体的总压强（1 个标准大气压＝760mmHg）中，某种气体成分所占的压强。其值等于混合气体的总压强乘以该气体在混合气体中的容积百分比。人在安静时，肺泡气、血液和组织液中的氧分压（PO_2）和二氧化碳分压（PCO_2）不同，存在一定的分压差（表 6-2）。

表 6-2　海平面空气、肺泡气、血液及组织中各气体的分压　　　　　　　单位：mmHg

	空气	肺泡气	动脉血	静脉血	组织
PO_2	159.0	104.0	100.0	40.0	30.0
PCO_2	0.3	40.0	40.0	46.0	50.0

（二）气体的相对分子质量与溶解度

在相同条件下，各气体扩散速率和气体相对分子质量的平方根呈反比，而与气体在液体中的溶解度呈正比。CO_2 的相对分子质量为 44，而 O_2 的相对分子质量为 32，但 CO_2 在血浆中的溶解度约为 O_2 的 24 倍。

因此，上述几种因素综合影响的结果是 CO_2 的扩散速率是 O_2 的两倍，由于 CO_2 比 O_2 容易扩散，故临床上缺 O_2 比 CO_2 潴留更为多见。▢▢6-12

6-12　视频

二、气体交换过程

（一）肺换气

混合静脉血流经肺毛细血管时，血液 PO_2 是 40mmHg，比肺泡气的 104mmHg 低，肺泡气中 O_2 向血液扩散，血液的 PO_2 逐渐上升，最后接近肺泡气的 PO_2。CO_2 则向相反的方向扩散，从血液到肺泡，因为混合静脉血的 PCO_2 是 46mmHg，肺泡的 PCO_2 是 40mmHg（图 6-5）。O_2 和 CO_2 都是脂溶性小分子物质，在肺泡处扩散极为迅速，仅需约 0.3s 即可达到平衡。通常情况下血液流经肺毛细血管的时间约 0.7s，所以当血液流经肺毛细血管全长约 1/3 时，已经基本上完成交换过程。可见，通常情况下肺换气时间绰绰有余。

肺换气的结果是使肺毛细血管中含 O_2 较少、含 CO_2 较多的混合静脉血转变成含 O_2 较

多、含 CO_2 较少的动脉血。

(二)组织换气

气体在组织的交换机制、影响因素与肺换气相似，所不同的是交换发生于液相（血液、组织液、细胞内液）之间，而且扩散膜两侧的 O_2 和 CO_2 的分压差随细胞内氧化代谢的强度和组织血流量而异。当血流量不变时，代谢强、耗 O_2 多，则组织液 PO_2 低，PCO_2 高；当代谢率不变时，血流量大，则 PO_2 高，PCO_2 低。

在组织处，由于细胞代谢不断消耗 O_2，产生 CO_2，故组织的 PO_2 明显低于动脉血，PCO_2 高于血液。动脉血流经组织毛细血管时，O_2 便顺分压差由血液向细胞扩散，CO_2 则由细胞向血液扩散，结果使动脉血变成了含 O_2 较少、含 CO_2 较多的静脉血。

三、影响气体交换的因素

(一)影响肺换气的因素

如前所述，气体扩散速率受气体分子理化特性，即分压差、相对分子质量及溶解度、温度等因素的影响，在人体，肺换气还受呼吸膜面积和厚度、肺通气/血流比值等因素的影响。

1.呼吸膜的面积和厚度　在肺部，肺泡气通过呼吸膜（肺泡-毛细血管膜）与血液进行气体交换。呼吸膜由六层结构组成：含表面活性物质的液体层、肺泡上皮细胞层、上皮基膜、肺泡上皮和毛细血管膜之间的间质、毛细血管基膜和毛细血管内皮细胞层（图 6-6）。虽然呼吸膜有六层结构，但却很薄，总厚度不到 $1\mu m$，有的部位只有 $0.2\mu m$，气体易于扩散通过。此外，因为呼吸膜的面积极大，正常成人总扩散面积约 $70m^2$。安静状态下，呼吸膜的扩散面积约 $40m^2$，故有相当大的贮备面积。运动时，因肺毛细血管开放数量和开放程度的增加，扩散

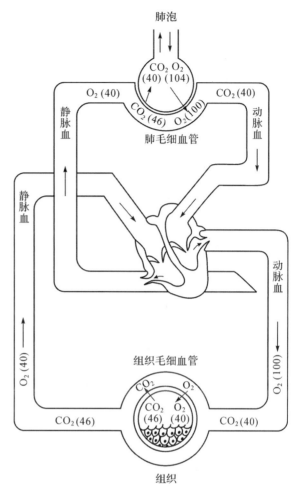

图 6-5　气体交换示意图
图中数字为气体分压（mmHg）

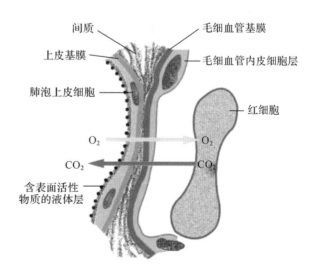

图 6-6　呼吸膜结构示意图

面积也大大增大,保证了肺换气的进行。肺不张、肺实变、肺气肿或肺纤维化、肺水肿等病理情况下均使呼吸膜扩散面积减小而厚度增加,导致气体扩散量减少。

2.通气/血流比值的影响　通气/血流比值是指每分肺泡通气量和每分肺血流量之间的比值(V/Q 比值),正常成年人安静时约为 4.2/5＝0.84,它可作为衡量肺换气效率的一个指标。当 V/Q 比值等于 0.84 时,肺泡通气量和肺血流量之间配合适当,肺泡气正好将流经肺毛细血管的静脉血全部变为动脉血(图 6-7A),气体交换的效率最高。当 V/Q 比值大于 0.84 时,

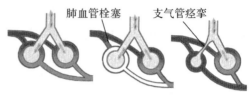

(A) V/Q正常　　(B) V/Q增大　　(C) V/Q减小

图 6-7　通气/血流(V/Q)比值示意图

说明肺通气过度或肺血流量不足,如部分肺血管栓塞,一部分肺泡得不到足够的血流灌注,使肺泡内的气体不能与血液进行充分的交换,相当于增大了肺泡无效腔(图 6-7B);当 V/Q 比值小于 0.84 时,说明肺通气不足或肺血流量过多,如支气管痉挛,肺血流量虽然正常但由于通气不良,不能进行充分的气体交换,形成了功能性动-静脉短路(图 6-7C)。以上两种情况均可降低肺换气的效率,导致机体缺 O_2 或 CO_2 潴留,主要是血液缺 O_2。 6-13

6-13　视频

(二)影响组织换气的因素

影响组织换气的因素,主要是组织细胞代谢水平及血液供应情况。当组织细胞代谢活动增强时,耗 O_2 量及 CO_2 产生量增多,使动脉血与组织间的 O_2 及 CO_2 分压差增大,气体交换增多,同时组织代谢产生的酸性代谢产物增多,使毛细血管大量开放,血流量增多,也有利于气体交换。

6-14　自测练习

（陈　敏、卢　军）

第三节　气体在血液中的运输

从肺泡扩散入血液的 O_2 必须通过血液循环运送到各组织,从组织扩散入血液的 CO_2 也必须由血液循环运送到肺泡。因此,O_2 和 CO_2 的运输都以血液为媒介,以物理溶解和化学结合两种形式存在于血液中,其中化学结合是主要运输形式。尽管血中以物理溶解形式存在的 O_2、CO_2 比例较少,却是实现化学结合所必需的中间步骤。气体必须先溶解于血液,才能进行化学结合;结合状态的气体,也必须先解离成溶解状态,才能逸出血液。物理溶解和化学结合两种状态总是处于动态平衡之中。

6-15　PPT

一、氧的运输

血液中 O_2 的溶解量极少,仅占血液总 O_2 含量的 1.5%,约 98.5% 的 O_2 进入红细胞,与血红蛋白结合形成氧合血红蛋白(HbO_2)。

(一)O_2 与血红蛋白的结合

当血液流经 PO_2 高的肺部时,O_2 与 Hb 结合,形成 HbO_2;当血液流经 PO_2 低的组织时,HbO_2 迅速解离,释放 O_2,成为去氧 Hb:

$$Hb+O_2 \underset{PO_2 \text{ 低（组织）}}{\overset{PO_2 \text{ 高（肺泡）}}{\rightleftharpoons}} HbO_2$$

以上 O_2 和血红蛋白的结合是氧合，而不是氧化，因为 O_2 与 Hb 的 Fe^{2+} 结合形成 HbO_2 后，其中的铁离子没有电子的转移，仍是二价铁（Fe^{2+}），故不属于氧化，而是一种可逆结合，生理学上称为氧合（oxygenation）。氧合的特点是既能迅速结合，也能迅速解离，其结合还是解离，取决于血液中 PO_2 的高低。

HbO_2 呈鲜红色，去氧 Hb 呈紫蓝色，故当每升血液中去氧 Hb 含量达 50g 以上时，在毛细血管丰富的表浅部位，如皮肤、口唇、甲床等呈青紫色，称为发绀。▯ 6-16

6-16　临床链接

二、二氧化碳的运输

血液中的 CO_2 也以物理溶解和化学结合两种形式运输。物理溶解的 CO_2 约占总运输量的 5%，其余 95% 以化学结合形式运输。CO_2 在血液中的运输形式有以下两种。

（一）碳酸氢盐

以碳酸氢盐形式运输的 CO_2 占血液中 CO_2 运输总量的 88%。碳酸氢盐的形成过程如图图 6-8 所示。组织扩散进入血液的大部分 CO_2，进入红细胞，在碳酸酐酶的催化下，与 H_2O 反应生成 H_2CO_3，又迅速解离成 HCO_3^- 和 H^+。反应过程中红细胞内 HCO_3^- 浓度不断增加，小部分 HCO_3^- 与红细胞内的 K^+ 结合形成 $KHCO_3$ 被运输。大部分 HCO_3^- 顺浓度梯度通过红细胞膜扩散进入血浆，同时，等量的 Cl^- 便由血浆扩散进入红细胞以保持红细胞膜两侧的电荷平衡，这一现象称为氯离子转移（chloride shift）。在血浆中 HCO_3^- 与 Na^+ 结合形成 $NaHCO_3$，最后主要以 $NaHCO_3$ 形式在血浆中运输。在肺部，反应向相反方向进行，又转变成 CO_2 释出，扩散入肺泡，通过呼吸排出体外。

由于碳酸氢盐是体内重要的碱贮备，因此肺在完成呼吸功能的同时，还具有调节体内酸碱平衡的作用。

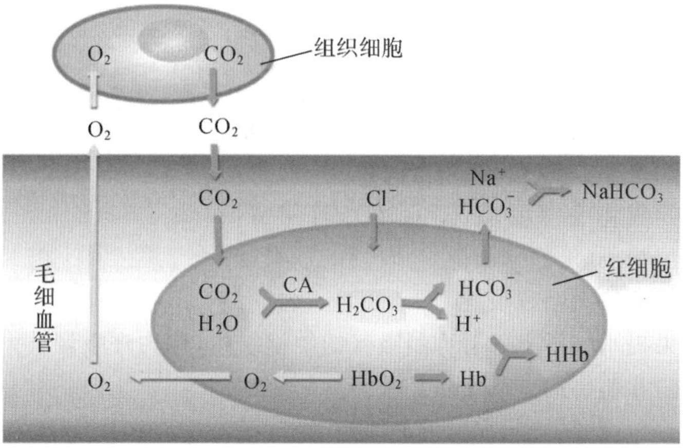

图 6-8　CO_2 以碳酸氢盐形式运输示意图

（二）氨基甲酸血红蛋白

进入红细胞中的 CO_2 还能直接与 Hb 的氨基结合，形成氨基甲酸血红蛋白（HbNHCOOH），又称碳酸血红蛋白，这一形式占 CO_2 运输总量的 7%。这一反应无需酶的催化，迅速、可逆，主要受氧合作用的调节。HbO_2 与 CO_2 结合形成氨基甲酸血红蛋白的能力比去氧 Hb 小。在组织，HbO_2 解离释出 O_2，可促使去氧 Hb 与 CO_2 结合生成 HbNHCOOH；在肺部，由于 HbO_2 形成，迫使已结合的 CO_2 解离，扩散入肺泡。

6-17　自测练习

（陈　敏、朱钱锋）

第四节 呼吸运动的调节

6-18 PPT

呼吸运动是由呼吸肌舒缩活动完成的一种节律性运动,其频率和深度能随内、外环境的变化而自动发生改变,从而使肺通气量与人体代谢水平相适应。呼吸节律的形成及其与代谢水平的适应,主要是通过神经系统的调节来实现的。

一、呼吸中枢

呼吸中枢(respiratory center)是指中枢神经系统内产生和调节呼吸运动的神经细胞群。呼吸中枢分布在大脑皮质、间脑、脑桥、延髓和脊髓等部位。脑的各级部位在呼吸节律的产生和调节中所起的作用不同。正常呼吸运动是在各级呼吸中枢的相互配合下进行的。

1.脊髓 脊髓中支配呼吸肌的运动神经元位于第3～5颈段(支配膈肌)和胸段(支配肋间肌和腹肌等)前角。但节律性呼吸运动不是在脊髓产生的,脊髓只是联系高位脑和呼吸肌的中继站和整合某些呼吸反射的初级中枢。

2.延髓 延髓是产生节律性呼吸的基本中枢。动物实验观察到,若在延髓和脊髓之间横断,动物的呼吸运动立即停止(图6-9A);若在延髓和脑桥之间横断,保留其延髓和脊髓,动物的节律性呼吸仍存在,但呼吸节律不规则,表现为喘息样呼吸(图6-9B)。

3.脑桥 脑桥是呼吸调整中枢。如果在脑桥上、中部之间横切,动物的呼吸将变深变慢(图6-9C);若保留低位脑干(延髓与脑桥)与脊髓的联系,呼吸节律无明显变化(图6-9D)。这一结

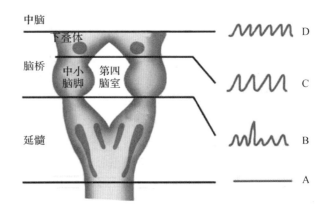

图6-9 呼吸节律形成机制模式图

果提示脑桥上部有抑制吸气的中枢结构,称为呼吸调整中枢。因此,正常呼吸节律的形成是延髓和脑桥的共同作用。

研究发现,在脑桥上部,呼吸神经元相对集中于臂旁内侧核和相邻的Kolliker-Fuse(KF)核,合称PBKF核群。PBKF的作用为限制吸气,促使吸气向呼气转换,与延髓的呼吸神经核团之间有双向联系,形成调控呼吸的神经元回路。

4.上位脑 呼吸还受脑桥以上部位的影响,如大脑皮质、边缘系统、下丘脑等。大脑皮质可以随意控制呼吸,发动说、唱等动作,在一定限度内可以随意屏气或加强加快呼吸,使呼吸调节更具适应性。总之,大脑皮质对呼吸的调节系统是随意呼吸调节系统,下位脑干的呼吸调节系统是自主节律呼吸调节系统。

二、呼吸的反射性调节

(一)肺牵张反射

由肺扩张或肺缩小引起呼吸的反射性变化称为肺牵张反射或黑-伯反射(Hering-Breuer

reflex)。包括肺扩张引起的吸气抑制和肺缩小引起的吸气两种反射。

肺牵张感受器主要分布在支气管和细支气管的平滑肌层,对牵拉刺激敏感。吸气时,肺扩张,牵拉呼吸道,使感受器兴奋,冲动经迷走神经传入延髓。在延髓内通过吸气切断机制使吸气停止,转为呼气。呼气时,肺缩小,对牵张感受器的刺激减弱,经迷走神经传入延髓的冲动频率降低,对延髓吸气神经元的抑制解除,吸气神经元兴奋,转为吸气。可见,肺牵张反射的意义是阻止吸气过深过长,促使吸气转为呼气,与脑桥呼吸调整中枢共同调节呼吸频率与深度。

正常成年人只有在深吸气(潮气量增加至 800ml 以上)时,才能引起肺牵张反射,这可能是人体肺牵张反射的中枢阈值较高所致。故平静呼吸时,肺牵张反射并不发挥重要的调节作用。但在新生儿,这一反射较为明显,大约在出生 4~5d 后反射就迅速减弱。在病理情况下,如肺炎、肺水肿、肺充血等,由于肺顺应性降低,吸气时对牵张感受器的刺激较强,可以引起该反射,使呼吸变浅变快。

(二)化学感受性反射

1. 化学感受器　参与呼吸调节的化学感受器因其所在部位的不同,分为外周化学感受器和中枢化学感受器。外周化学感受器是颈动脉体和主动脉体,它们能感受血液中 PO_2、PCO_2 和 H^+ 浓度的变化,当血液中 PCO_2 升高、H^+ 浓度升高、PO_2 下降时,都可刺激外周化学感受器,产生兴奋,经窦神经和迷走神经传入延髓,反射性地引起呼吸加深加快。中枢化学感受器位于延髓腹外侧浅表部位,它对脑脊液和局部组织液的 H^+ 变化极其敏感,对血液中的 CO_2 变化不敏感,因而主要的生理性刺激是脑脊液和局部细胞外液的 H^+ 浓度。 6-19

6-19　视频

2. CO_2 对呼吸的影响　CO_2 是呼吸的生理性刺激物,是调节呼吸最重要的体液因素。事实证明,血液中一定水平的 PCO_2 是维持呼吸和兴奋呼吸中枢的必要条件。例如,人过度通气,可发生呼吸暂停,这是由于 CO_2 排出过多,使血液中 CO_2 浓度降低的缘故。适当增加吸入气的 CO_2 浓度,可使呼吸增强,肺通气量增加。肺通气增加又可使 CO_2 排出增加,使血液 CO_2 重新接近正常水平。但是,当吸入气的 CO_2 含量超过 7% 时,血液中 CO_2 浓度显著升高,可出现头痛、头昏,甚至昏迷,出现 CO_2 麻醉现象。

CO_2 刺激呼吸是通过两条途径实现的:一是通过刺激中枢化学感受器再兴奋呼吸中枢;二是刺激外周化学感受器,反射性地使呼吸加深、加快,增加肺通气。但两条途径中,以前者为主。由于血液中的 CO_2 能迅速通过血-脑屏障,在碳酸酐酶作用下 CO_2 与 H_2O 结合生成 H_2CO_3,继而解离出 H^+,中枢化学感受器对 H^+ 非常敏感,因此,血中 CO_2 升高,是通过 H^+ 的作用而使中枢化学感受器兴奋的。

3. H^+ 对呼吸的影响　H^+ 对呼吸的调节主要是通过外周化学感受器实现的。动脉血 H^+ 浓度增加,使呼吸加深加快,肺通气增加;反之,呼吸抑制,通气量减少。虽然中枢化学感受器对 H^+ 的敏感性较高,约为外周化学感受器的 25 倍,但是由于 H^+ 不易通过血-脑屏障,限制了它对中枢化学感受器的作用。

4. O_2 对呼吸的影响　低 O_2 对呼吸的调节是通过外周化学感受器实现的。吸入气或血液中的 PO_2 降低时,可通过兴奋外周化学感受器,反射性引起呼吸加深、加快,肺通气增加。低 O_2 对呼吸的兴奋作用,只有在血液 PO_2 降到 60mmHg 以下时才有明显效应。动物实验观察到,若摘除外周化学感受器,低 O_2 对呼吸的兴奋作用消失,呼吸反而抑制,表明低 O_2 对呼吸的兴奋作用完全是通过外周化学感受器实现的。低 O_2 对呼吸中枢的直接作用是抑制,并且这种抑制作用随着低 O_2 程度的加重而加强。通常在轻、中度低 O_2 情况下,来自外周化学感受器对呼吸中枢的兴奋作用一定程度上抵消低 O_2 对中枢的抑制作用,表现为呼吸加强,肺通气量增加,低 O_2 得以纠正。严重低 O_2 情况下,来自外周化学感受器的兴奋作用不足以抵消低 O_2 对中枢的抑制作用时,将出现呼吸抑制。 6-20

6-20　临床链接

综上所述,当血液 PCO_2 升高、H^+ 浓度升高、PO_2 降低时,分别都有兴奋呼吸作用,且三者引起的肺通气反应的程度大致接近。然而,在自然呼吸情况下,不可能只有一个因素改变而其他因素不变,往往一种因素的改变会引起另外一种或两种因素相继改变,因此三者之间相互作用、相互影响。

6-21　自测练习

（陈　　敏、周溢彪）

第五节　缺氧

组织供氧不足或利用氧障碍引起细胞代谢、功能甚至形态结构异常变化的病理过程,称为缺氧(hypoxia)。缺氧是造成细胞损伤的最常见原因,也是临床上多种疾病的基本病理过程。呼吸四个环节的任何一个环节发生障碍均可引起缺氧。

6-22　PPT

6-23　学习情境

一、常用的血氧指标 6-24

(一)血氧分压

血氧分压(PO_2)是溶解于血液中的氧所产生的张力。动脉血氧分压(PaO_2)正常值约为 100mmHg,取决于吸入气体的氧分压和外呼吸功能;静脉血氧分压(PvO_2)正常值约为 40mmHg,取决于组织摄氧和利用氧的能力。

6-24　视频

(二)血氧容量

血氧容量(CO_2max)为 1L 血液中血红蛋白(Hb)被氧充分饱和时的最大携氧量,正常值约为 200ml/L。它取决于血红蛋白的质(与氧结合的能力)和量,反映血液携氧的能力。

(三)血氧含量

血氧含量(CO_2)为 1L 血液实际携氧量,正常动脉血氧含量(CaO_2)约为 190ml/L,静脉血氧含量(CvO_2)约为 140ml/L。血氧含量主要取决于 PO_2 和血氧容量。动-静脉血氧含量差反映组织的摄氧能力,正常时约为 50ml/L。

(四)血氧饱和度

血氧含量和血氧容量的百分比为血氧饱和度(oxygen saturation,SO_2),即:血氧饱和度＝(氧含量/氧容量)×100%。一般动脉血氧饱和度(SaO_2)为 95%～98%,静脉血氧饱和度(SvO_2)约为 75%。血氧饱和度主要取决于血氧分压。

(五)氧解离曲线及影响因素

1.氧解离曲线　　表示 PO_2 与血氧饱和度关系的曲线称为氧解离曲线(oxygen dissociation curve)(图 6-10)。该曲线表示不同 PO_2 时,O_2 与 Hb 的解离和结合情况。氧解离曲线呈"S"形。氧解离曲线各段的特点及其意义如下:

（1）氧解离曲线的上段：相当于 PO_2 在 60～100mmHg 的 Hb 氧饱和度变化曲线，可认为是 Hb 与 O_2 结合的部分。这段曲线较平坦，表明 PO_2 的变化对 Hb 氧饱和度影响不大。例如，PO_2 为 100mmHg 时（相当于动脉血 PO_2），Hb 氧饱和度为 98％；若吸入气 PO_2 提高到 100mmHg 以上，Hb 氧饱和度最高达到 100％，也只增加了 2％；若 PO_2 下降，只要不低于 60mmHg，Hb 氧饱和度就可维持在 90％以上。氧解离曲线的这一特性，可以保证生活在高原地区的人，或某些

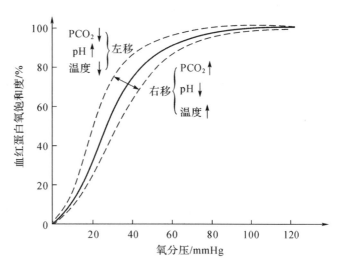

图 6-10　氧解离曲线及影响氧解离曲线的主要因素
实线是在 pH 7.4、PCO_2 40mmHg、温度 37℃时的测定值

呼吸系统疾病时，只要 PaO_2 维持在 60mmHg 以上，Hb 氧饱和度仍能保持在 90％以上，血液仍可携带足够量的 O_2，不致发生明显的低氧血症。

（2）氧解离曲线的中段：相当于 PO_2 在 40～60mmHg 的 Hb 氧饱和度变化曲线，是 HbO_2 释放 O_2 的阶段。该段曲线较陡，PO_2 在 40mmHg（相当于混合静脉血的 PO_2）时 Hb 氧饱和度约为 75％。在这个范围内，PO_2 稍有下降，Hb 氧饱和度就明显下降，表明有较多的 O_2 从氧合血红蛋白中解离出来。

（3）氧解离曲线的下段：相当于 PO_2 在 15～40mmHg 的 Hb 氧饱和度变化曲线，是 HbO_2 最易解离和释放 O_2 的阶段。该段曲线坡度最陡，意即 PO_2 稍下降，HbO_2 就可大幅度下降。例如当剧烈运动时，组织耗 O_2 量增加，PO_2 可降至 15mmHg，当血液流经这样的组织时，Hb 氧饱和度降至 22％左右，这时每升血液能供给组织的 O_2 是安静时的 3 倍。可见该段曲线也代表 O_2 的贮备。反过来，这一段的特性还提示，当动脉血 PO_2 较低时，只要吸入少量的 O_2，就可以明显提高氧饱和度和血氧含量，这就是慢性阻塞性呼吸系统疾病的低氧血症进行低流量吸氧治疗的理论基础。

2.影响氧解离曲线的因素　血红蛋白与氧的亲和力指标是 P_{50}（血液在 37℃、pH 7.4、PCO_2 40mmHg 的条件下，使 SaO_2 达到 50％时的 PO_2），正常成人 P_{50} 为 27mmHg。

Hb 与 O_2 的结合和解离可受多种因素的影响，其中主要的影响因素有血液的 pH 值、PCO_2、温度（图 6-10）。血液中 PCO_2 升高、pH 值降低（或[H^+]升高）、温度升高，表明机体存在缺氧，这时氧解离曲线右移，P_{50} 增大，意味着 Hb 与 O_2 的亲和力降低，在相同的 PO_2 下 SaO_2 降低，O_2 释放增多。反之，血液中 PCO_2 降低、pH 值升高（或[H^+]降低）、温度降低，可使氧解离曲线左移，P_{50} 变小，意味着 Hb 与 O_2 的亲和力增加，与 Hb 结合的 O_2 不易释放。此外，当红细胞在无氧酵解时形成的 2,3-二磷酸甘油酸（2,3-DPG）增多时，也可使氧解离曲线右移。

二、缺氧类型及特点

氧的摄取和利用经历了从空气中摄入 O_2，弥散入血液，与血红蛋白结合，经血液送到全身被组织细胞利用 4 个环节，其中任何一个环节发生障碍，都可引起缺氧。

(一)低张性缺氧

1.概念与基本发病环节　低张性缺氧(hypoxic hypoxia)是指由于肺泡氧分压降低,或静脉血分流入动脉,血液从肺摄取的氧减少,以致 PaO_2 降低, CaO_2 减少,引起组织供氧不足而缺氧,又称乏氧性低氧血症。基本发病环节是 PaO_2 降低。

2.原因

(1)吸入气氧分压过低:大气氧分压过低,多见于海拔 3000m 以上的高空和高原,也可发生于通风不好的矿井、坑道。大气氧分压过低引起的缺氧又称大气性缺氧。

(2)外呼吸功能障碍:外呼吸功能障碍由肺的通气和换气功能障碍所致,故又称呼吸性缺氧。

(3)静脉血分流入动脉:此种情况多见于先天性心脏病,如室间隔缺损患者,伴肺动脉高压,右向左分流型,右心室内静脉血进入左心室。

3.血氧变化　 PaO_2 下降, SaO_2 下降, CaO_2 下降, CO_2max 正常。低张性缺氧时,由于血液弥散入组织利用的氧减少,故动-静脉血氧含量差一般减小。

(二)血液性缺氧

1.概念与基本发病环节　血液性缺氧(hemic hypoxia)是由于血红蛋白数量减少或性质改变,导致血液携带氧的能力降低或血红蛋白结合的氧不易释出而引起的组织缺氧,又称等张性低氧血症。基本发病环节是 CO_2max 降低。

2.原因

(1)贫血:各种原因引起的严重贫血,使血红蛋白数量减少所致的缺氧,称为贫血性缺氧。严重的贫血患者面色苍白,不会发绀。

(2)高铁血红蛋白血症:血红蛋白中的 Fe^{2+} 在氧化剂的作用下,可氧化成 Fe^{3+} ,形成高铁血红蛋白,高铁血红蛋白中的 Fe^{3+} 因与羟基牢固结合而丧失携带氧的能力,而且 Fe^{3+} 还能使剩余的 Fe^{2+} 与氧的亲和力提高,导致氧解离曲线左移,加重组织缺氧。较常见的原因是食用大量含硝酸盐的腌菜后,经肠道细菌作用将硝酸盐还原为亚硝酸盐,肠道吸收后形成高铁血红蛋白血症,患者皮肤、黏膜呈咖啡色或青石板色,称为"肠源性发绀"。

(3)一氧化碳中毒:血红蛋白与 CO 结合成碳氧血红蛋白(HbCO),从而失去携氧功能。由于 CO 与血红蛋白的亲和力比 O_2 大 210 倍,当吸入气中有 0.1% 的 CO 时,血液中的血红蛋白可能有 50% 生成为 HbCO。另一方面,CO 还能使氧解离曲线左移, HbO_2 中的氧不易释出,从而加重组织缺氧。

3.血氧变化　 PaO_2 正常, CO_2max 降低, CaO_2 降低, SaO_2 正常。血液性缺氧时,由于外呼吸功能正常,故 PaO_2 及 SaO_2 正常,但因血红蛋白数量减少或性质改变,使 CO_2max 降低,因而 CaO_2 也减少,动-静脉血氧含量差低于正常。

(三)循环性缺氧

1.概念与基本发病环节　循环性缺氧(circulatory hypoxia)是由于血液循环障碍,组织血流量减少引起组织供氧量不足,又称低动力性缺氧。基本发病环节是组织单位容量血液有效供氧不足。循环性缺氧可分为缺血性缺氧和淤血性缺氧。前者是由于动脉压降低或动脉阻塞使毛细血管床血液灌注量减少;后者则由于静脉压升高使血液回流受阻,导致毛细血管淤血所致。

2.原因

(1)全身性血液循环障碍:多见于休克和心力衰竭。大多数休克患者心排出量减少比心力衰竭者更严重,全身性缺氧也更严重。

(2)局部性血液循环障碍　多见于栓塞、血管病变,如动脉粥样硬化或脉管炎与血栓形成等。

3.血氧变化　PaO_2、$CO_2\max$、CaO_2、SaO_2 均正常,主要是动-静脉血氧含量差增大。单纯性循环性缺氧时,由于血流缓慢,血液流经毛细血管的时间较长,从单位容量血液弥散入组织的氧增多,使 CvO_2 降低,致使动-静脉血氧含量差大于正常。

(四)组织性缺氧

1.概念　组织性缺氧(histogenous hypoxia)是指组织细胞利用氧障碍所引起的缺氧,又称氧利用障碍性缺氧。

2.原因

(1)组织中毒:氰化物、硫化物、磷等中毒引起组织中毒性缺氧,最典型的是氰化物中毒。氰化物由消化道、呼吸道或皮肤进入体内,迅速与氧化型细胞色素氧化酶的 Fe^{3+} 结合为氰化高铁细胞色素氧化酶,使之不能还原成还原型细胞色素氧化酶,呼吸链中断,组织不能利用氧。此类缺氧又称组织中毒性缺氧,患者皮肤、黏膜呈玫瑰红色。

(2)细胞损伤:放射线、氧中毒可通过氧自由基损伤线粒体,细菌毒素(如内毒素)亦可造成线粒体损害,引起细胞利用氧障碍。

(3)维生素缺乏:维生素 B_2、泛酸、烟酸、烟酰胺等均是呼吸链中脱氢酶的辅酶组成成分,这些维生素的严重缺乏,可能导致氧的利用障碍。

3.血氧变化　PaO_2、$CO_2\max$、CaO_2、SaO_2 均正常,主要是动-静脉氧含量差减少。由于内呼吸障碍使组织细胞不能充分利用氧,故 CvO_2 和 PvO_2 较高,动-静脉氧含量差小于正常。

缺氧虽分为上述四类,但在实际情况中所见的往往是混合型。例如心力衰竭,既有循环障碍引起的循环性缺氧,又可继发肺淤血、水肿而引起低张性缺氧。因此,对具体患者要进行全面具体的分析。四类缺氧的区别见表 6-3。

6-25 视频

6-25

表 6-3　四类缺氧的比较

缺氧类型	常见原因	基本发病环节	血氧指标变化					皮肤黏膜颜色
			PaO_2	$CO_2\max$	CaO_2	SaO_2	CaO_2-CvO_2	
低张性缺氧	吸入气氧分压过低;外呼吸功能障碍;动-静脉分流	PaO_2 下降	降低	正常	降低	降低	减小	中枢性发绀
血液性缺氧	贫血;高铁血红蛋白血症;一氧化碳中毒	Hb 质和量异常	正常	降低	降低	正常	减小	樱桃红色、棕褐色、苍白色
循环性缺氧	心力衰竭;休克;局部血液循环障碍	组织有效供氧不足	正常	正常	正常	正常	增大	外周性发绀
组织性缺氧	组织中毒;细胞损伤;维生素缺乏	组织利用氧障碍	正常	正常	正常	正常	减小	玫瑰红色

三、缺氧时机体的功能和代谢变化

各种类型的缺氧所引起的功能和代谢变化既有相似之处,又各具特点,以下主要以低张性缺氧为例,说明缺氧对机体的影响。

(一)呼吸系统的变化

1. 代偿性肺通气增强　当 PaO_2 低于 60mmHg 时,可刺激颈动脉体和主动脉体化学感受器,反射性地引起呼吸加深加快,肺泡氧分压升高,PaO_2 也随之升高。呼吸加深使胸内负压增大,还可促进静脉回流,增加心输出量和肺血流量,有利于氧的摄取和运输。

2. 肺水肿　急性低张性缺氧时,可在 1～4d 内发生肺水肿,表现为呼吸困难、咳嗽、咳血性泡沫痰、肺部有湿啰音等。多于快速进入海拔 4000m 以上高原时出现,又称高原性肺水肿。其发病机制一般是由于肺小动脉不均衡收缩、毛细血管压力增高和微血管通透性增高所致。高原性肺水肿一旦发生,应积极抢救,及时给氧或下撤至低海拔处,否则可能危及生命。

(二)循环系统的变化

1. 代偿性反应

(1)心输出量增加:缺氧时,可引起交感神经兴奋,使儿茶酚胺类释放增加,作用于心脏β-肾上腺素能受体,导致心率增快、心肌收缩力加强、静脉回流增加,提高全身组织的供氧量。

(2)血流分布变化:急性缺氧时,交感神经兴奋,儿茶酚胺增多,作用于皮肤、腹腔内脏等处血管的 α 受体,使血管收缩,血流量减少;作用于心、脑血管的 β 受体,使血管扩张,血流量增加。这种血流的重新分布有利于保证生命重要器官的血氧供应。

(3)毛细血管增生:长期慢性缺氧可促使毛细血管增生,尤其是脑、心脏及骨骼肌的毛细血管增生更显著,从而增加对细胞的供氧量。

2. 循环功能障碍

(1)肺动脉高压:肺泡缺氧所致肺血管收缩可增加肺循环阻力,引起肺动脉高压。持续肺动脉高压可导致右心室肥大,甚至心力衰竭。

(2)心肌的收缩与舒张功能降低:缺氧可降低心肌的舒缩功能,长期严重缺氧会发生心肌细胞变性坏死,导致心力衰竭。

(3)心律失常:严重缺氧可引起窦性心动过缓、期前收缩,甚至发生心室纤颤而致死。

(4)静脉回流减少:严重缺氧时,呼吸中枢的抑制使胸廓运动及心脏活动减弱,导致回心血量减少,心输出量减少,引起循环衰竭。

(三)中枢神经系统的变化

脑对缺氧十分敏感,且对缺氧的耐受性差,急性缺氧可引起头痛、情绪激动、记忆力和判断力降低或丧失。慢性缺氧有易疲劳、嗜睡、注意力不集中及精神抑郁等症状。严重缺氧可导致烦躁不安、惊厥、昏迷甚至死亡。

(四)血液系统的变化

缺氧时血液系统的主要变化为骨髓造血功能的增强和氧解离曲线右移,以增加氧的运输和血红蛋白氧的释放。

1. 红细胞增多　急性缺氧时,交感神经兴奋,脾、肝等储血器官收缩,使进入循环的血液增多。慢性缺氧时,肾脏促红细胞生成素增多,骨髓造血功能增强,促进红细胞分化、增殖和成熟,并加速血红蛋白的合成,增加血液的氧容量和氧含量。

2.氧解离曲线右移　缺氧时,红细胞内 2,3-DPG 增加,导致氧解离曲线右移,使血红蛋白与氧的亲和力降低,易于将结合的氧释放,供组织利用。

(五)组织细胞的改变

1.组织细胞的适应性变化

(1)组织细胞利用氧的能力增强:慢性缺氧时,细胞内线粒体的数目和膜的表面积均增加,呼吸链中的酶增加,使细胞的内呼吸功能增强。

(2)肌红蛋白增加:慢性缺氧可使肌肉中肌红蛋白含量增多,以增加氧的储存能力。

(3)低代谢状态:缺氧可使细胞的耗能过程减弱,如蛋白质合成、葡萄糖合成、尿素合成、离子泵功能等均降低,使细胞呈低代谢状态,有利于在缺氧下生存。

2.缺氧性细胞损伤

(1)细胞膜通透性增高:缺氧时细胞膜受损,通透性增高,钠水潴留,引起细胞水肿。

(2)线粒体的变化:严重缺氧时线粒体肿胀或坏死,细胞呼吸停止。

(3)溶酶体的变化:严重缺氧使溶酶体肿胀、破裂,大量溶酶体酶释出,溶解细胞及其周围组织。

四、影响机体对缺氧耐受性的因素

不同年龄、机体的功能状态、营养、锻炼、气候等都可影响机体对缺氧的耐受性,这些因素可以归纳为两点,即代谢耗氧率和机体的代偿能力。

(一)代谢耗氧率

基础代谢高者,如发热、机体过热或甲状腺功能亢进患者,由于耗氧多,故对缺氧的耐受性差。寒战、体力活动、情绪激动等可增加机体耗氧量,降低缺氧的耐受性。体温降低、神经系统抑制则能降低机体耗氧率,使机体对缺氧的耐受性增强,故低温麻醉可用于心脏外科手术,以延长手术所必需的阻断血流(缺氧)的时间。

(二)机体的代偿能力

机体通过呼吸、循环和血液系统的代偿性反应,能增加组织的供氧。通过组织细胞的代偿性反应能提高利用氧的能力。因而,患有心、肺疾病及血液病的患者对缺氧耐受性低,老年人因肺和心的功能储备降低、骨髓的造血干细胞减少、外周血液细胞数减少,均可导致对缺氧的适应能力下降。

此外,代偿能力还可通过锻炼提高。轻度缺氧可调动机体的代偿能力。如登高山者,若采取缓慢的阶梯性上升,要比快速上升者能更好地适应。慢性贫血患者的血红蛋白即使很低,仍能维持正常活动,而急性失血使血红蛋白减少到同等程度,就可能引起严重的代谢功能障碍。 6-26

6-26　拓展阅读　　6-27　自测练习

（朱晓萍）

第六节　呼吸衰竭

呼吸衰竭(respiratory failure)是指各种原因引起外呼吸功能严重障碍,导致 PaO_2 降低伴或不伴 $PaCO_2$ 升高的病理过程。特征是:在海平面大气压、静息状态、吸入空气的条件下,出现 PaO_2 低于 60mmHg 和(或)伴有 $PaCO_2$ 高于 50mmHg,这也是诊断呼吸衰竭的主要血气标准。

6-28　PPT　　6-29　学习情境

根据血气变化特点,呼吸衰竭可分为Ⅰ型呼吸衰竭(低氧血症型)和Ⅱ型呼吸衰竭(低氧血症伴高碳酸血症);根据发病环节不同,分为通气性呼吸衰竭和换气性呼吸衰竭;根据原发病变部位不同,又可分为中枢性呼吸衰竭和外周性呼吸衰竭;根据病程经过不同,还可分为急性呼吸衰竭和慢性呼吸衰竭。

一、病因和发病机制

外呼吸包括肺通气和肺换气两个环节,当通气功能障碍、弥散过程障碍、肺泡通气与血流比值失调,使气体交换障碍,均可出现呼吸功能不全,最终导致呼吸衰竭。

(一)肺通气功能障碍

肺泡通气量即有效通气量,正常成人静息时约为 4L/min。肺泡通气不足可导致呼吸衰竭,包括限制性通气不足和阻塞性通气不足。 6-30

6-30　视频

1.限制性通气不足　肺泡扩张受限制所引起的肺泡通气量不足称为限制性通气不足(restrictive hypoventilation),其发生机制如下:

(1)呼吸肌活动障碍:当脑部病变或药物使呼吸中枢受损或抑制,或神经肌肉疾患累及呼吸肌时,均可因呼吸肌收缩减弱或膈肌活动受限,导致肺泡不能正常扩张而发生通气不足。

(2)胸廓的顺应性降低:见于胸廓病变或某些胸膜病变,如脊柱后侧凸、多发性肋骨骨折、胸膜纤维化等可限制胸廓的扩张。

(3)肺的顺应性降低:严重的肺纤维化或肺泡表面活性物质减少可降低肺的顺应性,使肺泡的弹性阻力增大,导致限制性通气不足。

(4)胸腔积液和积气:胸腔大量积液或张力性气胸时,可压迫肺,使肺扩张受限。

2.阻塞性通气不足　气道狭窄或阻塞引起的肺泡通气量不足称为阻塞性通气不足(obstructive hypoventilation)。影响气道阻力的因素有气道内径、长度和形态,气流速度和形式等,其中最主要的是气道内径。气道内外压力的改变,管壁痉挛、肿胀或纤维化,管腔被黏液、渗出物、异物或肿瘤等阻塞,肺组织弹性降低使其对气道管壁的牵引力减弱等,均可使气道内径变窄或不规则而增加气流阻力,引起阻塞性通气不足。气道阻塞可分为中央性、外周性。

(1)中央气道阻塞:指气管分叉处以上的气道阻塞。若阻塞位于胸外(如声带麻痹、炎症等),则吸气时气道狭窄加重,呼气时则因气道内压力大于大气压而使阻塞减轻,故表现为明显的吸气性呼吸困难(图 6-11A)。阻塞位于中央气道的胸内部分,由于吸气时气道内压大于胸内压可使阻塞减轻,用力呼气时则可因胸内压大于气道内压而加重阻塞,故表现为呼气性呼吸困难(图 6-11B)。

(2)外周气道阻塞:指内径小于 2mm 的细支气管阻塞。细支气管无软骨支撑,管壁薄,又与肺泡结构紧密相连,随吸气和呼气而伸缩。吸气时随着肺泡扩张,细支气管也随之扩大和伸

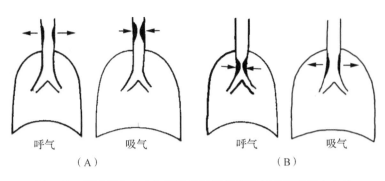

图 6-11　不同部位中央气道阻塞时呼气和吸气的气道阻力变化
(A)胸外部分不全阻塞产生吸气性呼吸困难
(B)胸内部分不全阻塞产生呼气性呼吸困难

长;呼气时则小气道缩短变窄。慢性阻塞性肺疾病(chronic obstructive pulmonary disease, COPD)主要侵犯这些小气道,使管壁增厚、管壁顺应性降低、分泌物潴留,气道阻力增加,常发生呼气性呼吸困难。

3.肺泡通气不足时的血气变化　通气功能障碍的特点是总肺泡通气量不足,使氧的吸入和二氧化碳的排出均发生障碍,肺泡内氧分压降低和二氧化碳分压增高,流经肺泡毛细血管的血液不能充分氧合,必然导致 PaO_2 降低和 $PaCO_2$ 升高,常表现为Ⅱ型呼吸衰竭。

(二)肺换气功能障碍 📺6-31

1.弥散障碍　弥散障碍(diffusion impairment)是指氧和二氧化碳通过肺泡膜进行气体交换的过程发生障碍。

(1)弥散障碍的常见原因:①肺泡膜面积减少:可见于肺实变、肺不张、肺叶切除等。②肺泡膜厚度增加:当肺水肿、肺泡透明膜形成、肺纤维化等,可因肺泡膜通透性降低而影响气体弥散。

6-31　视频

(2)弥散障碍时的血气变化:单纯弥散障碍主要表现为 PaO_2 降低。由于二氧化碳的弥散速度比氧大 20 倍,因此在氧弥散障碍的情况下,二氧化碳仍能有效排出,维持正常的 $PaCO_2$。因此,弥散障碍引起的是Ⅰ型呼吸衰竭。

2.肺通气与血流比值失调　肺部疾病时肺的总通气量与总血流量有时可以正常,但部分有病变肺的通气与血流的分布不均匀以及比例的严重失调,却可使患者不能进行有效的换气。这是肺部疾病引起呼吸衰竭最常见的机制。肺通气与血流比值失调有两种基本形式。

(1)部分肺泡通气不足:支气管哮喘、慢性支气管炎、阻塞性肺气肿等引起的气道阻塞,以及肺纤维化、阻塞性肺气肿等引起的限制性通气障碍,可导致肺泡通气的严重不足,而血流无相应减少,即通气与血流比值降低,流经这部分肺泡的静脉血未经充分氧合便掺入动脉血内。这种情况类似动-静脉短路,称功能性分流。

(2)部分肺泡血流不足:某些肺部疾患,如肺动脉栓塞、肺动脉收缩、肺动脉炎、DIC 等,患部肺泡血流减少,吸入的空气没有或很少参与气体交换,就像增加了肺泡生理死腔量,这种情况又称死腔样通气,导致肺通气与血流比值增高。

(3)肺通气/血流比值失调时的血气变化:无论是肺泡通气不足引起的功能性分流增加,还是部分肺泡血流不足引起的死腔样通气增加,均可导致 PaO_2 降低,而 $PaCO_2$ 可正常或降低,极严重时也可升高,故肺通气与血流比值失调常导致Ⅰ型呼吸衰竭,极严重时可转为Ⅱ型呼吸衰竭。

在呼吸衰竭的发病机制中,单纯的通气不足、单纯的弥散障碍、单纯的肺内短路增加或单纯的肺通气与血流比值失调是较少的,这些因素往往同时存在或相继发生作用。

二、机体的主要功能和代谢变化

1. 酸碱平衡及电解质紊乱　Ⅱ型呼吸衰竭时,可引起呼吸性酸中毒、代谢性酸中毒;Ⅰ型呼吸衰竭常伴有代谢性酸中毒和呼吸性碱中毒(详见第九章第五节)。

2. 呼吸系统变化　外呼吸功能障碍造成的低氧或高碳酸血症可影响呼吸功能。当 PaO_2 低于 60mmHg 时,可作用于颈动脉体(主要)与主动脉体化学感受器,反射性增强通气。二氧化碳潴留主要作用于中枢化学感受器,使呼吸中枢兴奋,从而引起呼吸加深加快,增加肺泡通气量。但当 PaO_2 低于 30mmHg 或 $PaCO_2$ 超过 80mmHg 时,将损害或抑制呼吸中枢。

3. 中枢神经系统变化　轻度呼吸衰竭(PaO_2 低于 60mmHg)可使中枢神经系统兴奋性升高,出现智力和视力轻度减退;PaO_2 迅速降至 40～50mmHg 以下时,就会引起一系列神经精神症状,如头痛、不安、定向与记忆障碍、精神错乱、嗜睡等;严重时(PaO_2 低于 20mmHg)只需几分钟就可造成神经细胞的不可逆性损害,直接威胁生命。CO_2 潴留,$PaCO_2$ 超过 80mmHg 时,可出现头痛、烦躁、精神错乱、扑翼样震颤、嗜睡、抽搐及呼吸抑制等严重的中枢神经系统功能障碍症状,称为 CO_2 麻醉。 6-32

6-32　临床链接

4. 循环系统变化　轻度呼吸衰竭可反射性兴奋心血管中枢,从而使心率加快,心肌收缩力加强,心输出量增加,皮肤及腹腔内脏血管收缩,同时心、脑血管扩张,保证心、脑供血。严重呼吸衰竭则可抑制心血管中枢,并可直接造成心肌损害。

慢性呼吸系统疾病、呼吸衰竭常累及心脏,主要引起右心肥大,甚至右心衰竭,称肺源性心脏病。

5. 肾功能变化　呼吸衰竭时肾功能也可受到损害,轻者尿中出现蛋白、红细胞、白细胞及管型等;严重时可发生急性肾功能衰竭,出现少尿、氮质血症和代谢性酸中毒等。此时肾脏结构往往无明显变化,多为功能性肾功能衰竭,只要外呼吸功能好转,肾功能就可恢复。这主要是缺氧与高碳酸血症反射性通过交感神经兴奋引起肾血管收缩,肾血流量严重减少所致。

6. 消化系统变化　严重缺氧可使胃壁血管收缩,降低胃黏膜的屏障作用。二氧化碳潴留可增强胃壁细胞碳酸酐酶活性,使胃酸分泌增多,而且有的患者还可合并 DIC、休克等,故呼吸衰竭时可出现胃肠道黏膜糜烂、坏死、出血与溃疡形成等变化。 6-33

6-33　拓展阅读　　6-34　自测练习

(李群锋)

 思考题

1. 试述肺弹性阻力及其与表面活性物质之间的关系。

2. 简述血液 PCO_2、H^+ 浓度和 PO_2 改变对呼吸运动的影响及其作用途径。

6-35　思维导图

3. Ⅱ型呼吸衰竭患者应如何给氧?为什么?

第七章

消化系统

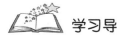 学习导航

机体必须从外界摄取各种营养物质,作为新陈代谢的物质原料和能量来源。营养物质来自食物,包括蛋白质、脂肪、糖类、维生素、水和无机盐等,其中水、无机盐和维生素可直接被吸收利用,而蛋白质、脂肪和糖是结构复杂的有机物,必须在消化道内分解成结构简单的小分子物质,才能被吸收。被人体吸收后多数物质在肝脏进行生物转化和利用。不能被消化和吸收的食物残渣,最后以粪便的形式排出体外。因而,消化和吸收是消化系统的重要功能。肝脏是参与消化的重要器官,当各种原因严重损害肝细胞时,可引起肝功能不全,并进一步发展为肝功能衰竭,表现为肝性脑病或肝肾综合征。

 学习目标

学完本章后,你应:

(1)掌握　消化和吸收的概念;交感、副交感神经对消化功能的调节;胃液的主要成分和作用;胰液、胆汁的成分及其作用。肝性脑病的概念、原因、诱因。

(2)熟悉　胃排空的概念及其控制;胃、小肠、大肠的运动形式、作用;小肠在吸收中的作用;三大类营养物质吸收过程;肝性脑病的分类及发病机制(氨中毒学说、假性神经介质学说)。

(3)了解　口腔内的消化;小肠液的性质、成分、作用;粪便的形成和排便反射;胃肠激素的概念。肝性脑病的防治和护理原则。

食物在消化道内被分解为小分子物质的过程称为消化。消化的方式有两种:一种是通过消化道肌肉的舒缩活动,将食物磨碎,并使之与消化液充分混合,以及将食物不断地向消化道的远端推送,这种方式称机械消化。另一种消化方式是通过消化腺分泌的消化液完成的,消化液中含有各种消化酶,能分别分解蛋白质、脂肪和糖类等物质,使之成为小分子物质,这种消化方式称化学性消化。在正常情况下,这两种方式的消化作用是同时进行,互相配合的。消化后的小分子物质及水、无机盐和维生素等透过消化道的黏膜进入血液和淋巴循环的过程,称为吸收。消化和吸收是两个相辅相成、紧密联系的过程,以保证机体获得足够的营养和能量。

第一节　消化器官概述

一、消化道平滑肌的特性

整个消化道中,除口腔、咽、食管上端和肛门外括约肌为骨骼肌外,其余大部分都是平滑肌。消化道平滑肌与其他肌肉一样,也具有兴奋性、传导性和收缩性等特性,但这些特性有其自己的特点。

7-1　PPT

(一)消化道平滑肌的一般特性

1.兴奋性低,收缩速度缓慢　消化道平滑肌收缩的潜伏期、收缩期和舒张期的时间比骨骼肌长得多,而且变异很大。

2.富有伸展性　消化道平滑肌能适应需要而做很大程度的伸展,这一特性使消化器官有可能容纳数倍于自己原初体积的食物。

3.具有紧张性　消化道平滑肌经常保持一种微弱的持续收缩状态。这不仅使消化器官能维持一定的形状和位置,经常保持着一定的基础压力,而且还是消化道平滑肌各种活动产生的基础。

4.自动节律性　消化道平滑肌在离体后,置于适宜的环境内,仍能进行良好的节律性运动,但其收缩很缓慢,节律性远不如心肌规则。

5.对某些理化刺激敏感　消化道平滑肌对电刺激较不敏感,但对于牵张、温度和化学刺激则特别敏感,轻微的刺激常可引起强烈的收缩。消化道平滑肌的这一特性是与它所处的生理环境分不开的。

(二)消化道平滑肌的电生理特性

消化道平滑肌电活动的形式要比骨骼肌复杂得多,其电生理变化大致可分为三种,即静息电位、慢波电位和动作电位。

1.静息电位　消化道平滑肌的静息电位很不稳定,波动较大,其实测值为 $-50 \sim -60mV$,静息电位主要由 K^+ 的平衡电位形成,但 Na^+、Cl^-、Ca^{2+} 以及生电性钠泵活动也参与了静息电位的产生。

2.慢波电位　消化道平滑肌细胞可产生节律性的自动去极化。以静息电位为基础的这种周期性波动,其发生频率较慢,被称为慢波电位。消化道不同部位的慢波频率不同。慢波的波幅约为 $10 \sim 15mV$,持续时间由数秒至十几秒。慢波可使静息电位接近于产生动作电位的阈电位,一旦达到阈电位,便可产生动作电位。

3.动作电位　平滑肌的动作电位在慢波的基础上产生,其幅度低,而且大小不等。动作电位主要由 Ca^{2+} 的内流引起。

慢波电位、动作电位和肌肉收缩的关系可简要归纳为:平滑肌的收缩是继动作电位之后产生的,而动作电位则是在慢波去极化的基础上发生的。因此,慢波电位是平滑肌收缩的起步电位,是平滑肌收缩节律的控制波,它决定蠕动的方向、节律和速度。

二、消化器官的神经支配及其作用

消化系统的功能可根据人体的不同情况发生适应性变化,例如,在非消化期,消化道运动减弱、消化液分泌减少,而在消化期,消化道运动增强、消化液分泌增加,而且,消化系统的功能也和人体其他系统的功能活动如循环、呼吸、代谢等紧密协调,使各器官之间互相密切配合,达到消化食物、吸收营养物质的目的。所有这些活动都是在神经和体液因素的共同调节下实现的。

神经系统对胃肠功能的调节较为复杂,它是通过自主神经和胃肠的内在神经两个系统相互协调统一而完成的(图 7-1)。7-2

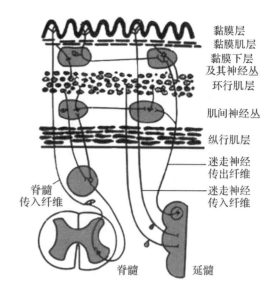

图 7-1　胃肠内在神经丛及其与自主神经的联系

(一)自主神经

支配胃肠的自主神经被称为外来神经,包括交感神经和副交感神经。除口腔、咽、食管上段及肛门外括约肌为骨骼肌,受躯体运动神经支配外,其他消化器官都受交感神经和副交感神经的双重支配,其中副交感神经的影响较大。

7-2　视频

1.交感神经　交感神经从脊髓胸腰段侧角发出,在腹腔神经节、肠系膜神经节或腹下神经节更换神经元后,发出节后纤维分布到胃肠各部分。交感神经兴奋时,末梢释放去甲肾上腺素,引起胃肠运动减弱,腺体分泌减少,回盲括约肌和肛门内括约肌收缩。

2.副交感神经　支配消化器官的副交感神经有第Ⅶ、Ⅸ对脑神经中的副交感神经纤维、迷走神经和盆神经。第Ⅶ、Ⅸ对脑神经中的副交感神经纤维支配唾液腺。迷走神经发自延髓迷走神经背核,支配食管下段、胃、小肠、结肠右三分之二及肝、胆、胰腺。盆神经起自脊髓骶段,支配远段结肠和直肠。副交感神经到达胃肠道的纤维都是节前纤维,它们在器官旁神经节或壁内在神经丛交换神经元,其节后纤维末梢大部分释放乙酰胆碱,引起胃肠运动增强,腺体分泌增加,胃肠括约肌舒张。

(二)内在神经

胃肠的内在神经是由存在于食管至肛门管壁内的两种壁内神经丛组成,一种是胃肠壁黏膜下神经丛;另一种是位于环行肌与纵行肌层之间的肌间神经丛。内在神经丛包含无数的神经元和神经纤维,包括感觉神经元、中间神经元和运动神经元。它们把肠壁的各种感受器及效应器互相连接,形成一个相对独立的局部反射系统,在胃肠活动的调节中具有十分重要的作用。当食物刺激消化道壁时,不需要中枢参与就可通过壁内神经丛完成局部反射。但在完整机体内,内在神经的活动受交感神经和副交感神经的调节。

三、胃肠激素

胃肠激素(gastrointestinal hormone)是由胃肠黏膜的内分泌细胞所分泌激素的统称。从胃到大肠的黏膜内,已经证实有 40 多种内分泌细胞,可以分泌多种胃肠激素。其中对消化器官功能影响较大的胃肠激素主要有促胃液素、促胰液素、胆囊收缩素等。

胃肠激素的主要作用有三个方面:①调节消化腺的分泌和消化道的运动。表 7-1 归纳了三种胃肠激素对消化腺分泌和消化管运动的作用。②调节其他激素的释放。如消化食物时，从胃肠释放的抑胃肽（gastric inhibitory polypeptide，GIP）有很强的刺激胰岛素分泌的作用。此外，生长抑素、胰多肽、血管活性肽等对生长激素、胰岛素、胰高血糖素、胃泌素的释放均有调节作用。③营养作用。一些胃肠激素具有刺激消化道组织的代谢和促进生长的作用，称为营养作用（trophic action）。

表 7-1　三种胃肠激素的主要作用及引起释放的因素

激素名称	主要生理作用	引起释放的因素
促胃液素	促进胃液、胰液、胆汁分泌，加强胃肠运动和胆囊收缩，促进消化管黏膜生长	迷走神经兴奋、胃和小肠上部蛋白质的分解产物
促胰液素	促进胰液（无机盐为主）、胆汁、小肠液分泌，胆囊收缩，抑制胃肠运动和胃液分泌	小肠上部盐酸、蛋白分解产物、脂肪酸
胆囊收缩素	促进胃液、胰液（消化酶为主）、胆汁、小肠液分泌，加强胃肠运动和胆囊收缩	小肠上部蛋白分解产物、脂肪酸、盐酸

（陈　敏）

第二节　消化

7-3　自测练习

一、口腔内消化

（一）咀嚼与吞咽

消化过程从口腔开始。食物在口腔内通过咀嚼运动进行机械性加工。咀嚼肌收缩，配合牙齿和舌的帮助，可以产生很大的压力以切割、磨碎食物，并使食物与唾液充分混合，以形成食团，便于吞咽。此外，咀嚼运动还能反射性地引起胃、胰、肝、胆囊等的活动，增加胃液、胰液、胆汁及胰岛素的分泌，为后续的消化过程准备有利条件。

7-4　PPT

吞咽是食团从口腔经咽、食管进入胃的过程。根据食团在吞咽时所经过的部位，可将吞咽动作分为连续的三个阶段：第一阶段，食团由口腔到咽。这是在来自大脑皮质的冲动的影响下有意识地开始的。主要依靠舌的翻卷运动将食团推向软腭后方而至咽部。第二阶段，食团由咽进入食管上端。由于食团刺激了软腭部的感受器，引起一系列肌肉的反射性收缩，结果使软腭上升，咽后壁向前突出，封闭了鼻咽通路；声带内收，喉头升高并向前紧贴会厌，封闭了咽与气管的通路并使食管上口张开，食团就从咽被挤入食管。第三阶段，食团沿食管下行至胃。这是由食管的蠕动而完成的。

蠕动是消化道平滑肌共有的一种运动形式，是消化道平滑肌顺序收缩形成的一种向前推进的波形运动，表现为食团上端平滑肌收缩，下端平滑肌舒张，这样食团就很自然地被挤入舒张部位而不断向前推送（图 7-2）。

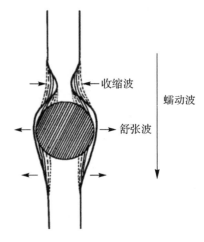

图 7-2　食管蠕动的模式图

（二）唾液及其作用

口腔内的化学消化是在唾液（saliva）的作用下实现的。人的口腔内有腮腺、颌下腺和舌下腺三对大的唾液腺，还有无数散在的小唾液腺。唾液就是由这些大小唾液腺分泌的混合液。

1.唾液的性质和成分　唾液无色、无味，近于中性（pH 6.6～7.1），低渗或等渗。正常成人每天的分泌量约1.0～1.5L。唾液中水分约占99%，有机物主要为唾液淀粉酶、溶菌酶、黏蛋白等，无机物有钠、钾、钙、硫氰酸盐、氯、氨等。

2.唾液的作用　唾液的主要作用有：①湿润与溶解食物，以引起味觉并易于吞咽；②消化淀粉，在唾液中的唾液淀粉酶可使淀粉分解成为麦芽糖；③唾液中的溶菌酶还有杀菌作用；④唾液还可清洁和保护口腔，当有害物质进入口腔时，它可冲淡、中和这些物质，并将它们从口腔黏膜上洗掉。

二、胃内消化

（一）胃的运动

胃是消化道中最膨大的部分，成人的容量一般为1～2L。胃的主要功能是暂时贮存食物和初步消化蛋白质。食物入胃后，通过胃壁机械性消化，形成食糜，以利于胃液的化学消化，并以最适于小肠消化和吸收的速度，将食糜排入十二指肠。

1.胃运动的主要形式

（1）容受性舒张：当咀嚼和吞咽时，食物刺激口腔、咽、食管等处的感受器，通过迷走神经反射性地引起胃底和胃体平滑肌舒张，称为胃的容受性舒张（receptive relaxation）。容受性舒张使胃腔容量由空腹时的50ml增加到进食后的1.0～2.0L。其生理意义是使胃能够容纳大量食物，而胃内压则无显著升高，以防止食糜过早地排入十二指肠，有利于食物在胃内的充分消化。

（2）紧张性收缩：胃壁平滑肌经常处于一定程度的收缩状态，称为紧张性收缩（tonic contraction），在消化过程中，这种收缩逐渐增强。其生理意义是使胃保持一定的形态和位置；维持一定的胃内压，促使胃液渗入食物内部，有利于化学消化；保持胃与十二指肠的压力差，协助食糜向十二指肠推进。

（3）胃的蠕动：食物进入胃后约5min蠕动即开始。蠕动始于胃的中部，每分钟3次，有节律地向幽门方向行进。蠕动波在初起时比较小，在向幽门传播过程中，波的深度和速度都逐步增加，当接近幽门时，明显加强，增高了胃内压，可将一部分食糜（约1～2ml）排入十二指肠。一个蠕动波需1min左右到达幽门，因此，通常是"一波未平，一波又起"。但并不是每一个蠕动波都到达幽门，有些蠕动波到胃窦后即行消失。一旦收缩波超越胃内容物，并到达胃窦终末部时，由于胃窦终末部的有力收缩，胃内部分食物将被反向地推回到近侧胃窦和胃体部（图7-3），食糜的这

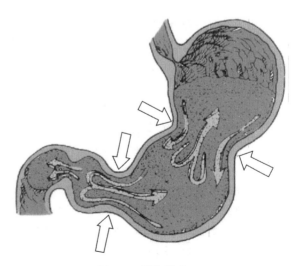

图7-3　胃的蠕动

种后退有利于食物和消化液的混合,还可进一步磨碎块状固体食物。

可见,胃蠕动的生理意义主要在于:①使食物与胃液充分混合,以利于胃液发挥消化作用;②搅拌和磨碎食物,并将食物逐步向幽门部推进,并以一定速度送入十二指肠。

2.胃排空及其控制

(1)胃排空:食物由胃排入十二指肠的过程称为胃排空(gastric emptying)。胃排空的动力是胃的运动以及由此形成的胃与十二指肠之间的压力差。一般在食物入胃后5min即有部分食糜被排入十二指肠。不同食物的排空速度不同,这与食物的物理性状和化学组成有关系。一般地,稀的、流体食物比稠的、固体食物排空快。在三种主要食物中,排空速度的快慢依次为糖类、蛋白质、脂肪。对于混合食物,由胃完全排空通常需要4～6h。

(2)胃排空的控制:

1)胃内因素促进排空:①迷走-迷走反射促进排空。胃的内容物对胃壁的机械刺激,通过迷走-迷走反射和壁内神经丛反射,可使胃运动增强。②促胃液素促进排空。扩张刺激以及食物的某些成分,主要是蛋白质消化产物,可刺激胃窦部G细胞释放促胃液素,促胃液素除了促进胃酸分泌外,也可使胃的运动加强。

2)十二指肠因素抑制排空:①肠-胃反射对胃运动的抑制。食糜中的酸、脂肪、高渗及机械扩张,可刺激十二指肠壁上的感受器,反射性地抑制胃运动,引起胃排空减慢,这个反射称为肠-胃反射。肠-胃反射对酸的刺激特别敏感,当pH降到3.5～4.0时,反射即被引起,阻止酸性食糜进入十二指肠。②十二指肠产生的激素对胃排空的抑制。当过量的食糜,特别是酸或脂肪由胃进入十二指肠后,可引起小肠黏膜释放促胰液素、抑胃肽等激素,抑制胃的运动,延缓胃的排空。

在十二指肠内,随着盐酸被碳酸氢盐中和,食物消化产物被吸收,它们对胃运动的抑制影响便渐渐消失,胃运动又逐渐增强,因而又推送另一部分食糜进入十二指肠。如此重复,使胃内容物的排空较好地适应十二指肠内的消化、吸收速度。

(二)胃液及其作用

食物在胃内的化学消化是通过胃液的作用实现的。胃黏膜含有两类分泌细胞,一类是内分泌细胞,它们分散于胃黏膜中,如分泌促胃液素的G细胞、分泌生长抑素的D细胞等;另一类是外分泌细胞,它们组成的消化腺包括贲门腺、泌酸腺和幽门腺,主要分泌胃液。

1.胃液的性质、成分和作用　纯净的胃液是一种无色、酸性液体,pH 0.9～1.5。正常成人每日分泌的胃液量约为1.5～2.5L。胃液的成分除水外,主要有盐酸、胃蛋白酶原、黏液和内因子等。⛶7-5

(1)盐酸:盐酸由胃腺的壁细胞分泌。胃液中的盐酸也称胃酸。壁细胞分泌H^+是逆着巨大的浓度梯度进行的,需要消耗大量的能量。现已证明,H^+的

7-5　视频

分泌是靠壁细胞顶膜上的质子泵(H^+-K^+ ATP酶)实现的,经主动转运入小管腔内,分泌过程见图7-4。

盐酸的生理作用:①能激活胃蛋白酶原,使之变为有活性的胃蛋白酶,并为胃蛋白酶作用提供了必要的酸性环境;②使蛋白质变性,易于消化吸收;③它可杀灭随食物进入胃内的细菌;④盐酸进入小肠后,可以促进胰液、胆汁和小肠液的分泌;⑤盐酸所造成的酸性环境,有助于小肠对铁和钙的吸收。⛶7-6

(2)胃蛋白酶原:胃蛋白酶原是由主细胞合成,并以不具有活性的酶原颗粒形式贮存在细胞内。分泌入胃腔内的胃蛋白酶原在胃酸的作用下,变为具有活性的胃蛋白酶。已激活的胃

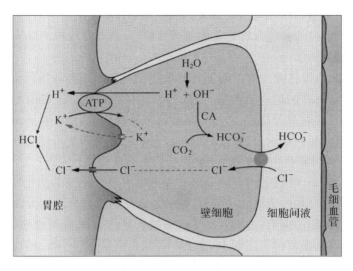

图 7-4　壁细胞分泌盐酸的基本过程

蛋白酶对胃蛋白酶原也有激活作用。胃蛋白酶的生理作用是：水解食物中的蛋白质，使其分解成䏖、多肽或少量氨基酸。胃蛋白酶只有在酸性较强的环境中才能发挥作用，其最适 pH 为 2。随着 pH 的升高，胃蛋白酶的活性即降低，当 pH 升至 6 以上时，此酶即发生不可逆的变性。

7-6　临床链接

　　(3)内因子：内因子由壁细胞分泌，是一种相对分子质量约为 60000 的糖蛋白。内因子有两个活性部位，一个部位可与维生素 B_{12} 结合形成复合物，保护维生素 B_{12} 免遭肠内水解酶的破坏；另一个活性部位与回肠黏膜细胞上的受体结合，促进维生素 B_{12} 的吸收。⊟7-6

　　(4)黏液：胃的黏液由表面上皮细胞、泌酸腺的黏液颈细胞、贲门腺和幽门腺共同分泌，其主要成分为糖蛋白。黏液具有较高的黏滞性和形成凝胶的特性。在正常情况下，黏液覆盖在胃黏膜的表面，形成一个厚约 $500\,\mu m$ 的凝胶层，能润滑和保护胃黏膜的作用，减少粗糙的食物对胃黏膜的机械性损伤。

　　2.胃的自身保护作用　胃液中的盐酸、胃蛋白酶、随食物进入胃内的伤害性物质(如酒精)、返流入胃的胆盐以及一些药物(如阿司匹林)等，经常攻击着胃黏膜，但在正常情况下，胃黏膜很少发生损伤，这归功于胃黏膜有一套比较完善的自身防御机制，主要有"黏液-碳酸氢盐屏障"和"胃黏膜屏障"作用。

　　(1)黏液-碳酸氢盐屏障：胃黏液在胃黏膜表面形成的凝胶层与表面上皮细胞分泌的 HCO_3^- 一起，共同构筑成抵抗胃酸侵蚀的屏障，称为"黏液-碳酸氢盐屏障"(图 7-5)。当胃腔内的 H^+ 向胃黏膜上皮细胞扩散时，由于要通过黏稠度较高的黏液层，其移动速度大为减慢。同时，还不断与 HCO_3^- 相遇而发生中和，使胃黏液层出现 pH 梯度，近胃腔侧 pH 约为 2.0，而近胃黏膜上皮细胞侧 pH 约

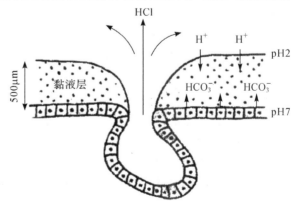

图 7-5　胃黏液-碳酸氢盐屏障示意图

为7.0。胃黏膜表面中性pH环境又使胃蛋白酶丧失了分解蛋白质的能力。因此,"黏液-碳酸氢盐屏障"可以减少粗糙的食物对胃黏膜的机械性损伤,并有效地防止胃液对胃黏膜的侵蚀和消化,起到保护胃黏膜的作用。

(2)胃黏膜屏障:由胃黏膜上皮细胞顶部的细胞膜与相邻细胞间的紧密连接所构成的胃腔与胃黏膜间的一道生理屏障,称"胃黏膜屏障"。它能有效地防止H^+由胃腔侵入胃黏膜及防止Na^+由胃黏膜向胃腔弥散,使胃黏膜免受H^+逆向扩散的伤害。某些细菌、高浓度的酒精和阿司匹林等药物可使胃黏膜屏障破坏,大量H^+向胃黏膜内层扩散,导致胃黏膜炎症或溃疡。⊡7-7

7-7 临床链接

3.胃液分泌的调节 空腹时的胃液分泌称为基础胃液分泌或非消化期胃液分泌,量很少。进食将刺激胃液大量分泌,这种进食后的胃液分泌称为消化期胃液分泌。

(1)消化期胃液分泌的调节:进食后胃液分泌的机制,一般按接受食物刺激的部位,人为地分为头期、胃期和肠期(图7-6)。实际上,这三个时期几乎是同时开始、相互重叠的。

1)头期胃液分泌:指食物进入胃之前,通过刺激头面部的感受器(眼、耳、口腔、咽、食管等)所引起的胃液分泌。由进食动作所引起的胃液分泌,包括条件反射和非条件反射。前者是由与食物有关的形象、气味、声音等刺激了视、嗅、听等感受器而引起的;后者则当咀嚼和吞咽食物时,刺激了口腔、咽喉等处的化学和机械感受器而引起的。这些反射的传入途径与由进食引起的唾液分泌的传入途径相同,反射中枢包括延髓、下丘脑、边缘页和大脑皮质等。迷走神经是这些反射共同的传出神经。

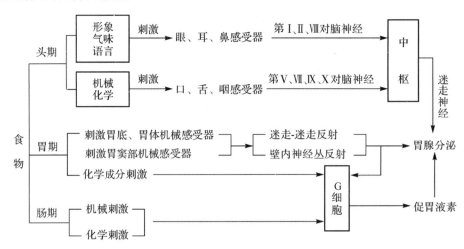

图7-6 消化期胃液分泌的调节

迷走神经兴奋后,除了通过其末梢释放乙酰胆碱,直接引起腺体细胞分泌外,还可引起胃窦部的G细胞释放促胃液素,间接促进胃液分泌。由此可见,头期的胃液分泌是一种神经-体液性调节。

头期胃液分泌的特点是:分泌量大,占进食后分泌量的30%;酸度较高,胃蛋白酶原的含量最丰富。

2)胃期胃液分泌:食物入胃后,对胃产生机械性和化学性刺激,继续引起胃液分泌,其主要途径为:①扩张刺激胃底、胃体部的感受器,通过迷走-迷走反射和壁内神经丛的短反射,引起胃腺分泌;②扩张刺激胃幽门部,通过壁内神经丛,作用于G细胞,引起促胃液素的释放;③食物的化学成分直接作用于G细胞,引起促胃液素的释放。

胃期胃液分泌的特点是:分泌量大,占总分泌量的60%;酸度很高,但胃蛋白酶含量较头期少,消化力比头期弱。

3)肠期胃液分泌:食糜进入小肠后,对肠壁的扩张和肠黏膜的化学刺激直接作用于十二指肠和空肠上部,也可反射性引起胃液分泌。肠期胃液分泌的特点是:量不大,大约占进食后胃液分泌总量的10%,胃蛋白酶原的含量也较低。

(2)刺激胃液分泌的体液性因素:

1)乙酰胆碱:乙酰胆碱直接作用于壁细胞膜上的胆碱能受体,引起盐酸分泌增加。乙酰胆碱的作用可被胆碱能受体阻断剂(如阿托品)阻断。

2)促胃液素:促胃液素主要由胃窦部和小肠上部黏膜内的 G 细胞分泌,能作用于壁细胞,刺激其分泌盐酸。

3)组胺:组胺由肠嗜铬样细胞产生,具有强烈的刺激胃酸分泌的作用。组胺作用机制是与壁细胞膜上的组胺 II 型受体(H_2 受体)结合,促进胃酸分泌。H_2 受体阻断剂西咪替丁不仅抑制组胺与 H_2 受体结合,还可降低壁细胞对乙酰胆碱和促胃液素的敏感性,使胃酸分泌减少。因此,临床上可用 H_2 受体阻断剂(如西咪替丁)用于溃疡病的治疗。

(3)抑制胃液分泌的因素:正常消化期的胃液分泌,还受到多种抑制性因素的调节,主要有盐酸、脂肪和高渗溶液三种。

1)盐酸:当胃窦内 pH 降到 1.2~1.5 时,盐酸可直接抑制 G 细胞释放促胃液素,还可刺激D 细胞释放生长抑素,通过生长抑素抑制促胃液素的释放,从而使胃液分泌减少。此外,盐酸随食糜进入十二指肠后,也可反射性抑制胃液的释放。

2)脂肪、高渗溶液:进入十二指肠内的脂肪和高渗溶液可激活小肠内渗透压感受器,通过肠-胃反射抑制胃液分泌。

三、小肠内消化

(一)小肠的运动

食物由胃进入十二指肠后即开始了小肠内消化。小肠内消化是整个消化过程中最重要的阶段。食物消化和吸收的主要部位在小肠。食糜在小肠内一般停留 3~8h,在胰液、胆汁和小肠液的化学消化及小肠运动的机械消化作用下,转变为可被吸收的小分子物质而经小肠吸收,只剩下未被消化或难以消化的食物残渣进入大肠。

1.小肠的运动形式

(1)紧张性收缩:小肠平滑肌紧张性收缩能使小肠保持一定的形状和位置,维持肠腔内一定的压力。当小肠紧张性降低时,肠腔易于扩张,肠内容物的混合和转运减慢;相反,当小肠紧张性升高时,食糜在小肠内的混合和运转过程就加快。

(2)分节运动:是一种以肠壁环行肌的收缩和舒张为主的节律性运动。在食糜所在的一段肠管,环行肌以一定的间隔在许多点同时收缩,把食糜分割成许多节段;随后,原来收缩处舒张,而原来舒张处收缩,使原来的节段分为两半,而相邻的两半则合拢来形成一个新的节段;如此反复进行,食糜得以不断地分开,又不断地混合(图 7-7)。分节运动的推进作用很小,它的作用在于使食糜与消化液充分混合,便于进行化学性消化,它还使食糜与肠壁紧密接触,为吸收创造了良好的条件。分节运动还能挤压肠壁,有助于血液和淋巴的回流。

分节运动在空腹时几乎不存在,进食后才逐渐变强起来。小肠各段分节运动的频率不同,小肠上部频率较高,下部较低。对人类而言,十二指肠分节运动的频率约为每分钟 11 次,回肠末端为每分钟 8 次。这种活动梯度对于食糜从小肠的上部向下部推进具有一定意义。

(3)蠕动:小肠的蠕动可发生在小肠的任何部位,近端小肠的蠕动速度大于远端。小肠蠕动波很弱,通常只进行一段短距离(约数厘米)后即消失。蠕动的意义在于使经过分节运动作用的食糜向前推进一步,到达下一个肠段,再开始分节运动。食糜在小肠内实际的推进速度只有 1cm/min,食糜从幽门部到回盲瓣,

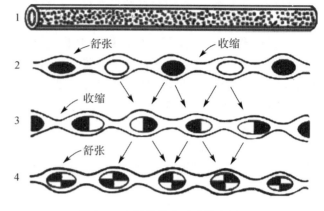

图 7-7　小肠的分节运动模式图

大约需要历时 3~5h。此外,在小肠还常可见到一种进行速度很快(2~25cm/s)、传播较远的蠕动,称为蠕动冲。蠕动冲可把食糜从小肠始端一直推送到大肠。蠕动冲可能是由于进食时吞咽动作或食糜进入十二指肠而引起的。

2.回盲括约肌的功能　回肠末端与盲肠交界处的环行肌明显加厚,起着括约肌的作用,称为回盲括约肌。回盲括约肌在平时保持轻度收缩状态,可阻止回肠内容物过快向盲肠排放。进食时,当食物进入胃内后,可通过胃-回肠反射引起回肠蠕动,在蠕动波到达回肠末端最后数厘米时,括约肌便舒张,这样,当蠕动波到达时,大约有 4ml 食糜由回肠被驱入结肠。因此,回盲括约肌的主要功能是:①阻止回肠内容物过快地进入大肠,延长食糜在小肠内停留的时间,有利于小肠内容物的完全消化和吸收;②阻止大肠内容物向回肠倒流。

(二)胰液及其作用

1.胰液的性质和成分　胰液是无色、无味的碱性液体,pH 为 7.8~8.4,渗透压约与血浆相等。人体每日分泌的胰液量约为 1~2L。胰液中含有无机物和有机物。无机成分主要是由胰腺内的小导管细胞分泌的 HCO_3^-,还有 Na^+、K^+、Cl^- 等无机离子;有机物主要是由腺泡细胞分泌的多种消化酶,有胰淀粉酶、胰脂肪酶、胰蛋白酶和糜蛋白酶等。

2.胰液的作用

(1)碳酸氢盐:主要作用是中和进入十二指肠的胃酸,使肠黏膜免受强酸的侵蚀;同时也为小肠内多种消化酶的活动提供了最适宜的 pH 环境(pH 为 7.0~8.0)。

(2)胰淀粉酶:胰淀粉酶是一种 α-淀粉酶,它对生的或熟的淀粉的水解效率都很高,消化产物为糊精、麦芽糖。胰淀粉酶作用的最适 pH 为 6.7~7.0。

(3)胰脂肪酶:胰脂肪酶可分解甘油三酯为脂肪酸、甘油一酯和甘油。它的最适 pH 为 7.5~8.5。目前认为,胰脂肪酶只有在胰腺分泌的另一种小分子蛋白质(辅脂酶)存在的条件下才能发挥作用。

(4)胰蛋白酶原和糜蛋白酶原:这两种酶是以不具有活性的酶原形式存在于胰液中的。肠液中的肠致活酶可以激活胰蛋白酶原,使之变为具有活性的胰蛋白酶。此外,酸、胰蛋白酶本身,以及组织液也能使胰蛋白酶原活化。糜蛋白酶原在胰蛋白酶作用下转化为有活性的糜蛋白酶。胰蛋白酶和糜蛋白酶的作用极相似,都能分解蛋白质为胨,当两者一同作用于蛋白质时,可将蛋白质水解为小分子的多肽和氨基酸。

由于胰液中含有水解三种主要食物的消化酶,因而是所有消化液中最重要的一种。当胰

液分泌障碍时,即使其他消化腺的分泌都正常,食物中的脂肪和蛋白质仍不能完全消化。此时由于大量的蛋白质和脂肪随粪便排出,产生胰性腹泻。脂肪吸收障碍还可影响脂溶性维生素 A、D、E、K 的吸收。但淀粉的消化和吸收一般不受影响。□7-8

7-8 临床链接

3.胰液分泌的调节

(1)神经调节:食物的条件与非条件刺激,都可通过神经反射引起胰液分泌。一方面通过迷走神经作用于胰腺,另一方面刺激 G 细胞释放促胃液素,再作用于胰腺,共同引起胰液分泌。迷走神经兴奋引起胰液分泌的特点:水和碳酸氢盐含量很少,而酶的含量很丰富。

(2)体液调节:促胰液素和缩胆囊素是调节胰液分泌的重要体液因素。①促胰液素:由小肠上段黏膜的 S 细胞分泌,盐酸是促胰液素分泌的最强刺激因素,其次是蛋白质分解产物和脂肪酸。促胰液素主要作用于小导管上皮细胞,以水和碳酸氢盐分泌为主,酶的含量不高。②缩胆囊素:由小肠上段黏膜的 I 细胞分泌,主要作用是促进胰腺腺泡细胞分泌消化酶。

(三)胆汁及其作用

胆汁(bile)由肝细胞分泌。在消化期,胆汁由肝管流出,经胆总管而至十二指肠,称肝胆汁。在非消化期,胆汁由肝管转入胆囊管贮存于胆囊,称胆囊胆汁,进入消化期后,再由胆囊排入十二指肠,参与消化。

1.胆汁的性质和成分 胆汁是一种较浓的具有苦味的有色液体。成年人每日分泌胆汁约800～1000ml。由肝直接分泌的肝胆汁呈金黄色或橘棕色,呈弱碱性(pH 为 7.4);而胆囊胆汁因碳酸氢盐在胆囊中被吸收而浓缩,颜色变深,呈弱酸性(pH 为 6.8)。

胆汁的成分很复杂,除水分和钠、钾、钙、碳酸氢盐等无机成分外,其有机成分有胆盐、胆固醇、卵磷脂、胆色素、脂肪酸和黏蛋白等。胆汁中没有消化酶,胆盐是胆汁参与消化和吸收的主要成分。□7-9

7-9 临床链接

2.胆汁的作用 胆汁对于脂肪的消化和吸收具有重要意义。①促进脂肪消化:胆汁可乳化脂肪,降低脂肪的表面张力,使脂肪乳化成微滴,分散在肠腔内,从而增加胰脂肪酶与脂肪的作用面积,使脂肪分解加速;②促进脂肪的吸收:胆盐可与脂肪的分解产物,如脂肪酸、甘油一酯结合形成水溶性复合物(混合微胶粒),而将不溶于水的脂肪水解产物运送到肠黏膜表面,从而促进脂肪的吸收;③促进脂溶性维生素(维生素 A、D、E、K)的吸收;④胆盐的利胆作用:胆盐由肝细胞分泌,经过胆总管排入十二指肠后,其中大部分由回肠吸收入血,由门静脉运送到肝,称为胆盐的肠-肝循环。胆盐通过肠-肝循环到达肝细胞后,刺激肝细胞合成和分泌胆汁,这种作用称为胆盐的利胆作用。

(四)小肠液及其作用

1.小肠液的性质、成分 小肠液是一种弱碱性液体,pH 约为 7.6,渗透压与血浆相等。小肠液的分泌量变化范围很大,成年人每日分泌量约 1～3L。在各种不同条件下,小肠液的性状变化也很大,有时是较稀的液体,而有时则由于含有大量黏蛋白而很黏稠。

2.小肠液的作用 ①消化作用:近年来科学家认为,真正由小肠腺分泌的酶只有肠致活酶一种,它能激活胰液中的胰蛋白酶原,从而有利于蛋白质的消化。小肠本身对食物的消化是在小肠上皮细胞的纹状缘和上皮细胞内进行的。在肠上皮细胞内含有多种消化酶,如分解多肽的肽酶、分解双糖的蔗糖酶和麦芽糖酶等,当营养物质被吸收入小肠上皮细胞后,它们才能对消化不完全的产物再继续进行消化。②稀释作用：大量的小肠液可以稀释消化产物，使其渗透压下降，有利于吸收。③保护作用：可以保护十二指肠黏膜免受胃酸侵蚀。

四、大肠内消化

大肠内没有重要的消化活动。大肠的主要功能在于吸收水分和电解质；吸收结肠内微生物产生的维生素 B 和维生素 K；完成对食物残渣的加工，形成并暂时贮存粪便，最终排出体外。

(一)大肠的运动

大肠的运动少而慢，对刺激的反应也较迟缓，这些特点对于大肠作为粪便的暂时贮存场所是适合的。大肠运动的形式有：

1. 袋状往返运动　这是在空腹时最多见的一种运动形式，由环行肌无规律地收缩所引起，它使结肠袋中的内容物向两个方向做短距离的位移，但并不向前推进。

2. 分节或多袋推进运动　这是一个结肠袋或一段结肠收缩，其内容物被推移到下一段的运动。进食后或拟副交感药物刺激时，这种运动增多。

3. 蠕动　大肠的蠕动是由一些稳定向前的收缩波所组成的。收缩波前方的肌肉舒张，往往充有气体；收缩波的后面则保持在收缩状态，使这段肠管闭合并排空。在大肠还有一种进行很快，且前进很远的蠕动，称为集团蠕动，它通常开始于横结肠，可将一部分大肠内容物推送至降结肠或乙状结肠。

(二)大肠液及其作用

大肠液由大肠黏膜表面的柱状上皮细胞及杯状细胞分泌，富含黏液和碳酸氢盐，pH 为 8.3～8.4。大肠液中可能含有少量二肽酶和淀粉酶，但它们对物质的分解作用不大。大肠液的主要作用是保护肠黏膜和润滑粪便。

(三)大肠内细菌的活动

大肠内有许多细菌。细菌主要来自食物和空气，它们由口腔入胃，最后到达大肠。大肠内的酸碱度和温度对一般细菌的繁殖极为适宜，细菌便在这里大量繁殖。细菌中含有能分解食物残渣的酶。糖及脂肪的分解称为发酵，其产物有乳酸、乙酸、二氧化碳、沼气、脂肪酸、甘油、胆碱等。蛋白质的细菌分解称为腐败，其产物有胨、氨基酸、氨、硫化氢、组胺、吲哚等，其中有的成分由肠壁吸收后到肝中解毒。

大肠内的细菌能利用肠内较为简单的物质合成维生素 B 和维生素 K，它们由肠内吸收后，对人体有营养作用。若长期使用肠道抗菌药物，肠内细菌被抑制，可引起上述维生素的缺乏。

(四)排便反射

食物残渣在大肠内停留的时间较长，一般在十小时以上，在这一过程中，食物残渣经过大肠内细菌的发酵和腐败作用，形成了粪便，而其中的一部分水分被大肠黏膜吸收。粪便中除食物残渣外，还包括脱落的肠上皮细胞和大量的细菌。此外，机体代谢后的废物，包括由肝排出的胆色素衍生物，以及由血液通过肠壁排至肠腔中的某些金属，如钙、镁、汞等的盐类，也随粪便排至体外。

排便是一种反射活动。正常人的直肠平时没有粪便在内。当肠的蠕动将粪便推入直肠时，刺激了直肠壁内的感受器，冲动经盆神经和腹下神经传至脊髓腰骶段的初级排便中枢，并上传到大脑皮质,引起便意和排便反射。排便中枢发出的兴奋,通过盆神经传出冲动,使降结肠、乙状结肠、直肠收缩,肛门内括约肌舒张。与此同时,阴部神经冲动减少,肛门外括约肌舒张,使粪便排出体外。此外,在排便过程中,腹肌和膈肌也发生收缩,腹内压增加,促进粪便的排出。

排便反射受大脑皮质的控制,意识可以加强或抑制排便。人们若对便意经常予以制止,就使直肠渐渐地对粪便压力刺激失去正常的敏感性,使粪便在大肠内停留过久,水分吸收过多而变得干硬,不易排出,可导致便秘。经常便秘又可引起痔疮、肛裂等疾病。婴幼儿大脑皮质未发育完全,不能有意识地控制排便反射。临床上,由于炎症使直肠壁内压力感受器敏感性增高,只有少量粪便或黏液即可引起便意或排便反射,便后总有未尽的感觉,称为"里急后重"。排便反射弧受损,大便不能排出,称为大便潴留。如初级排便中枢和高级中枢联系中断,使大脑皮质失去对排便反射的控制,称为大便失禁。

7-10 自测练习

（陈　敏）

第三节　吸收

一、吸收的部位和途径

消化道不同部位的吸收能力和吸收速度相差很大,这主要取决于各部分消化道的组织结构,以及食物在各部位被消化的程度和停留的时间。

7-11 PPT

在口腔和食管内,食物实际上是不被吸收的。在胃内,食物的吸收很少,仅能吸收少量水分和酒精。小肠则是吸收的主要部位,绝大多数糖类、蛋白质和脂肪的消化产物在十二指肠和空肠吸收,胆盐和维生素B_{12}在回肠吸收(图 7-8)。对于大部分营养成分,当它到达回肠时,通常已吸收完毕,因此回肠主要是吸收功能的贮备。大肠主要吸收水分和盐类,一般认为,结肠可吸收进入其内的 80% 的水和 90% 的 Na^+ 和 Cl^-。

小肠之所以成为吸收的主要部位,是因为小肠具有以下有利条件:①人的小肠长约 4m,它的黏膜具有环形皱褶,并拥有大量的绒毛,肠绒毛上,每一柱状上皮细胞的顶端约有 1700 条微绒毛。由于环状皱褶、绒毛和微绒毛的存在,最终使小肠的吸收面积比同样长短的简单圆筒的面积增加约 600 倍,达到 200m^2 左右(图 7-9)。②食物在小肠内停留的时间较长(3~8h)。③食物在小肠内已被消化为适于吸收的小分子物质。④小肠黏膜绒毛内有丰富的毛细血管和毛细淋巴管,这些都是小肠在吸收中发挥作用的有利条件。

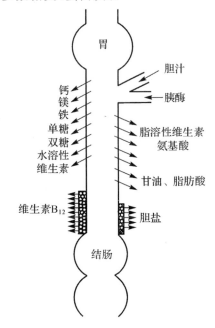

图 7-8　各种主要营养物质在
小肠的吸收部位

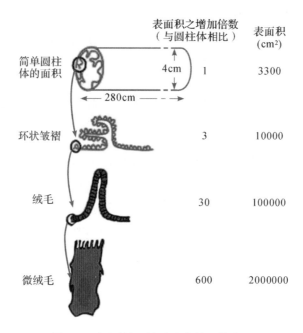

图 7-9　小肠皱褶、绒毛和微绒毛模式图

二、小肠内主要营养物质的吸收过程 7-12

(一)糖的吸收

食物中的糖类包括多糖(淀粉、糖原)、双糖(蔗糖、麦芽糖、乳糖)和单糖(葡萄糖、果糖、半乳糖、甘露糖),其中只有单糖才能被小肠上皮细胞所吸收。各种单糖的吸收速率有很大差别,以葡萄糖和半乳糖吸收最快,果糖次之,甘露糖最慢。

7-12　视频

葡萄糖的吸收是消耗能量的主动过程,它需钠泵提供能量,逆着浓度差进行,属于继发性主动转运。在肠黏膜上皮细胞的刷状缘上有与 Na^+ 相耦联的葡萄糖转运体。由于细胞底侧的钠泵工作将细胞内 Na^+ 运到胞外,造成肠腔侧(细胞外)的 Na^+ 浓度处于高势能状态,带动葡萄糖转运体工作,选择性地把葡萄糖或半乳糖从肠腔面运入细胞内,然后再通过细胞底侧的葡萄糖载体转运扩散入血(图 7-10)。糖吸收后的运输途径主要是通过血液运走,进入淋巴管的很少。

(二)蛋白质的吸收

食物中的蛋白质只有经消化分解成氨基酸才能被吸收。氨基酸的吸收是继发性主动转运。与单糖的吸收相似,氨基酸的吸收也需钠泵提供能量,是与 Na^+ 吸收相耦联的过程。氨基酸吸收的路径几乎完全是经血液的。近年来的实验指出,小肠壁上还存

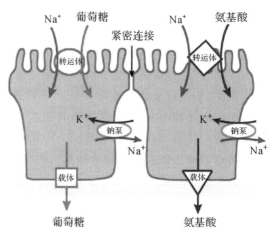

图 7-10　葡萄糖、氨基酸的吸收示意图

在有二肽和三肽的转运系统,因此,许多二肽和三肽也可完整地被小肠上皮细胞吸收。进入细胞内的二肽和三肽,被细胞内的二肽酶和三肽酶进一步分解为氨基酸,再进入血液循环。

另外,少量食物蛋白质也可完整地进入血液。例如母亲初乳中含有一些蛋白质抗体,可被婴儿完整地吸收而进入血液,以提高婴儿的免疫力。外来蛋白质被吸收入血后,会引起淋巴细胞产生特异性抗体,若以后又有同样蛋白质被吸收,可能会发生特异性的抗原-抗体反应而出现过敏症状。因此,有些人吃了鱼、虾等食物后常会发生过敏反应。

(三)脂肪和胆固醇的吸收

在小肠内,脂类的消化产物脂肪酸、甘油一酯、胆固醇等很快与胆汁中的胆盐形成混合微胶粒。由于胆盐有亲水性,它能携带脂肪消化产物通过覆盖在小肠绒毛表面的非流动水层到达微绒毛上。在这里,甘油一酯、脂肪酸和胆固醇等又逐渐地从混合胶粒中释出,透过微绒毛的脂蛋白膜而进入黏膜细胞(胆盐被遗留于肠腔内)。

长链脂肪酸及甘油一酯被吸收后,在肠上皮细胞的内质网中大部分重新合成为甘油三酯,并与细胞中生成的载脂蛋白合成乳糜微粒进入细胞间隙,再扩散入淋巴(图 7-11)。

短链脂肪酸(含 10~12 个碳原子)和含短链脂肪酸的甘油一酯,在小肠上皮细胞中不再变化,它们是水溶性的,可以直接吸收进入血液。由于膳食的动、植物油中含有 15 个以上碳原子的长链脂肪酸较多见,所以脂肪的吸收途径以淋巴为主。

食物中的胆固醇部分是酯化的。酯化的胆固醇必须在肠腔中经消化液中的胆固醇酯酶的作用,水解为游离胆固醇后才能被吸收。游离的胆固醇通过形成混合微胶粒,在小肠上部被吸收。被吸收的胆固醇大部分在小肠黏膜中又重新酯化,生成胆固醇酯,最后与载脂蛋白一起组成乳糜微粒经由淋巴系统进入血循环。

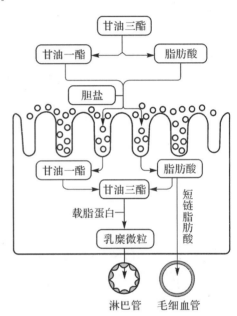

图 7-11　脂肪在小肠内消化和吸收的主要方式

(四)无机盐的吸收

一般说来,单价碱性盐类如钠、钾、铵盐的吸收很快,多价碱性盐类则吸收很慢。凡能与钙结合而形成沉淀的盐,如硫酸盐、磷酸盐、草酸盐等,则不能被吸收。

1.钠的吸收　肠内容物中 95%~99% 的钠被吸收入血,仅少量随粪便排出。钠顺电化学梯度通过扩散作用进入细胞内,而细胞内的钠则通过钠泵的活动逆电-化学梯度进入血液。

2.铁的吸收　人每日吸收的铁约为 1mg,仅为每日膳食中含铁量的 1/10。铁的吸收与机体对铁的需要有关,当服用相同剂量的铁后,缺铁的患者可比正常人的铁吸收量大 1~4 倍。食物中的铁绝大部分是三价的高铁(Fe^{3+})形式,但有机铁和高铁都不易被吸收,故须还原为亚铁(Fe^{2+})后方可被吸收。胃酸和维生素 C 能将高铁还原为亚铁而促进铁的吸收,且胃酸还可使铁呈溶解状态,从而促进铁的吸收。故胃大部切除的患者,常常会伴以缺铁性贫血。

3.钙的吸收　钙只有呈离子状态才能被吸收。食物中的钙仅有一小部分被吸收,大部分随粪便排出。影响钙吸收的主要因素是维生素 D 和机体对钙的需要。1,25-二羟维生素 D_3 有促进小肠对钙吸收的作用；肠腔内的酸性环境有利于钙的吸收；脂肪酸可与钙结合形成钙皂，后者可与胆汁酸结合形成水溶性复合物而促进钙的吸收。

（五）水分的吸收

人每日由胃肠吸收回体内的液体量约有 8L 之多。水分的吸收都是被动的，各种溶质，特别是 NaCl 的主动吸收所产生的渗透压梯度是水分吸收的主要动力。

7-13 自测练习

（陈　敏）

第四节　肝性脑病

肝是机体最大的腺器官，主要参与多种物质的中间代谢、分泌排泄胆汁、生物转化与解毒等功能。当各种原因严重损害肝细胞，使其代谢、分泌、合成、解毒与免疫功能发生严重障碍时，机体往往出现黄疸、出血、继发性感染、肾功能障碍、肝性脑病等一系列肝功能不全的临床综合征。肝功能衰竭（hepatic failure）一般是指肝功能不全的晚期阶段，主要表现为肝性脑病和肾功能衰竭（肝肾综合征）。

7-14 PPT　　7-15 学习情境

一、概念、分类与分期

（一）概念

由于急性或慢性肝功能严重障碍，使大量毒性代谢产物在体内聚集，经血液循环入脑，引起中枢神经系统功能障碍，临床上出现以意识障碍为主的一系列神经精神症状，最终出现昏迷。这种继发于严重肝脏疾病的神经精神综合征，称为肝性脑病（hepatic encephalopathy）。

（二）分类

根据原因不同可将肝性脑病分为 A、B、C 三种类型：A 型为急性肝衰竭相关肝性脑病，常见于起病 2 周内出现肝性脑病。B 型为单纯门体旁路所引起的肝性脑病。C 型为肝性脑病伴肝硬化和门脉高压和（或）门-体分流，是肝性脑病中最为常见的类型。

（三）分期

根据肝性脑病发展进程分为四期：一期（前驱期）有轻微的性格和行为改变；二期（昏迷前期）出现精神错乱，行为异常，定向、睡眠障碍，并具有特征性的扑翼样震颤；三期（昏睡期）主要以昏睡和精神严重错乱为主；四期（昏迷期）患者意识完全丧失进入深度昏迷状态，临床上称为肝性昏迷（hepatic coma）。肝性昏迷是肝性脑病的最后阶段，是肝功能衰竭的终末临床表现。

二、肝性脑病的发病机制

多数学者认为发生肝性脑病的病理生理基础是严重肝功能障碍、门-体静脉之间侧支循环形成或手术分流。肝性脑病的发生机制至今尚未完全阐明，目前比较公认的学说有氨中毒学说、假性神经递质学说、血浆氨基酸失衡学说等。

(一)氨中毒学说

正常人血氨浓度甚微,一般不超过 59mmol/L,并且氨的来源和去路保持着动态平衡。约 60%～80% 的肝性脑病患者有血氨升高。给肝硬化患者口服铵盐、尿素等含氮物质或摄入大量蛋白质后血氨水平升高,可发生肝性脑病样症状及脑电图改变;相反,若给予降氨治疗则病情好转。这些均说明血氨升高对肝性脑病的发生发展起着十分重要的作用。 7-16

7-16 视频

1.血氨升高的原因

(1)氨清除不足:在生理情况下,氨的清除主要在肝内经鸟氨酸循环合成尿素排出体外。这是一个由多种酶参与的耗能过程(通常生成 1mol 尿素,清除 2mol 氨,消耗 3mol ATP)。肝功能严重障碍时,由于肝内多酶系统受损,导致 ATP 供给不足、鸟氨酸循环障碍,血氨经肝脏合成尿素的能力降低,导致血氨升高。此外,在已建立侧支循环的肝硬化患者或门-体静脉分流术后的患者,来自肠道的氨经门-体分流绕过肝脏直接进入体循环。

(2)氨产生过多:①肝功能障碍患者常发生上消化道出血,血液蛋白质在肠道细菌作用下可产生大量氨;②肝硬化门静脉回流受阻,致使消化道淤血、水肿,消化液分泌减少,食物的消化、吸收和排空都发生障碍,细菌生长活跃,氨的生成显著增多;③肝硬化晚期并发肾功能障碍导致氮质血症,使血液中的尿素向胃肠道弥散增多,经肠道细菌尿素酶作用,产氨剧增;④肝性脑病前期,患者躁动不安,肌肉活动增强,肌肉组织中腺苷酸分解产氨增加。

除上述影响因素外,肠道和尿液 pH 的变化也是导致血氨升高的重要因素之一。当肠腔或尿液 pH 值较低时 NH_3 与 H^+ 结合生成 NH_4^+,NH_4^+ 不易被吸收而随粪便排出体外;反之,当肠腔或尿液偏碱时,则 NH_3 增多。根据这一特性,临床上常给患者口服不被小肠水解的乳果糖,在肠腔内被细菌分解为乳酸和乙酸,酸化肠道,从而减少氨的吸收。

2.氨对中枢神经系统的毒性作用

氨为脂溶性气体,容易通过血-脑屏障进入脑细胞内产生毒性作用,而离子铵(NH_4^+)则很难通过血-脑屏障。氨对中枢神经系统的毒性作用主要有:

(1)干扰脑组织的能量代谢:氨中毒能干扰脑组织的能量代谢,使 ATP 生成减少、消耗过多,不能维持正常的功能活动。

(2)干扰正常神经递质间的平衡:氨中毒可干扰正常神经递质间的平衡,使脑内兴奋性神经递质(谷氨酸、乙酰胆碱等)减少、抑制性神经递质(γ-氨基丁酸、谷氨酰胺)增多,导致中枢神经系统功能发生紊乱。

(3)对神经细胞膜功能的抑制作用:高浓度氨能干扰神经细胞膜上的 Na^+-K^+ 泵活性,使需要 ATP 的神经细胞复极化过程受影响,导致膜电位变化和兴奋性异常。氨与 K^+ 有竞争作用,影响 Na^+、K^+ 在神经细胞膜内外的正常分布,从而干扰神经传导活动。

(4)氨与星形胶质细胞:星形胶质细胞是脑内唯一能合成谷氨酰胺的细胞,氨在脑内的清除主要在星形胶质细胞内,在谷氨酰胺合成酶的作用下,氨与谷氨酸合成谷氨酰胺。肝功能障碍时,增多的血氨透过血-脑屏障进入脑内星形胶质细胞,生成过多的谷氨酰胺,而谷氨酰胺具有渗透分子作用,可继发细胞内水分积聚,引起星形胶质细胞水肿。这可能是高血氨引起脑水肿的主要机制。

(二)假性神经递质学说

临床和实验研究发现,约 20% 的肝性脑病患者血氨并不升高,经降氨处理后症状也未见改善,这表明肝性脑病的发生还存在其他一些因素的作用。为此有学者认为,当肝功能障碍时,由于假性神经递质(苯乙醇胺、羟苯乙醇胺)生成增多并堆积在脑干网状结构的神经突触部位取代正常神经递质,导致神经冲动传导障碍,引起神经系统功能障碍,甚至发生昏迷。

1. 假性神经递质的产生 在正常情况下,机体摄入的蛋白质在肠道分解成氨基酸,如苯丙氨酸和酪氨酸,再在肠道细菌脱羧酶的作用下形成胺类(苯乙胺和酪胺),并在肝内被单胺氧化酶氧化解毒。当肝功能衰竭或有门-体侧支循环时,肠道来的胺类因单胺氧化酶解毒障碍或绕过肝脏随体循环直接进入中枢,在脑细胞非特异性β-羟化酶的作用下被羟化,形成苯乙醇胺和羟苯乙醇胺(图7-12),其化学结构与正常的神经递质去甲肾上腺素和多巴胺极为相似,但传递信息的生理功能远较去甲肾上腺素为弱,称为假性神经递质。

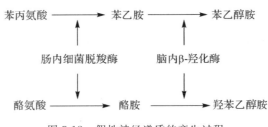

图7-12 假性神经递质的产生过程

2. 假性神经递质与肝性脑病 假性神经递质增多时,可竞争性地取代正常神经递质而被神经末梢摄取、贮存和释放,但其传递信息的生理功能极弱,导致传至大脑皮质的兴奋冲动受阻,大脑皮质兴奋性降低而发生昏迷。如果调节肢体精细运动的锥体外系中的神经递质(多巴胺)被假性神经递质取代,那么肢体运动的协调性障碍,就可能出现扑翼样震颤。

(三)血浆氨基酸失衡学说

1. 血浆支链氨基酸/芳香族氨基酸比值失衡 正常人血浆内支链氨基酸(BCAA,主要是缬氨酸、亮氨酸和异亮氨酸等)含量较多,芳香族氨基酸(AAA,主要是苯丙氨酸、酪氨酸和色氨酸等)含量较少,两者之比接近 $3 \sim 3.5$。而肝性脑病患者其比值明显降低,为 $0.6 \sim 1.2$。其主要原因是肝功能障碍或门-体分流时,使胰岛素和胰高血糖素在肝内灭活减少,进入体循环增多。高浓度的胰岛素可增强骨骼肌和脂肪组织对支链氨基酸的摄取和分解,导致血浆支链氨基酸浓度下降。胰高血糖素明显升高,组织蛋白分解增强,分解出大量芳香族氨基酸。支链氨基酸和芳香族氨基酸是由同一载体转运通过血-脑屏障,在通过血-脑屏障时相互发生竞争,因支链氨基酸/芳香族氨基酸的比值下降,使芳香族氨基酸进入脑内增多。当脑组织中芳香族氨基酸浓度升高时,酪氨酸羟化酶或(和)多巴脱羧酶受到抑制,致使多巴胺和去甲肾上腺素合成减少;而酪氨酸脱羧酶的活性却大大增高,使羟苯乙醇胺和苯乙醇胺生成增多,引起肝性脑病。

2. 色氨酸学说 肝功能障碍时,进入脑内的色氨酸增多,色氨酸在脑内先经羟化形成5-羟色氨酸,再在氨基酸脱羧酶的作用下生成5-HT。5-HT又能抑制多巴胺的生成。5-HT是中枢神经系统重要的抑制性递质,也是一种假性神经递质。因此,5-HT产生增多可促进肝性脑病的发生。

(四)γ-氨基丁酸学说

γ-氨基丁酸(GABA)是最主要的抑制性神经递质。肝功能障碍时,大量肝细胞坏死,线粒体中的GABA转氨酶活力降低,肝脏不能清除肠源性GABA;或由于门-体侧支循环形成,使肠源性 GABA 绕过肝脏进入体循环,血液中 GABA 浓度增高。此外,肝功能障碍时血-脑屏障对 GABA 的通透性增强,血液中 GABA 易进入中枢神经系统。GABA 与脑突触后神经膜上的 GABA 受体结合(发现肝性脑病患者 GABA 受体数也增多),发挥其中枢抑制作用,导致肝性脑病的发生。

总之,肝性脑病的发生机制极为复杂,是多种因素综合作用的结果,其确切机制有待于进一步研究。

三、肝性脑病的影响因素

凡能增加体内毒性物质生成和(或)加重脑代谢、功能障碍的因素,都可成为肝性脑病的诱发因素。 7-17

7-17 视频

1.上消化道出血　多由食管下端静脉曲张破裂所致,大量血液进入消化道(每升血液中约含蛋白质 150～200g),经肠道细菌作用产生大量氨,使血氨升高。同时,出血还可引起有效循环血量减少,损害脑、肝、肾等器官的功能,从而诱发肝性脑病。

2.感染　肝功能障碍致肝脏细胞免疫功能减弱,当机体被感染时,由于细菌及其毒素侵入肝脏,加重肝细胞的变性坏死及肝功能减退;感染引起的发热又可使组织蛋白分解增强,引起产氨增多和血浆氨基酸失衡,从而诱发肝性脑病。

3.碱中毒　肝功能不全时,可能由于血氨增多刺激呼吸中枢,使呼吸中枢兴奋,换气过度,出现呼吸性碱中毒。低血钾时伴有代谢性碱中毒。随着血液 pH 值的增高,游离的 NH_3 增多,大量的 NH_3 进入脑细胞,促进肝性脑病的发生。

4.肾功能障碍　肝功能障碍晚期常伴发肝肾综合征,一旦发生,则经肾脏排出的尿素等毒性物质减少,导致血中有毒物质增多,诱发肝性脑病。

5.高蛋白饮食　肝功能障碍时,尤其是伴有门-体分流的慢性肝病患者,若摄入高蛋白食物,蛋白被肠道细菌分解,产生大量氨及有毒物质,吸收入血增多,从而诱发肝性脑病。

7-18 自测练习

(李群锋)

 思考题

1.简述胃液的主要成分和作用。

2.为什么说胰液是最重要的消化液?

7-19 思维导图

3.简述肝性脑病的发病机制。

第八章

体温与发热

学习导航

机体新陈代谢是以酶促反应为基础的,而酶必须在适宜的温度(37℃)条件下才具备较高的活性。因此,体温保持相对恒定是机体进行新陈代谢和维持正常生命活动的必要条件。机体为保持这一最适温度,必须通过体温调节机制,启动产热和散热过程,以确保体温的相对恒定,因而体温是人体的四大生命体征之一。然而,这个平衡也有可能被打破,比如,在炎热酷暑中,如果散热不良,体温升高而导致中暑;再如,机体受病原体侵袭,体温也会升高,临床称之为发热。

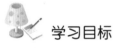学习目标

学完本章后,你应:

(1)掌握 体温的概念、正常值,体温的生理变动;发热、内生性致热原的概念与发热机制的基本环节。

(2)熟悉 影响能量代谢的因素;基础代谢率的概念、正常值、临床意义;机体的产热和散热;调定点的概念;发热的原因,发热的分期及热代谢特点,发热的生物学意义。

(3)了解 机体能量转化、利用的特点;体温相对稳定的机制;发热激活物、外致热原、过热的概念,热型,发热时的功能与代谢变化,发热的处理原则。

第一节　能量代谢

新陈代谢是人体生命活动的最基本特征。在新陈代谢过程中,物质代谢和能量代谢总是紧密相连的。我们把体内物质代谢过程中所伴随的能量释放、转移、贮存和利用称为能量代谢(energy metabolism)。

一、机体能量的来源和去路

8-1 PPT

(一)能量的来源

与绿色植物不同,人体不能直接利用太阳的光能,更不能利用外部的电能、机械能。人体唯一能够利用的是食物中所蕴藏的化学能。食物中的糖类(主要是淀粉)、脂肪和蛋白质是机体能量的来源。

1.**糖类**　糖类是人体的主要供能物质。我国人群机体所需能量的70%以上由糖类供给。多糖在消化道内一般被分解为单糖后吸收入血,除维持一定的血糖浓度外,另有部分以糖原形式贮存于肝(肝糖原)和肌肉(肌糖原)中。在氧供给充足的情况下,机体绝大多数组织细胞通过糖的有氧氧化获得能量,正常脑组织所需能量主要来自糖的有氧氧化,因而脑组织耗氧量高,对缺氧非常敏感。在氧供应不足时,葡萄糖只分解到乳酸阶段,释放的能量很少。这种供能途径称为葡萄糖的无氧酵解。在某些情况下,如进行剧烈运动时,骨骼肌的耗氧量猛增,此时骨骼肌处于相对缺氧状态,它主要是依赖糖酵解来提供能量的。

2.**脂肪**　脂肪是体内主要的贮能物质,通常贮存于皮下组织、内脏器官周围、肠系膜等处。贮存的脂肪在需要时可迅速分解成甘油和脂肪酸,经血液输送到各种组织以供利用。脂肪供能的特点是氧化时释放的能量多,1g脂肪在体内氧化时所释放的能量约为1g糖或蛋白质氧化时释放能量的2倍。正常体重者体内贮存的肝糖原在饥饿24h后即被耗尽,而体内贮存的脂肪所提供的能量可供机体使用多达2个月之久,所以脂肪是体内能源物质贮备的主要形式。但由于脂肪酸经过β氧化作用形成大量的乙酰辅酶A,会转化成大量酮体,因此,长期饥饿者易发生酮症酸中毒。

3.**蛋白质**　在生理情况下,蛋白质的主要功能是构成细胞成分和形成某些生理活性物质,并不作为供能物质。只有在长期饥饿的情况下,体内糖原和脂肪都耗尽时,才会依靠蛋白质分解产物氨基酸供能,以维持必要的生理功能。蛋白质在体内不能被彻底氧化分解,有一部分以尿素的形式随尿排出。

(二)能量的去路

如图8-1所示,体内的能源物质发生生物氧化后生成H_2O、CO_2和尿素等,同时释放出的能量约有50%以上直接转化为热能;其余不足50%则以化学能的形式转移到三磷酸腺苷(ATP)的高能磷酸键中。当组织细胞进行功能活动,如各种物质的逆浓度差转运、呼吸、心跳、运动等需要消耗能量时,ATP的一个高能磷酸键断裂,ATP变成ADP,同时释放能量。可见,ATP既是体内重要的贮能物质,又是直接的供能物质。当机体氧化释放的能量产生过剩时,ATP也能将释放的能量转移给肌酸的磷酸肌酸(CP)。CP的一个主要功能是在ATP消耗较快时将其贮存的能量再转移给ADP,以快速生成ATP供能。因此,CP不是机体直接的供能物质,而是ATP的贮存库。

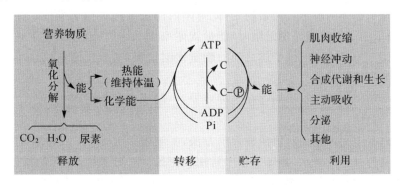

图8-1　体内能量的释放、转移、贮存和利用

机体利用ATP供能以完成各种功能活动,如物质合成、腺体分泌、神经传导、肌肉收缩等。总的看来,除骨骼肌运动时所做的外功外,其他生理活动所利用的能量,最终都转化为热

能。热能是最低形式的能量,主要用于维持体温。

二、影响能量代谢的主要因素

(一)肌肉活动

肌肉活动对能量代谢的影响最为显著。人在运动或劳动时耗氧量显著增加,可达静息时的 10～20 倍。机体耗氧量的增加与肌肉活动的强度呈正比关系。

(二)环境温度

当人处于安静状态、环境温度控制在 20～30℃时,能量代谢水平较低,也最为稳定。若环境温度过低,则会刺激机体增强反射性肌紧张和收缩肌肉;若环境温度过高,则会加速体内生化反应,增加能量代谢。

(三)食物的特殊动力效应

人在进食之后的一段时间内,即从进食后 1h 左右开始,延续 7～8h,虽然同样处于安静状态,但所产生的热量却要比未进食时有所增加,食物这种刺激机体消耗额外能量的作用,称为食物的特殊动力效应。各种营养物质的特殊动力效应是不同的,蛋白质的特殊动力效应高达30%,混合食物可使产热量增加 10% 左右。目前认为,这种额外热量可能来源于肝处理蛋白质分解产物时"额外"消耗的能量。

(四)精神活动

当精神处于紧张状态,如烦恼、恐惧或强烈的情绪激动时,由于随之而出现的无意识的肌紧张以及刺激代谢的激素释放增多等原因,产热量可以显著增加。

三、基础代谢

基础代谢(basal metabolism)是指人体处于基础状态下的能量代谢。基础代谢率(basal metabolism rate,BMR)则是指基础状态下单位时间内的能量代谢。

所谓基础状态,是指人体处于清醒、安静状态下不受肌肉活动、环境温度、食物和精神紧张等因素影响时的状态。因而,测定基础代谢时,要在清醒、静卧未做肌肉活动,室温保持在20～25℃,空腹(禁食 12h 以上),精神安宁的情况下进行。

在基础状态下机体的能量代谢最稳定,此时体内能量消耗只用于维持一些基本的生命活动,但并不是最低的。睡眠或长期饥饿时,能量代谢率更低。实验证明,能量代谢率与体表面积基本上呈正比。为了比较不同个体之间的能量代谢情况,基础代谢率以每小时每平方米体表面积的产热量为单位计算。

基础代谢率随年龄和性别不同存在生理差异,一般规律是年龄越大,代谢率越低;而同年龄段内男性高于女性。

基础代谢率有实测值和相对值两种表示方法,实测值以 $kJ/(m^2 \cdot h)$ 为单位,相对值以高于或低于正常值的百分数表示;临床工作中常用相对值。一般来说,实际测得的基础代谢率与正常平均值比较,相差在 ±15% 之内属正常范围。只有当相差值超过 ±20% 时,才认为可能是病理的。很多疾病都伴有基础代谢率的改变,以甲状腺功能改变对基础代谢率的影响最为显著,甲状腺功能减退时,基础代谢率比正常值低 20%～40%;甲状腺功能亢进时,基础代谢率比正常值高

8-2 自测练习

25%～80%。发热时,体温每升高 1℃,基础代谢率将升高 13%。基础代谢率的测定,过去对于甲状腺疾病的临床辅助诊断具有一定意义,现在由于可以直接测定血清的甲状腺激素水平,因而已很少通过测定基础代谢率来诊断甲状腺疾病。

（曹焰晖）

第二节　体温及其调节

一、体温及其生理变动

人的温度分为体表温度和深部温度。人体体表温度波动幅度较大,易受周围环境影响,因而不稳定,差异大。而机体深部的温度相对稳定,生理学上将机体深部的平均温度称为体温(body temperature)。人体体温的相对稳定,是机体新陈代谢和一切生命活动正常进行的必要条件。若体温过低,酶的活性受到影响,细胞代谢受到抑制;若体温低于 34℃,则意识丧失;若体温低于 25℃,则可使呼吸心跳停止。若温度过高,则可引起酶和蛋白质功能改变,甚至导致细胞实质损害;当体温持续高于 41℃时,可出现神经系统功能障碍,甚至永久性脑损伤。

8-3　PPT　　8-4　学习情境

(一)正常体温

人体内不同组织器官的能量代谢率不一样,各器官的温度略有差异,其中肝的温度约为 38℃左右,是全身中最高的,而肾、胰腺、十二指肠等器官的温度较低,直肠的温度更低。由于血液不断循环,可使深部各个器官的温度趋于一致。因此,血液的温度能较好地反映机体深部的平均温度。但是,由于血液温度或人体深部的温度不易测量,所以临床上通常选择血供较丰富的直肠、口腔和腋窝温度来代表体温。

(1)口腔温度:测量方法是,先用 75%酒精消毒体温表,放在舌下,紧闭口唇,放置 5min 后读数;正常值为 36.3～37.2℃。

(2)腋窝温度:测量腋窝温度不易发生交叉感染,是测量体温最常用的方法。测量时,擦干腋窝汗液,将体温表的水银端放于腋窝顶部,让被测者用上臂将体温表夹紧,持续 10min 后读数;正常值为 36～37℃。

(3)直肠温度:多用于昏迷患者或难以配合的小儿。测量时,将肛表头部用油类润滑后,慢慢插入肛门,深达肛表的 1/2 为止(6cm 以上),放置 3min 后读数;直肠测得的温度最高,正常值为 36.5～37.7℃。

(二)体温的生理性波动

1.昼夜变化　正常人的体温在 24h 内略有波动,在清晨 2—6 时体温最低,午后 2—6 时最高,但波动幅度一般不超过 1℃。体温的这种昼夜周期性波动称为昼夜节律或日节律(circadian rhythm)。

2.性别差异　成年女性平均体温较男性高 0.3℃左右,这可能与女性皮下脂肪较多,散热较少有关。生育年龄女性的基础体温随月经周期而波动,排卵前体温较低,排卵日最低,排卵后体温升高 0.3～0.6℃(图 8-2)。排卵后体温升

8-5　视频

高与黄体分泌的孕激素具有产热效应有关。因此,测定成年女子的基础体温有助于确定受试者是否有排卵以及排卵的日期。□8-5

3.年龄　体温与年龄有关,新生儿体温稍高于成年人,老年人体温比成年人低一些。其主要原因是代谢率随年龄增长而降低。新生儿,特别是早产儿的体温调节系统发育尚不完善,老年人体温调节能力减弱,他们的体温易受环境温度的影响,因此,在护理婴幼儿或老年人时应注意保暖。

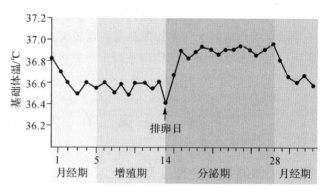

图8-2　女子月经周期中基础体温的变化

4.肌肉活动　肌肉活动时代谢增强,产热量明显增加,可导致体温升高。因此,测定体温前应先让受试者安静一段时间;测定小儿体温时,应防止其哭闹。

二、人体的产热和散热

人体在代谢过程中不断地产生热量,同时又将热量不断地散发到体外。人体之所以能维持体温的相对恒定,是由于体内产热过程与散热过程的动态平衡(图8-3)。

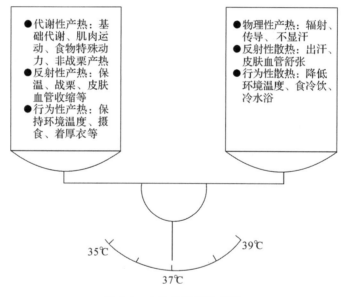

图8-3　人体热平衡示意图

(一)人体的产热

1.主要产热器官　在安静状态下,主要的产热器官是内脏器官,产热量约占全身产热量的56%,其中以肝脏产热量最大,肝血液的温度比主动脉血液的温度约高0.6℃。劳动或运动时,骨骼肌是主要产热器官,其产热量可达到人体产热量的90%。骨骼肌产生热量的潜力很大,剧烈运动时,人体产热量可比安静时提高40多倍。

2.机体产热的形式及其调节　人在寒冷环境中,主要通过战栗产热和非战栗产热来增加产热量,以保持体温平衡。战栗产热时,骨骼肌伸肌和屈肌同时发生不随意的节律性收缩,基本不做功,但产热量很高,其能量代谢率可增加到正常时的 4～5 倍。非战栗产热又称代谢产热,是一种提高组织代谢率来增加产热的形式。其中,体内褐色脂肪的产热量最大,约占非战栗产热的 70％。褐色脂肪受交感神经支配。

寒冷刺激不仅能使人体发生战栗,同时还能兴奋交感-肾上腺髓质系统、分泌大量的髓质激素,促进甲状腺激素分泌增加,活动增强,增加人体产热量,使代谢性产热增加。

(二)人体的散热

人体散热的主要部位是皮肤。此外,还可通过呼吸道、消化道、泌尿道等途径散发一定的热量。

1.散热方式　人体可以通过辐射、传导、对流和蒸发四种方式进行散热。但是,当环境温度≥皮肤温度时(≥30℃),蒸发成为唯一的散热方式。

(1)辐射(radiation)散热:指人体以热射线的形式将体热传给外界较冷物体的散热方式。皮肤的有效散热面积越大,皮肤与环境之间的温差越大,皮肤散热量越多;反之,当外界环境温度超过皮肤温度时,皮肤会吸收热射线热量,使体温升高。在环境温度较低以及人体处于安静状态时,此方式散热量约占皮肤总散热量的 60％。

(2)传导(conduction)散热:指人体将热量直接传给与皮肤接触的较冷物体的散热方式。传导散热与接触物体的导热性能有关,棉毛织物、木材、脂肪导热性能差,传导散热量少,水的导热性能好。

(3)对流(convection)散热:指通过气体或液体的流动来交换热量的一种散热方式。散热过程中,较冷的气体或液体可通过流动、接触体表来散发人体的热量。散热速度取决于气体或液体的流速、机体温差的大小。例如,电扇可加快空气对流速度,增加人体的散热量;增添衣服可以减少人体对流散热,保持体温。

(4)蒸发(evaporation)散热:是机体利用体表水分的蒸发来散发热量的一种方式。一般蒸发 1g 水可使机体散发 2.4kJ 热量。影响蒸发散热的因素主要有环境温度、湿度和风速。在一定范围内,发汗量随着气温的升高而增多。但当人在高温环境中停留时间过长,发汗速度会因汗腺疲劳而明显减慢。若环境中同时风速较低、湿度较大,则不易蒸发散热,易导致体温升高,甚至中暑。因此,高温下作业人员特别要注意做好通风、防暑降温工作。 8-6

人体蒸发散热分为不感蒸发和发汗两种形式。

人即使处于低温环境中,皮肤和呼吸道也不断有水分渗出而被蒸发,称为不感蒸发。它与汗腺分泌无关,不易被人觉察。环境温度在 30℃ 以下时,不感蒸发比较恒定,每天蒸发量可达 1L,其中皮肤蒸发量约为 0.6～0.8L,呼吸道蒸发量约为 0.2～0.4L。不感蒸发受体温影响较大,体温每上升 1℃ 时,蒸发量增加 15％。婴儿不感蒸发的速度较快,因而小儿发热时更容易发生脱水。

8-6　临床链接

由于不感蒸发的存在,临床上给患者补液时,应该注意补充不感蒸发所丢失的液体量。

发汗是指汗腺主动分泌汗液的活动。汗液蒸发时可带走大量的热量。汗液中水分占 99％ 以上,溶质成分中以 NaCl 为主,还有少量的 KCl、尿素、乳酸等,属低渗液体。当人体大量出汗时,由于水分的丢失比盐的丢失多,容易发生高渗性脱水。

2.散热的调节

(1)皮肤血流量的调节:皮肤血管主要受交感神经支配。在寒冷环境中,交感神经活动增强,皮肤小动脉收缩,血流量减少,皮肤与环境之间的温差减小,散热量下降。在炎热环境下,交感神经活动减弱,皮肤小动脉舒张,动静脉吻合支大量开放,血流量增加,大量热量从机体深部被血流带到体表,皮肤温度升高,散热量明显增多。

(2)发汗的调节:人在安静状态下,当环境温度达30℃左右时开始发汗。这种由温热性刺激引起全身小汗腺分泌汗液的过程称为温热性发汗,主要参与体温调节。温热性发汗是一种反射活动,其发汗中枢在下丘脑,支配汗腺的交感神经纤维末梢释放递质乙酰胆碱,引起汗腺分泌。另外,精神紧张或情绪激动时,常出现手掌、足底、前额等局部汗腺的分泌,称为精神性发汗,与体温调节关系不大。

三、体温调节

维持体温的相对稳定,有赖于自主性体温调节和行为性体温调节的共同参与,使人体的产热和散热过程处于动态平衡之中。自主性体温调节是根据体内外环境温热性刺激信息的变动,在体温调节中枢的控制下,通过改变皮肤血流量、汗腺活动、战栗等反应,使人体的产热量和散热量保持平衡,从而维持体温相对稳定的过程,行为性体温调节是指人通过改变自身的姿势和行为来保暖或增加散热的过程,如在寒冷环境下增加衣服来保温的行为、在炎热环境中减少衣服来增加散热等。行为性体温调节是自主性体温调节的补充。以下主要讨论自主性体温调节。

(一)温度感受器

对温度敏感的感受器称为温度感受器。温度感受器分为外周温度感受器和中枢温度感受器。

1.外周温度感受器　在人体皮肤、黏膜、内脏和肌肉中存在对温度变化敏感的游离神经末梢,即为外周温度感受器。外周温度感受器分为冷感受器和热感受器,当皮肤温度升高时,热感受器兴奋,而当皮肤温度下降时,冷感受器兴奋。

2.中枢温度感受器　在脊髓、延髓、脑干网状结构及下丘脑中有与体温调节有关的温度敏感神经元,称为中枢温度感受器。中枢温度感受器分热敏神经元和冷敏神经元两种。在视前区-下丘脑前部(preoptic anterior hypothalamus area,PO/AH)中的一些温度敏感神经元,除能感受局部温度变化外,还能对下丘脑以外部位传入的温度变化信息作出反应。

(二)体温调节中枢

在多种恒温动物实验中观察到,只要保留下丘脑及其以下神经组织的完整,动物就能够保持体温相对稳定,而在破坏下丘脑后,动物的体温不能维持稳定。现认为调节体温的基本中枢位于下丘脑。PO/AH的热敏神经元和冷敏神经元不但能感受人体深部组织温度变化的刺激,而且能对从其他途径传入的温度变化信息进行整合处理。热敏神经元对体温升高变化敏感,当体温升高时发生兴奋。当热敏神经元兴奋时,冷敏神经元被抑制,人体散热增加,产热减少,体温下降;反之,当体温降低时,冷敏神经元兴奋,热敏神经元被抑制,人体产热增多,散热减少,体温回升。

(三)体温调节机制

体温调节中枢的神经元对产热和散热的调控,是通过神经和体液调节来实现的。主要通过下述途径完成:①通过交感神经系统来调节皮肤血管舒缩反应和汗腺分泌活动,改变人体的散热量;②由躯体神经来调节骨骼肌的活动,如战栗增强或减弱,改变产热量;③通过改变激素的分泌(如甲状腺激素和肾上腺髓质激素)来调节人体的代谢率,影响产热量的变化。

正常人体体温为什么能够维持在 37℃ 左右? 现在认为体温调节机制类似于恒温器工作原理,并提出调定点(set point)学说(图 8-4)。该学说认为,调定点数值的设定,取决于温度敏感神经元对某一温度的敏感性。PO/AH 的温度敏感神经元对温度的感受有一定的兴奋阈值,正常人一般为 37℃ 左右,这个温度就是体温相对稳定的调定点。正常人体温调节的过程是:当体温高于调定点 37℃ 时,热敏神经元活动增强,增加散热;当体温低于 37℃ 时,冷敏神经元活动增强,增加产热,最终使体温维持在 37℃ 左右的水平。□ 8-7

8-7　视频

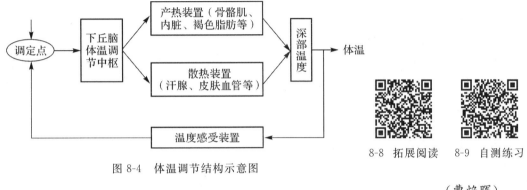

图 8-4　体温调节结构示意图

8-8　拓展阅读　　8-9　自测练习

(曹焰晖)

第三节　发热

发热(fever)是指机体在致热原作用下,体温调定点上移而引起的调节性体温升高(超过正常值 0.5℃)。发热是许多疾病共有的病理过程和常见的症状,亦是疾病的重要信号,因此认识和掌握发热的一般规律,对疾病的诊疗以及护理实践有着重要的意义。

8-10　PPT　　8-11　学习情境

发热时体温升高,但并非所有的体温升高都是发热。人体体温升高可分为生理性体温升高和病理性体温升高两类。①生理性体温升高,见于某些生理活动,如剧烈运动、月经前期及妊娠期。②病理性体温升高,包括两种情况,多数是机体在上移的调定点水平所进行的体温调节活动,属调节性体温升高;少数是因体温调节障碍(如体温调节中枢损伤)、散热障碍(如皮肤广泛鱼鳞癣、先天性汗腺缺陷、中暑等)或异常产热(如甲状腺功能亢进)而产生,没有调定点水平的上移,其本质不同于发热,而称为过热。过热时体温升高可超过 41℃(图 8-5)。

体温升高 { 生理性体温升高(如运动、月经前期等)
　　　　　　病理性体温升高 { 发热(调节性体温升高,与调定点相适应,一般低于 41℃)
　　　　　　　　　　　　　　过热(被动性体温升高,超过调定点水平,体温可超过 41℃)

图 8-5　人体体温升高的分类

一、发热的原因和分类

根据发热原因的不同,将发热分为感染性发热和非感染性发热两大类。

1.感染性发热　　感染性发热是指由各种细菌、病毒、支原体、真菌、立克次体、螺旋体与寄生虫等引起的急、慢性全身性或局部性感染性疾病所致的发热。临床上这类发热最常见,占发热原因的 $50\%\sim60\%$,其中由细菌感染引起的占 43%;临床上输液或输血引起的发热,大多数是由细菌内毒素污染所致。

2.非感染性发热　　非感染性发热是指由各种生物病原体以外的原因引起的发热。

(1)无菌性炎症:见于大面积烧伤、严重创伤、大手术后、内脏梗死(如心肌梗死、肺梗死)等,由炎症性组织坏死产物引起。

(2)超敏反应:超敏反应形成的抗原抗体复合物和淋巴因子可引起发热,常见于风湿热、药物热、血清病、红斑狼疮等。

(3)恶性肿瘤:恶性肿瘤可通过释放坏死产物、引起免疫反应、继发感染、产生含有致热作用的多糖体成分的高分子物质等机制引起发热。

(4)类固醇:某些类固醇代谢产物有致热作用,如睾酮的中间代谢产物本胆烷醇酮,在一些原因不明的周期性发热患者血浆中的浓度增高。

二、发热的发病机制

1.发热激活物　　许多侵入人体的病原体、致炎刺激物或某些体内物质,均可作用于体内产内生致热原(endogenous pyrogen,EP)的细胞,诱导 EP 的生成,再通过 EP 介导而引起发热。为了与 EP 区别,将这类内生致热原诱导物称为发热激活物,包括微生物性发热激活物(外致热原)和非微生物性发热激活物(某些体内产物)。

(1)微生物性发热激活物:微生物性发热激活物是指来自体外,引起感染性发热的各种生物病原体及其产物,以往多称为外致热原。

(2)非微生物性发热激活物:是指体内产生的能激活致热原细胞的非微生物性致热物质。常见的有:①抗原抗体复合物;②炎症灶激活物;③组织坏死产物;④某些类固醇代谢产物,如本胆烷醇酮。

2.内生致热原　　内生致热原(EP)是指发热激活物激活体内产致热原细胞,所产生和释放的致热性细胞因子(类)物质。它是发热的基本信号分子,可直接作用于视前区-下丘脑前部(PO/AH)体温调节中枢,使调定点上移而引起体温升高。EP 主要有白细胞介素-1(IL-1)、白细胞介素-2(IL-2)、干扰素(IFN)、肿瘤坏死因子(TNF)等。

产致热原细胞是指体内产生和释放 EP 的细胞,体内许多细胞(主要是免疫系统细胞)都有此功能,包括单核细胞、巨噬细胞、内皮细胞、淋巴细胞及肿瘤细胞等。

3.内生致热原引起发热的机制

发热包括 3 个基本环节(图 8-6)。▷8-12

(1)信号传递:在发热激活物刺激下,激活体内产致热原细胞,产生和释放 EP。EP 作为信使,主要经血流传递到 PO/AH 体温调节中枢。

(2)中枢调节:EP 作用于 PO/AH 体温调节中枢,使体温调节中枢调定点　　　　8-12　视频上移。EP 使体温调节中枢调定点上移的机制尚未完全清楚,目前认为要经某些中枢性发热介质的介导,再通过调温反应而引起发热。最受重视的中枢发热介质是环磷酸腺苷(cAMP)、前列腺素 E(PGE)和 Na^+/Ca^{2+} 比值。

(3)产生效应:体温调节中枢调定点上移后,正常血液温度变为冷刺激,使冷敏神经元兴奋,体温调节中枢发出冲动,一方面兴奋运动神经使骨骼肌紧张度增高、寒战,产热增加;另一方面兴奋交感神经使皮肤血管收缩,血流减少,散热减少,结果导致体温升高到与新的调定点相适应的水平。

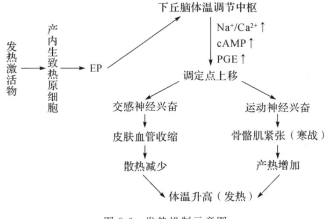

图 8-6　发热机制示意图

三、发热的分期

发热持续一段时间后,随着发热激活物的控制、EP 的降解,调定点逐渐降至正常水平,体温恢复正常。其临床经过大致可分 3 个时期,每期有不同的临床表现和热代谢特点。 8-13

(一)体温上升期

此期体温调节中枢调定点上移,但血液温度并未立即升高,血流对体温调节中枢是低温刺激,一方面使冷敏神经元兴奋,产热增多;另一方面热敏神经元抑制,散热减少,产热大于散热,中心体温开始迅速或逐渐上升。临床表现为:

8-13　视频

①寒战,由运动神经兴奋,骨骼肌的不随意周期性收缩所致。寒战在诊断上有参考意义,反复寒战超过 1d 可能是疟疾或败血症。在传染病过程中,再次发生寒战,是传染源侵入血流的信号。②皮肤苍白,由皮肤血管收缩使血流减少所致。③畏寒,由于皮肤血液减少,皮温下降刺激冷感受器,信号传入中枢时自感发冷。④"鸡皮"现象,由交感神经兴奋引起皮肤立毛肌收缩所致。

(二)高热持续期(高峰期)

此期的热代谢特点是中心体温与已上升的调定点水平相适应,产热与散热在较高水平上保持相对平衡,波动也可较大。因中心体温已达到或略高于体温调定点的新水平,寒战及"鸡皮"现象消失,皮肤血管由收缩转为舒张,皮肤血流增多,使皮肤发红,散热也因而增加。由于温度较高的血液流经皮肤时刺激热感受器并将信号传入中枢,故产生酷热感。高热使皮肤水分蒸发较多,因而皮肤和口唇比较干燥。

(三)体温下降期(退热期)

此期因发热激活物在体内的作用减弱或消失,EP 及增多的发热介质也被清除,上升的体温调定点回降到正常水平。但血液温度并不能立即回降,血流对体温调节中枢是高温刺激,这一方面使冷敏神经元抑制,产热减少,另一方面热敏神经元兴奋,散热增多,散热大于产热,中心体温开始回降。机体表现为皮肤血管进一步扩张,汗腺分泌增多,皮肤湿润。热的消退可快可慢,快者几小时或 24h 内降至正常,称为热的骤退,常伴有大量出汗。出汗是一种速效的散热反应,但大量出汗可造成脱水,甚至循环衰竭(虚脱),应注意监护,补充水和电解质,尤其是心肌劳损患者,更应密切注意。慢者需几天才降至正常,称热的渐退。

四、发热时机体代谢和功能变化

(一)代谢变化

1. 基础代谢率增高　一般体温每增高 1℃,基础代谢率增高 13％,持久发热使物质消耗明显增多,如果营养物质摄入不足,就会大量消耗自身物质。

2. 糖代谢　发热时糖代谢加强,肝糖原和肌糖原分解增多,糖原储备减少。同时,糖异生作用增强,血糖增高。代谢增强使氧相对不足,糖酵解增强,使血液及肌肉中乳酸增加,发热时出现的肌肉酸痛可能与之有关。

3. 脂肪代谢　发热时糖代谢加强使糖原储备不足,加上食欲下降,摄入相对不足,机体动员储备脂肪,使脂肪分解显著加强伴氧化不全,患者出现消瘦、酮血症、酮尿等。

4. 蛋白质代谢　发热患者的蛋白分解加强,血浆总蛋白、白蛋白减少,尿氮增加,可出现负氮平衡,机体抵抗力降低,组织修复能力下降。

5. 维生素代谢　发热患者维生素摄取和吸收减少,消耗增多,易出现维生素缺乏,特别是维生素 C 和 B 族维生素的缺乏,故必须补充适量的维生素。

6. 水、电解质代谢　在体温上升期及高热持续期,尿量常明显减少,尿色加深,水、钠和氯滞留于体内;而在体温下降期,皮肤和呼吸道水分大量蒸发,尿量增多和大量排汗,可引起脱水,脱水又可加重发热。因此必须注意补足水和电解质。此外,因发热时分解代谢增强,K^+ 从细胞内释出,使血 K^+ 和尿 K^+ 增高。代谢紊乱使酸性代谢产物堆积,可引起代谢性酸中毒。

(二)功能变化

1. 心血管系统　体温上升期,血液温度升高,刺激窦房结,使交感-肾上腺髓质系统活动增强,导致心率增加,外周血管收缩,血压轻度上升。体温每上升 1℃,心率增加 18 次/min。心率加快一般使心输出量增多,但对心脏疾病患者可加重其心脏负担,诱发心力衰竭。发热患者应安静休息,尽量减少体力活动,避免情绪激动,以免心率过快,加重心肌负担和耗氧。在高热持续期和体温下降期,由于外周血管舒张,动脉血压轻度下降。高热骤退,特别是用解热药引起高热骤退时,可因大量出汗而导致虚脱,应当引起注意。

2. 呼吸系统　发热时血液温度上升,可刺激呼吸中枢并提高呼吸中枢对 CO_2 的敏感性,使呼吸加深加快,有助于散热。但若通气过度,CO_2 排出过多,可导致呼吸性碱中毒。持续高热可抑制大脑皮质和呼吸中枢,使呼吸变浅变慢或不规则,甚至呼吸停止。

3. 消化系统　发热时交感神经兴奋,唾液、胆汁、胰液等消化液分泌减少,使蛋白质、脂肪等消化不良,食糜发酵、产气,患者出现食欲不振、口腔黏膜干燥(这也与水分蒸发过多有关)、厌食、恶心、呕吐、便秘、腹胀等症状。

4. 中枢神经系统　高热使中枢神经系统兴奋性增高,患者常有头痛、头晕,高热(40～41℃)患者可出现烦躁不安、谵语和幻觉。持续高热则会引起昏迷。小儿在高热中可出现全身或局部肌肉抽搐,称高热惊厥。其机制可能与小儿中枢神经系统发育不健全,持续高热致脑细胞缺氧使大脑皮质抑制或损伤,皮质下中枢(部分敏感神经元)兴奋性增高有关。🖥8-14

8-14 临床链接

5.泌尿系统　在体温上升期,尿量减少、尿相对密度增高,但肾血流并未减少,反而增加,这可能与 ADH 增加,肾对水重吸收增多有关。持续发热时,肾小管上皮细胞变性,发生细胞水肿,出现蛋白尿、管型尿。在体温下降期,尿量逐渐增加,尿相对密度回降。 8-15

8-15 拓展阅读　　8-16 自测练习

（朱晓萍）

 思考题

1.人体的散热方式主要有哪几种？根据散热原理,如何降低高热患者的体温？

2.试述发热过程的 3 个时相及各期特点。

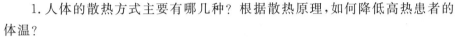

8-17 思维导图

第九章

泌尿系统

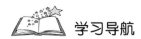

学习导航

　　泌尿系统由肾、输尿管、膀胱、尿道组成。肾为产生尿液的器官,尿液经输尿管进入膀胱暂存,最后经尿道排出体外。在正常生命活动中,机体通过新陈代谢提供必需的能量,同时也产生对机体无用甚至有害的代谢终产物,这些产物必须及时排出体外,以保持内环境的稳态。机体的排泄途径包括:①呼吸道:通过呼气排出 CO_2、少量的水和挥发性物质;②消化器官:唾液腺可排出少量的铅、汞和碘,消化管可排泄胆色素和钙、磷等无机盐;③皮肤:主要是以汗腺分泌汗液的形式排出水、NaCl、尿素和尿酸等;④肾:以尿液的形式排出水溶性代谢产物、异物和过剩物质,种类最多,量也很大,因而肾是排泄的主要器官。同时,肾还参与体内水、电解质代谢、酸碱平衡和血容量的调节,从而保持内环境的相对稳定。此外,肾还具有内分泌功能,能生成某些激素,如肾素、促红细胞生成素、1,25-二羟维生素 D_3 等,分别参与机体多种活动的调节。

　　当各种病因引起肾功能严重障碍时,会出现多种代谢产物、药物和毒物在体内蓄积,水、电解质和酸碱代谢紊乱,以及肾内分泌功能障碍的临床表现。

学习目标

　　学完本章后,你应:

　　(1)掌握　肾小球滤过作用、肾小球滤过率、有效滤过压的概念和作用;影响肾小球滤过的因素;肾糖阈、渗透性利尿的概念;抗利尿激素、醛固酮对尿液生成的调节;高钾血症、低钾血症的概念;反映酸碱平衡的常用指标,单纯性代谢性酸中毒、代谢性碱中毒、呼吸性酸中毒、呼吸性碱中毒的特征;急性肾功能衰竭的概念、病因;尿毒症的概念。

　　(2)熟悉　Na^+、水、HCO_3^-、葡萄糖等主要物质重吸收;肾小管与集合管 K^+、H^+、NH_3 的分泌;球-管平衡、水利尿的概念;高钾血症、低钾血症的原因和机制,对机体的影响;急、慢性肾功能衰竭的主要功能和代谢变化。

　　(3)了解　排泄的概念和途径;肾的结构、肾血液循环特征;滤过膜及其通透性;尿液的浓缩和稀释;尿液的理化性质,多尿、少尿的概念及排尿反射;代谢性酸中毒的原因、代偿机制及对机体的影响;急、慢性肾功能衰竭的发病机制;尿毒症的功能和代谢变化。

第一节 肾的结构和血液循环特点

一、肾的结构特点

(一)肾单位和集合管

肾单位是肾的基本功能单位。人的两肾共有约 170 万～240 万个肾单位。
肾单位包括肾小体及与之相连的肾小管(图 9-1)。肾小体由肾小球和肾小囊组
成。肾小球是一团毛细血管网,由入球小动脉分支形成,毛细血管网再重新汇
合成出球小动脉。肾小管包括近端小管、髓袢细段和远端小管。远端小管与集合管相连。肾
单位与集合管共同完成泌尿功能。

9-1 PPT

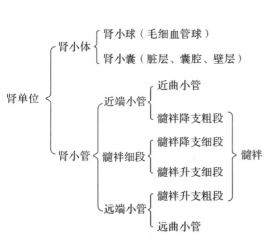

图 9-1 肾单位的构成

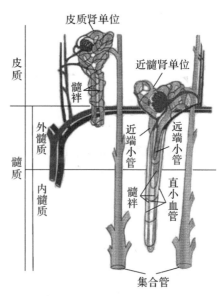

图 9-2 肾单位示意图

(二)皮质肾单位和近髓肾单位

肾单位根据在肾中所在的位置不同,可分为皮质肾单位和近髓肾单位(图 9-2),两者在结
构和功能上有明显的区别(表 9-1)。

表 9-1 皮质肾单位与近髓肾单位的比较

	皮质肾单位	近髓肾单位
分布	肾皮质的外层和中层	肾皮质的近髓层
占肾单位总数	85%～90%	10%～15%
入、出球小动脉口径	口径之比 2∶1	差异甚小
出球小动脉分支	形成毛细血管网包绕皮质部肾小管	形成肾小管周围毛细血管网和 U 形直小血管
髓袢	短,只达外髓部	长,深入内髓层
球旁器	有,肾素含量多	几乎无

(三)球旁器

球旁器,亦称近球小体,主要分布在皮质肾单位,由球旁细胞、球外系膜细胞和致密斑组成(图9-3)。球旁细胞是位于入球小动脉中膜内的肌上皮样细胞,其细胞质内的分泌颗粒含肾素。致密斑由位于远曲小管起始部的上皮细胞构成,与球旁细胞相接触。致密斑是一种化学感受器,主要功能是感受小管液中 NaCl 含量的变化,并将其信息传至球旁细胞,调节肾素的释放。球外系膜细胞分布在入球小动脉和出球小动脉之间,具有吞噬功能。⊟9-2

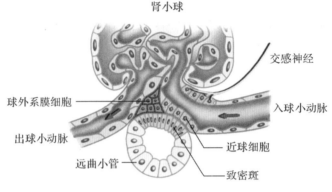

图9-3　球旁器组成示意图

9-2　图片

二、肾血液循环的特点及调节

(一)肾血液循环的特点

1.血流量大,主要分布在肾皮质　正常成人安静时每分钟流经两肾的血流量约为1200ml/min,相当于心输出量的 20%～25%。以血浆占全血容积的 55% 计算,肾血浆流量为660ml/min。流经肾的血液,约 94% 分布在肾皮质。肾血流量大,有利于肾小球滤过。

2.两套毛细血管网的血压差异大　肾小球毛细血管网是入球小动脉进入肾小体后分支形成,由于入球小动脉粗短,出球小动脉细长,血流阻力大,故肾小球毛细血管血压高,这有利于肾小球的滤过。肾小管周围毛细血管网由出球小动脉分支形成,血流在流经出球小动脉时血压下降较多,故肾小管周围毛细血管网血压低,这有利于肾小管对小管液中物质的重吸收。

(二)肾血流量的调节

足够的肾血流量(renal blood flow,RBF)是尿生成的前提。肾血流量的调节包括自身调节、神经调节和体液调节。⊟9-3

1.自身调节　实验研究发现,当动脉血压在 80～180mmHg 范围内变化

9-3　视频

时,肾血流量不依赖于神经和体液因素的调节而保持相对稳定,这一现象称为肾血流量的自身调节。其生理意义在于当心血管功能变化时可保持肾小球滤过功能的相对稳定。

2.神经和体液调节　肾的神经支配以交感神经为主,虽有副交感神经进入肾,但其作用尚不清楚。肾交感神经活动加强时,可引起肾血管收缩,肾血流量减少。体液因素中,肾上腺素、去甲肾上腺素、内皮素、血管紧张素等,使肾血管收缩;而前列腺素 E_2 和 I_2 以及一氧化氮等则使肾血管舒张,肾血流量增加。

正常人在安静状态下,交感神经的紧张性很低,对肾血流量无明显的影响,此时,主要依赖自身调节来维持肾血流量的相对稳定,以保证其正常的泌尿功能。当人体在剧烈运动或发生大失血、缺氧、休克等紧急情况时,交感神经活动增强,肾上腺素、去甲肾上腺素等增多,使肾血管收缩,肾血流量减少,以保证心、脑等重要生命脏器的血液供应。

9-4　自测练习

（李雨颖）

第二节　尿生成的过程

尿生成是一个连续的、复杂的生理过程,包括三个基本步骤:肾小球的滤过作用、肾小管和集合管的重吸收作用以及肾小管和集合管的分泌作用。在此过程中还对尿液进行浓缩或稀释,最后形成终尿。

9-5　PPT

一、肾小球的滤过作用

肾小球滤过作用是指血液流经肾小球时,血浆中的水和小分子物质通过滤过膜进入肾小囊腔形成原尿的过程。微穿刺实验表明,肾小囊内的原尿除蛋白质含量极微外,其他成分与血浆基本相同。可见,原尿就是血浆的超滤液。在有足够的肾血流量的前提下,肾小球滤过作用取决于肾小球滤过膜及其通透性和有效滤过压的大小。🔲9-6

9-6　视频

(一)肾小球滤过膜及其通透性

肾小球毛细血管内的血浆和肾小囊内液体之间有一层膜,这层膜是滤过的屏障,称为滤过膜。滤过膜由三层结构组成(图 9-4)。①内层是毛细血管内皮细胞,细胞间有许多直径为 $50\sim100\text{nm}$ 的圆形微孔,通透性大,对血浆中的物质几乎无限制,但可阻止血细胞通过。②中

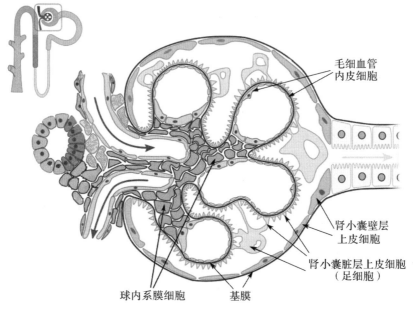

毛细血管
内皮细胞

肾小囊壁层
上皮细胞

肾小囊脏层上皮细胞
（足细胞）

球内系膜细胞　　　基膜

图 9-4　滤过膜的结构示意图

9-7　图片

间层是基膜,厚约300nm,呈纤维网状结构,网孔直径4～8nm,是阻止血浆蛋白滤过的重要屏障。③外层是肾小囊脏层上皮细胞(亦称足细胞),伸出许多足突贴附于基膜外面,足突相互交错,形成的裂隙称裂孔,裂孔表面覆盖一层薄膜,可限制蛋白质通过。以上三层结构组成了滤过膜的机械屏障,其中基膜的微孔直径最小,是滤过膜机械屏障的主要部分。此外,在滤过膜各层均覆盖一层带负电荷的物质(主要是糖蛋白),能排斥带负电荷的物质通过,起滤过膜的电学屏障作用。在肾小球的滤过过程中,机械屏障起主要作用,电学屏障作用不如机械屏障明显。图9-7

　　滤过膜是肾小球滤过作用的结构基础。由于滤过膜的机械屏障和电学屏障作用,血浆中的物质能否通过滤过膜,取决于被滤过物质的有效半径及其所带电荷。当物质的有效半径大于4.2nm时,即使带正电荷也不能滤过;而当有效半径很小时,即使带负电荷仍能滤过(如Cl^-)。

(二)有效滤过压

　　肾小球有效滤过压是肾小球滤过的动力。肾小球有效滤过压与组织液生成的有效滤过压相似,由滤过的动力和阻力决定。其中,滤过的动力是肾小球毛细血管血压和肾小囊内胶体渗透压;滤过的阻力是血浆胶体渗透压和肾小囊内压(图9-5)。由于滤液中蛋白质含量极微,由其产生的肾小囊胶体渗透压可以忽略不计,故:

　　肾小球有效滤过压＝肾小球毛细血管血压－(血浆胶体渗透压＋肾小囊内压)

　　据测定,肾小球毛细血管入球端和出球端的压力几乎相等,约为45mmHg;肾小囊内压较为恒定,约为10mmHg;血浆胶体渗透压由于原尿生成过程中水分和晶体物质不断被滤出,血浆蛋白浓度不断升高,使入球端和出球端的血浆胶体渗透压分别为25mmHg和35mmHg。因此,肾小球有效滤过压的大小,取决于血浆胶体渗透压的变化。在入球端肾小球有效滤过压为正[45－(10＋25)＝10mmHg],原尿不断生成;在血液流向出球小动脉端的过程中,有效滤过压逐渐下降,当有效滤过压下降到零时,就达到了滤过平衡,滤过作用即停止。

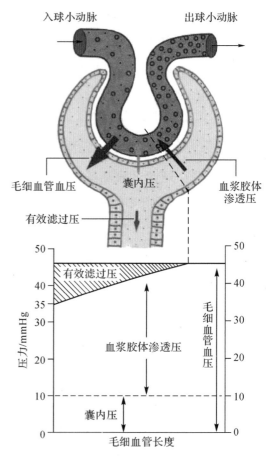

图9-5　肾小球有效滤过压示意图

　　尽管肾小球毛细血管全长都具有滤过功能,但血液从入球小动脉端到出球小动脉端移行过程中,只是有效滤过压为零之前的一段毛细血管才产生滤过作用。实际具有滤过作用的毛细血管长度取决于有效滤过压下降的速率。当有效滤过压下降速率减小时,实际产生滤过作用的毛细血管长度延长,生成的原尿量增多;反之,则减少。

评价肾小球滤过的指标主要有肾小球滤过率和滤过分数。单位时间内(每分钟)两侧肾生成的原尿量,称为肾小球滤过率(glomerular filtration rate,GFR)。肾小球滤过率是衡量肾功能的重要指标之一,正常成人安静时约为 125ml/min。肾小球滤过率与每分钟肾血浆流量的比值,称为滤过分数(filtration fraction,FF)。每分钟肾血浆流量约为 660ml,故滤过分数＝125/660×100％＝19％。滤过分数表明,流经肾的血浆约有 19％由肾小球滤出到肾小囊生成了原尿。

(三)影响肾小球滤过的因素

如前所述,足够的肾血浆流量是肾小球滤过的前提,滤过膜是肾小球滤过的结构基础,肾小球有效滤过压是肾小球滤过的动力。因此,凡能使其中一个因素发生改变的,都会对肾小球滤过产生不同程度的影响。 9-8

1.有效滤过压　构成肾小球有效滤过压的三个因素中,肾小球毛细血管血压与肾小球滤过率呈正变关系;血浆胶体渗透压、肾小囊内压与肾小球滤过率呈反变关系。

9-8　视频

(1)肾小球毛细血管血压:在正常情况下,当动脉血压在 80～180mmHg 范围内变动时,肾小球毛细血管血压和肾血流量保持相对稳定,肾小球滤过率基本不变。当动脉血压降至 80mmHg 以下时,肾小球毛细血管血压也相应下降,有效滤过压降低,肾小球滤过率减少。当动脉血压降至 40～50mmHg 以下时,肾小球滤过率可降到零,无原尿生成。

(2)血浆胶体渗透压:在正常情况下,血浆胶体渗透压不会有很大的变动。但当血浆蛋白浓度降低时,血浆胶体渗透压降低,有效滤过压升高,肾小球滤过增加。例如,由静脉快速注入大量生理盐水时,血液被稀释,血浆蛋白浓度下降,血浆胶体渗透压降低,肾小球滤过增加,尿量增加。

(3)肾小囊内压:在正常情况下,肾小囊内压较为稳定。当尿液的流出通路发生阻塞,如肾盂或输尿管结石、肿瘤压迫等原因时,肾盂内压力升高,逆向引起肾小囊内压升高,这时有效滤过压降低,肾小球滤过减少。

2.滤过膜的面积和通透性　成人两肾总滤过面积在 1.5m² 以上。在生理情况下,人的两肾全部肾小球始终处于有滤过功能状态,有效滤过面积稳定。在某些疾病状态下,如急性肾小球肾炎时,由于肾小球毛细血管的管腔变窄或阻塞,导致有效滤过功能的肾小球面积减小,肾小球滤过率降低;又由于滤过膜上带负电荷的糖蛋白减少,电学屏障受到破坏,滤过膜的通透性增大,导致血浆蛋白或血细胞滤过,故出现少尿、蛋白尿和血尿。

3.肾血浆流量　在其他条件不变时,肾血浆流量与肾小球滤过率呈正变关系。肾血浆流量主要通过影响肾小球中滤过平衡的位置影响肾小球滤过率。肾血浆流量增大时(如大量输液),肾小球毛细血管内血浆胶体渗透压上升的速度减慢,出现滤过平衡的位置就靠近出球小动脉端,毛细血管的有效滤过长度加长,故肾小球滤过率增加;反之,肾血浆流量减少时,肾小球毛细血管内血浆胶体渗透压上升的速度加快,滤过平衡的位置靠近入球小动脉端,肾小球滤过率减小。

二、肾小管和集合管的重吸收

原尿进入肾小管后称为小管液。小管液在流经肾小管和集合管时,其中大部分的水和溶质被管壁细胞吸收回血液的过程,称为肾小管和集合管的重吸收(reabsorption)。小管液流经肾小管和集合管后,形成终尿。终尿与原尿相比,原尿每日生成量可达180L,而终尿量一般为1.5L,其质和量均发生了明显的变化。这是由于肾小管和集合管对各种物质的重吸收率不尽相同,对于葡萄糖、氨基酸及无机盐则全部或大部分重吸收,肌酐等代谢产物和进入体内的异物则不被重吸收而全部排出体外。这种选择性重吸收作用,既保留了对机体有用的物质,又清除了对机体有害的和过剩的物质,实现内环境的稳态。此外,重吸收有一定限度,如葡萄糖、氨基酸等,当原尿中浓度超过肾小管重吸收限度时,尿中便出现该物质。

(一)重吸收的部位和方式

1.重吸收的部位　肾小管各段和集合管都具有重吸收的功能,但近端小管重吸收的物质种类多,数量大,因而是各类物质重吸收的主要部位。在正常情况下,小管液中的葡萄糖、氨基酸等营养物质,几乎全部在近端小管重吸收;80%～90%的HCO_3^-、65%～70%的水和Na^+、Cl^-也在此重吸收。重吸收的途径有跨上皮细胞途径和细胞旁途径,以前者为主(图9-6)。

2.重吸收的方式　重吸收的方式有主动和被动两种。主动重吸收根据能量提供情况分为原发性主动重吸收和继发性主动重吸收两种,前者所需能量由ATP直接提供,如Na^+、K^+的重吸收主要靠细胞管周膜上的钠泵水解ATP提供能量;后者是与Na^+的主动重吸收耦联进行的,如葡萄糖、氨基酸等,它们分别与Na^+共用细胞膜上的转运体,其动力来自Na^+顺电化学梯度转运时释放的能量,Na^+的浓度梯度依靠钠泵维持,故间接消耗

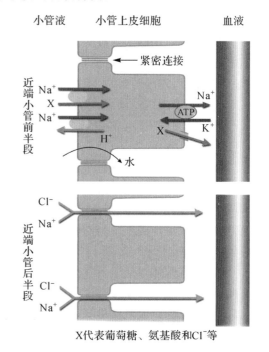

X代表葡萄糖、氨基酸和Cl^-等

图9-6　Na^+在近端小管重吸收示意图

ATP。存在于细胞膜上的转运体有两种类型,即同向转运体和逆向转运体,前者转运的物质方向相同,如Na^+和葡萄糖的转运;后者转运的物质方向相反,称逆向转运,如Na^+-H^+交换和Na^+-K^+交换。

被动重吸收是指小管液中的物质顺浓度差或电位差或渗透压差,从管腔内转运至管周组织液并入血的过程,如尿素顺浓度差转运、Cl^-顺电位差转运、水顺渗透压差转运。

(二)几种物质的重吸收

1.NaCl和水的重吸收　原尿中99%以上的Na^+主要以主动方式重吸收入血。除髓袢降支细段外,肾小管各段和集合管对Na^+均具有重吸收能力;Cl^-大部分是伴随Na^+的主动重吸收而被动重吸收;水以渗透的方式被动重吸收。

在近端小管,NaCl和水的重吸收量占总滤液量的65%～70%。小管上皮细胞的管腔膜对Na^+通透性大,小管液中的Na^+浓度比细胞内高,Na^+顺浓度差扩散入细胞内,随即又被管周膜和基侧膜上的钠泵转运入组织液,维持细胞内的Na^+浓度低于小管液,使小管液的Na^+不断进入细胞内(图9-6)。伴随Na^+的重吸收,细胞内呈正电位,管腔内呈负电位,加之小管液的Cl^-浓度较细胞内高,Cl^-顺电位差和浓度差被动重吸收。随着NaCl重吸收进入管周组织液,使管周组织液的渗透压升高,产生了渗透压差,促使小管液中的水顺渗透压差

不断进入上皮细胞及管周组织液,完成水的被动重吸收。

在髓袢,滤液中 20% 的 NaCl 被重吸收。由于髓袢各段对 NaCl 和水的通透性不同,重吸收情况比较复杂(表 9-2)。髓袢降支细段,对 NaCl 的通透性极低,但对水的通透性高,随着水分不断渗透至管周组织液,使小管液向内髓部行进时,小管液中的 NaCl 浓度越来越高,即渗透压不断升高。升支细段对水几乎不通透,但对 NaCl 通透性高,小管液中的 NaCl 顺浓度差扩散至管周组织液,使得小管液中的 NaCl 不断降低。髓袢升支粗段,小管液中的

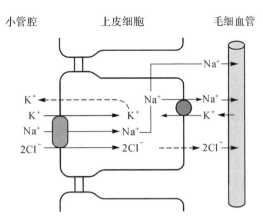

图 9-7　髓袢升支粗段对 Na^+、Cl^-、K^+ 的转运

NaCl 浓度已低于小管上皮细胞内,此处 NaCl 的重吸收,是通过管腔膜上的同向转运体和基侧膜上的钠泵协同作用实现的(图 9-7)。同向转运体按 Na^+:$2Cl^-$:K^+ 的比例,将 Na^+、Cl^-、K^+ 一起转入细胞内,其中 K^+ 又经管腔膜返回小管液中,继续参与同向转运体工作。由于此段对水几乎无通透性,水不被重吸收而停留在小管内,造成小管液的渗透压降低而管周组织液的渗透压升高。该段对 NaCl 和水重吸收的分离,在尿液的浓缩和稀释中起重要作用。

9-9　临床链接

9-9

表 9-2　兔肾小管和集合管不同部位的通透性和重吸收

	NaCl	水	尿素
近端小管	易通透(被动重吸收)	易通透	不易通透
髓袢降支细段	不易通透(无重吸收)	易通透	不易通透
髓袢升支细段	易通透(被动重吸收)	不易通透	中等通透
髓袢升支粗段	易通透(主动重吸收)	不易通透	不易通透
远曲小管和集合管	主动重吸收(受醛固酮调节)	不易通透,但在有 ADH 时易通透	皮质和外髓部不易通透,内髓部易通透

在远曲小管和集合管中,重吸收的 NaCl 和水约占滤液量的 12%。该段对 NaCl 和水的重吸收量分别受醛固酮和抗利尿激素的调节,属于调节性重吸收。如机体缺盐和缺水,则对 NaCl 的主动重吸收增加,水的重吸收亦相应地增多。其余肾小管各段对 NaCl 和水的重吸收,与机体是否缺水、缺 NaCl 无直接关系,属于必然性重吸收。

肾小管各段和集合管对 Na^+ 的重吸收,在维持细胞外液平衡和渗透压中起重要作用。随着 Na^+ 的主动重吸收,促进了葡萄糖和氨基酸的继发性主动重吸收,间接促进了 HCO_3^- 和 Cl^- 的被动重吸收(在髓袢升支粗段,Cl^- 属于继发性主动重吸收),同时还促进了 Na^+-H^+ 交换和 Na^+-K^+ 交换的进行。因此,Na^+ 的重吸收在肾小管和集合管对其他物质重吸收和分泌中起重要作用。

总之,在生理情况下,远曲小管以前的各段肾小管,对 Na^+ 和水的重吸收是必然性重吸收,对尿量的影响不大。尿量的多少主要取决于远曲小管和集合管对 Na^+ 和水的重吸收量。

2.K$^+$的重吸收　肾小球滤过的 K$^+$ 重吸收量约为滤过量的 94％,其中 65％～70％在近端小管被重吸收。其主动重吸收的机制尚不清楚。终尿中的 K$^+$ 绝大部分是由远曲小管和集合管分泌的,其分泌量的多少取决于血 K$^+$ 浓度,并受醛固酮调节。

3.HCO$_3^-$的重吸收　肾小球滤过的 HCO$_3^-$ 约85％在近端小管被重吸收。HCO$_3^-$ 的重吸收与小管上皮细胞管腔膜上的 Na$^+$-H$^+$ 交换有关。小管液中的 HCO$_3^-$ 不易通过管腔膜,它与上皮细胞分泌的 H$^+$ 结合生成 H$_2$CO$_3$,H$_2$CO$_3$ 在上皮细胞表面的碳酸酐酶(CA)的作用下分解为 CO$_2$ 和 H$_2$O。CO$_2$ 是高度脂溶性物质,能迅速通过上皮细胞的管腔膜进入上皮细胞内。在细胞内的碳酸酐酶作用下,CO$_2$ 和 H$_2$O 结合生成 H$_2$CO$_3$,H$_2$CO$_3$ 又解离成 H$^+$ 和HCO$_3^-$。H$^+$ 通过 Na$^+$-H$^+$ 交换分泌到小管液中,HCO$_3^-$ 与 Na$^+$ 一起转运回血液(图 9-8)。因此,肾小管重吸收 HCO$_3^-$ 是以 CO$_2$ 形式进行的。肾小管上皮细胞分泌 1 个 H$^+$,可使 1 个HCO$_3^-$ 和 1 个 Na$^+$ 重吸收回血液。

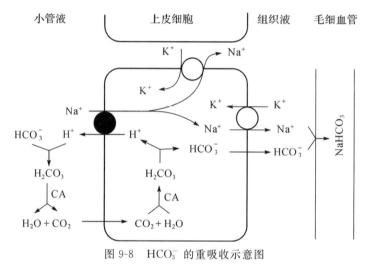

图 9-8　HCO$_3^-$ 的重吸收示意图

4.葡萄糖的重吸收　肾小球滤过液中的葡萄糖浓度与血糖浓度相同,但终尿中几乎不含葡萄糖,这说明葡萄糖全部被重吸收回血。葡萄糖重吸收的部位仅限于近端小管(主要在近曲小管),其余各段肾小管无重吸收葡萄糖的能力。一旦近端小管不能将小管液中的葡萄糖全部重吸收,余下的部分则随尿排出,形成糖尿。葡萄糖的重吸收是与 Na$^+$ 相耦联的继发性主动重吸收。小管液中

9-10 视频

的葡萄糖和 Na$^+$ 与上皮细胞管腔膜上的同向转运体结合,葡萄糖随 Na$^+$ 转运进入细胞内。进入细胞的 Na$^+$ 通过钠泵转运到组织液,以维持细胞内低 Na$^+$ 的状态;葡萄糖则与管周膜上的载体结合,易化扩散至管周组织液再入血(图 9-6)。🔲9-10

近端小管对葡萄糖的重吸收有一定的限度。当血中的葡萄糖浓度超过 8.96～10.08mmol/L(1.6～1.8g/L)时,部分近端小管上皮细胞对葡萄糖的重吸收已达极限,葡萄糖不能被全部重吸收,随尿排出而出现糖尿。尿中开始出现葡萄糖时的最低血糖浓度,称为肾糖阈(renal glucose threshold)。人的两肾全部近端小管在单位时间内能重吸收葡萄糖的最大量,称为葡萄糖的重吸收极限量。此时,全部近端小管上皮细胞对葡萄糖的重吸收均已达极限(全部转运体均达到饱和)。在这种情况下,随着血糖浓度的升高,尿中排出的葡萄糖呈比例地增加。

5.其他物质的重吸收　小管液中的氨基酸、HPO$_4^{2-}$、SO$_4^{2-}$ 等的重吸收基本上与葡萄糖相

同,但转运体可能不同。部分尿酸在近端小管重吸收。大部分 Ca^{2+}、Mg^{2+} 在髓袢升支粗段重吸收。尿素则在近端小管和髓袢升支细段及内髓部集合管内顺浓度差扩散而被动重吸收。

(三)影响肾小管和集合管重吸收的因素 9-11

1. 小管液中溶质的含量 在近端小管,小管液是以等渗的方式重吸收的,也就是说,水伴随溶质一起被重吸收。小管液的溶质所呈现的渗透压,是对抗肾小管重吸收水分的力量。如果小管液中某种溶质含量增多,渗透压升高,就会妨碍肾小管特别是近端小管对水的重吸收,小管液便被稀释,Na^+ 浓度就相应降低,重吸收也减少。此时,不仅尿量增多,Na^+ 的排出量也增多。这种由于小管液中的溶质含量增多,渗透压升高,使水的重吸收减少而使尿量增多的现象,称为渗透性利尿(osmotic diuresis)。 9-12

9-11 视频

9-12 临床链接

2. 球-管平衡 近端小球对溶质和水的重吸收与肾小球滤过率之间有着密切的联系。无论肾小球滤过率是增多还是减少,近端小管对滤液的重吸收量始终占肾小球滤过率的 $65\%\sim70\%$,这种现象称为球-管平衡(glomerulo tubular balance)。球-管平衡的生理意义在于使尿中排出的水和溶质不因肾小球滤过率的增减而发生大幅度的变动。球-管平衡的机制与近端小管对 Na^+ 的恒定比率重吸收有关,近端小管对 Na^+ 的重吸收量通常是滤过量的 $65\%\sim70\%$,决定了对滤液的重吸收量也总是占肾小球滤过率的 $65\%\sim70\%$。

球-管平衡在某些情况下也可能被打破,如在渗透性利尿时,肾小球滤过率不受影响,但近端小管对 Na^+ 的重吸收量减少,从而使近端小管重吸收率小于 $65\%\sim70\%$,排出的 NaCl 和尿量都明显增多。

三、肾小管和集合管的分泌作用

肾小管和集合管上皮细胞将自身代谢产生的物质分泌至小管液中的过程,称为分泌;将血液中的某种物质排入小管液中的过程,称为排泄。由于分泌和排泄的物质都是排入管腔,因而通常不作严格区分,统称为分泌。肾小管和集合管主要能分泌 H^+、NH_3、K^+,对于调节体内酸碱平衡和 Na^+、K^+ 平衡具有重要意义。

(一)H^+ 的分泌

近端小管、远曲小管和集合管上皮细胞均有分泌 H^+ 的功能,但主要在近端小管。如图 9-8 所示,进入细胞的 CO_2 在碳酸酐酶作用下与水结合生成 H_2CO_3,H_2CO_3 又解离成 H^+ 和 HCO_3^-,细胞内的 H^+ 和小管液中的 Na^+ 利用细胞膜上的逆向转运体,将 H^+ 分泌到小管液中,而小管液中的 Na^+ 则被重吸收入细胞。H^+ 的分泌和 Na^+ 的重吸收呈逆向转运,两者相互联系,称为 Na^+-H^+ 交换。分泌到小管液中的 H^+ 与 HCO_3^- 生成 H_2CO_3,后者分解为 CO_2 又扩散入细胞,如此循环往复,每分泌 1 个 H^+,可重吸收 1 个 Na^+ 和 1 个 HCO_3^- 回到血液。$NaHCO_3$ 是体内重要的碱贮备,因此,H^+ 的分泌起到排酸保碱的作用。 9-13

9-13 视频

(二)NH_3 的分泌

在正常情况下,NH_3 主要由远曲小管和集合管分泌;酸中毒时,近端小管也可分泌 NH_3。如图 9-9 所示,细胞内的 NH_3 主要来源于谷氨酰胺的脱氨反应,NH_3 是脂溶性物质,易于通过上皮细胞膜扩散入小管液中。进入小管液的 NH_3 与其中的 H^+ 结合生成 NH_4^+,NH_4^+ 的生成减少了小管液中的 H^+，因而有助于 H^+ 的继续分泌。NH_4^+ 是水溶性的，与强酸盐（如 $NaCl$）的负离子结合生成铵盐（如 NH_4Cl）随尿排出。

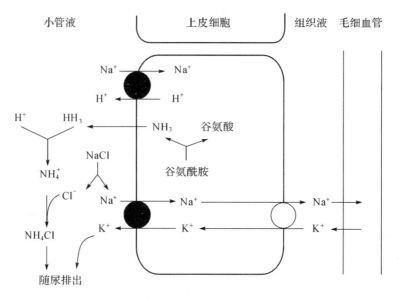

图 9-9　H^+、NH_3 和 K^+ 分泌关系示意图

由此可见，NH_3 的分泌与 H^+ 的分泌密切相关，两者相互促进，从而实现肾的排酸保碱作用。

(三)K^+ 的分泌

尿液中的 K^+ 主要是由远曲小管和集合管分泌的。K^+ 的分泌与 Na^+ 的重吸收密切相关，一方面，远曲小管和集合管对 Na^+ 的主动重吸收，使管腔内呈负电位；另一方面，远曲小管和集合管基底膜侧钠泵的活动促使组织液中的 K^+ 转入细胞内。这两个因素均有利于 K^+ 进入小管液。通过管腔膜上的转运体，K^+ 的分泌同时伴随 Na^+ 的重吸收，这种分泌 K^+ 和重吸收 Na^+ 相互关联的现象，称为 Na^+-K^+ 交换(图 9-9)。由于 Na^+-K^+ 交换和 Na^+-H^+ 交换都依赖于 Na^+，故两者呈竞争性抑制，即当 Na^+-H^+ 交换增强时，Na^+-K^+ 交换减弱；反之，当 Na^+-H^+ 交换减弱时，Na^+-K^+ 交换增强。人体酸中毒情况下，小管细胞内 H^+ 生成增多，Na^+-H^+ 交换增强，以促进 H^+ 的分泌和 $NaHCO_3$ 的重吸收，同时由于竞争性抑制，Na^+-K^+ 交换减弱，K^+ 随尿排出减少，可能出现血钾升高。人体碱中毒时，Na^+-H^+ 交换减弱，Na^+-K^+ 交换增强，排出的 K^+ 增多，可能发生血钾降低。反之，当人体发生高钾血症时，同样的机制可能继发酸中毒，发生低钾血症时，可能继发碱中毒。 9-14

9-14　视频

体内的 K^+ 主要由肾排泄。在正常情况下，机体摄入的 K^+ 和排出的 K^+ 保持动态平衡。体内 K^+ 的代谢特点是多吃多排，少吃少排，不吃也要排出一部分。故在临床上，应对不能进食的患者适当地补 K^+，以免引起血钾降低。肾功能不全患者，排 K^+ 功能障碍，可发生高钾血症。血 K^+ 过高或过低，都会对人体的功能，尤其是对神经和心脏的兴奋性产生不利的影响。

四、尿液的浓缩和稀释

尿液的浓缩和稀释是将尿的渗透压与血浆的渗透压作比较而言的。血浆的渗透压约为

300mmol/L,原尿的渗透压与血浆的渗透压基本相同。如果终尿的渗透压比血浆的高,就称为高渗尿,表明尿液被浓缩;终尿的渗透压比血浆的低,称为低渗尿,表明尿液被稀释。正常人终尿的渗透压可在 50～1200mmol/L 之间波动,这表明肾脏有较强的浓缩和稀释能力。

(一)尿液浓缩和稀释的基本过程

在近端小管的重吸收是等渗性重吸收,小管液在流经近端小管后,其渗透压并未改变,表明尿液的浓缩和稀释发生在近端小管之后,即在髓袢、远端小管和集合管内进行的。

用冰点降温法测定鼠肾各层的渗透压,观察到肾皮质部组织液的渗透压与血浆渗透压相等。而髓质部组织液的渗透压,随着由髓质外层向肾乳头深入而逐渐升高,分别为血浆的 2.0、3.0、4.0 倍,这表明在肾中存在着一个由髓质外层向内层逐步升高的渗透压梯度(图 9-10),这个渗透压梯度的形成主要是和肾小管特别是髓袢的功能有关,并且是肾脏尿液浓缩与稀释的结构基础。

尿浓缩和稀释的基本过程是,当低渗的小管液流经远曲小管和集合管时,由于管外组织液渗透压高,小管液中的水在管内外渗透压差的作用下被"抽吸"到管外而重吸收入血。但水的重吸收量多少则取决于管壁对水的通透性。远曲小管和集合管上皮细胞对水的通

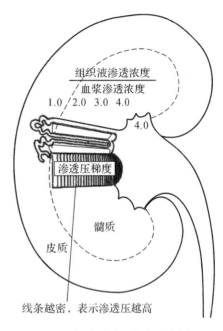

图 9-10　肾髓质渗透梯度示意图

透性受抗利尿激素(antidiuretic hormone,ADH)的调节。当机体缺水时,抗利尿激素释放增多,管壁对水的通透性增大,小管液中的水重吸收增加,尿液浓缩,尿量减少;反之,抗利尿激素释放减少,管壁对水的通透性降低,水重吸收减少,小管液的渗透压趋向于等渗或低渗,尿液即被稀释,尿量增多。

由此可见,尿液的浓缩和稀释,关键取决于肾髓质渗透压梯度的形成和血中抗利尿激素的水平。

(二)肾髓质渗透压梯度的形成和保持

1.肾髓质渗透压梯度的形成(图 9-11A)

(1)外髓部渗透压梯度的形成:外髓部渗透压梯度的形成是由髓袢升支粗段对 NaCl 的主动重吸收所致。位于外髓部的髓袢升支粗段可主动重吸收 NaCl,而对水不易通透,故升支粗段小管液向皮质方向流动时,因 NaCl 不断进入周围组织液,一方面使小管液渗透压逐渐降低,成为低渗液,另一方面造成外髓部组织液的高渗,而且越靠近内髓部,渗透压越高,形成渗透压梯度。

(2)内髓部高渗梯度的形成:在内髓部,渗透压梯度是由尿素及其再循环和 NaCl 的扩散共同形成的。当小管液流经远曲小管和外髓部集合管时,由于管壁对尿素不易通透,同时水因抗利尿激素的存在而被渗透性重吸收,因而使管内尿素浓度逐渐增高。至内髓部集合管时,由于管壁对尿素易通透,尿素即顺浓度差迅速扩散至管周组织液,造成内髓组织液的高渗。髓袢升支细段对尿素有中等通透性,内髓组织液中的尿素可部分扩散入髓袢升支细段,经远曲小

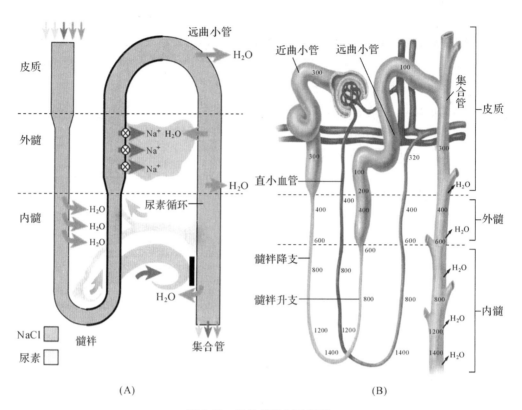

图 9-11　尿浓缩机制示意图

图中数字表示该处的渗透浓度（mOsm/kg H_2O）。

管、外髓部集合管至内髓部集合管时再扩散入组织液，形成尿素再循环，这将促进内髓组织液中高渗梯度的形成。

　　NaCl 的扩散发生在内髓部。在髓袢降支细段，水易通透，但对 NaCl 不易通透，当小管液流经该段时，在髓质高渗的作用下使小管液中的水不断渗入组织液，管内 NaCl 的浓度逐渐增高，至转折处达最高。当小管液流向髓袢升支细段时，由于该段对水不易通透而对 NaCl 通透性良好，小管液中的 NaCl 顺浓度差不断向管外组织液扩散，参与内髓部高渗透压梯度的形成。

　　综上所述，各部肾小管对水、NaCl 和尿素的通透不同是肾髓质高渗梯度形成的前提，外髓部的高渗梯度主要由髓袢升支粗段对 NaCl 的主动重吸收形成，而内髓部的高渗梯度主要是由尿素和 NaCl 共同形成。其中髓袢升支粗段对 NaCl 的主动重吸收是形成整个肾髓质渗透梯度的主要动力。

　　2. 肾髓质渗透压梯度的保持　正常人体内，肾髓质主要依靠直小血管的逆流交换作用，保持高渗透压梯度。如图 9-11B 所示，直小血管呈 U 形，与髓袢平行，当其中的血液沿降支下行时，因其周围组织中的 NaCl 和尿素浓度逐渐增加，这些物质便顺浓度差扩散入直小血管，而直小血管中的水则渗出到组织液中。越深入内髓部，直小血管血液中的 NaCl 和尿素浓度越高，至折返部达最高。当血液沿升支回流时，其中的 NaCl 和尿素比同一水平的组织液高，NaCl 和尿素又不断扩散到组织液中，水又重新渗入直小血管。这样，NaCl 和尿素就在直小血管降支和升支间循环，产生逆流交换的作用。当直小血管升支离开外髓部时，带走的只是过剩部分的溶质和水。

五、尿液及其排放

尿的质和量主要反映肾本身的结构和功能状态,也可反映机体其他方面的功能变化。临床上常用检查尿液的方法,了解血液和泌尿系统的功能状态。

(一)尿量

正常成人每昼夜排出的尿量约为 1.0～2.0L,平均 1.5L。在正常情况下,水的摄入量和排出量基本平衡。如果每天的尿量长期保持在 2.5L 以上,称为多尿;每天尿量在 0.1～0.5L 为少尿;每天尿量少于 0.1L 为无尿。正常成人每天约产生 35g 固体代谢产物,最少需 0.5L 尿量才能将其溶解并排出。因此,少尿或无尿会使代谢产物在体内堆积。

(二)尿的理化特性

尿的成分中 95％～97％是水,其余是溶解其中的固体物质。正常尿中糖、蛋白质的含量极微,临床常规方法不能将其测出。

尿的酸碱度变动范围较大,pH 可由 5.0 变动至 8.0。尿的酸碱度主要取决于食物的成分,当摄食蛋白质较多时,尿偏酸性;摄食蔬菜、水果等素食为主时,尿偏碱性。

正常尿为淡黄色,密度在 1.015～1.025。大量饮清水后,尿被稀释,颜色变浅,密度降低;尿量少时,尿被浓缩,颜色变深,密度升高。若尿的密度长期在 1.010 以下,表示尿浓缩功能障碍,为肾功能不全的表现。

(三)排尿

尿生成是个连续不断的过程。集合管生成的终尿汇入肾乳头,再进入肾盂,经输尿管送到膀胱。膀胱具有储存和排出尿液两大功能。当膀胱内尿液增加到一定量时,启动排尿反射。

排尿反射是一种脊髓反射,即排尿反射的初级中枢在骶髓,并受大脑皮质高级中枢控制。当膀胱内尿液达到 400～500ml(1kPa)时,膀胱内压升高,刺激膀胱壁牵张感受器,冲动沿盆神经传入,到达脊髓骶段初级排尿中枢,同时,冲动上传到大脑皮质高级排尿中枢,产生尿意。当环境许可时,高级排尿中枢发生冲动加强初级排尿中枢的兴奋,经盆神经传出的兴奋增多,引起逼尿肌收缩,尿道内括约肌松弛,尿液进入后尿道,刺激尿道的感受器,反射性抑制阴部神经,使尿道外括约肌松弛,于是尿液被排出体外。尿液对尿道的刺激可反射性地加强排尿中枢的活动,直至尿液排完为止,因而排尿是一种正反馈过程。在排尿末期,尿道海绵体肌肉收缩,将残留于尿道的尿液排出体外。

若当时的环境不允许,高级排尿中枢发出抑制性冲动,使初级排尿中枢活动减弱,抑制排尿。故在一定范围内,排尿可受意识控制。婴幼儿时期由于大脑皮质发育尚未完善,对初级排尿中枢的控制能力较差,故排尿次数多,夜间也易发生遗尿。 9-15

9-15　临床链接　　9-16　自测练习

(李雨颖)

第三节　尿生成的调节

与其他器官活动的调节一样,尿生成的调节主要通过神经调节、体液调节和自身调节三种方式进行,通过对肾小球的滤过、肾小管和集合管的重吸收和分泌、尿液的浓缩和稀释等环节的调节,改变尿液的成分和量,使机体内环境保持相对稳定。

一、神经调节

9-17 PPT

肾主要受交感神经支配。当机体在失血、呕吐、腹泻等条件下使体液大量丧失,引起血容量减少和血压降低时,肾交感神经兴奋,通过以下作用对尿生成进行调节:①使入球小动脉和出球小动脉收缩,且入球小动脉的收缩作用比出球小动脉明显,使肾小球毛细血管血压下降,肾小球滤过率减少;②刺激球旁器的颗粒细胞释放肾素,通过肾素-血管紧张素-醛固酮系统,使 Na^+ 和水的重吸收增多;③促进近端小管和髓祥上皮细胞对 Na^+ 和水的重吸收。

二、体液调节

(一)抗利尿激素

1.抗利尿激素的合成和释放 抗利尿激素(ADH)即血管升压素(VP),由下丘脑视上核和室旁核神经细胞合成,经下丘脑-垂体束运输至神经垂体储存,当机体需要时由此释放入血。在生理情况下,抗利尿激素的合成和释放量较少。🖥9-18

9-18 视频

2.抗利尿激素的作用 抗利尿激素的主要生理作用是增加远曲小管后段和集合管上皮细胞管壁对水的通透性,从而促进水的重吸收,使尿量减少(抗利尿)。在病理情况下,例如下丘脑或垂体受损时,不能合成和分泌抗利尿激素,患者一天可排出 $4\sim20L$ 尿液,称为尿崩症。患尿崩症的患者必须大量饮水才能维持生命。

3.抗利尿激素分泌和释放的调节 血浆晶体渗透压升高、循环血量减少和血压降低,均是调节抗利尿激素分泌和释放的有效刺激因素(图 9-12)。

血浆晶体渗透压是生理情况下调节抗利尿激素分泌和释放的最重要因素。在人体剧烈运动而大量出汗或病理情况下发生严重呕吐或腹泻后,体内水分丧失,血浆晶体渗透压升高(波动超过 1%),使下丘脑合成和分泌抗利尿激素增加,随血流到达远曲小管和集合管上皮细胞,促进远曲小管和集合管对水的重吸收,使水排出减少,尿液浓缩,有利于血浆晶体渗透压恢复到正常范围。反之,正常人在短时间内大量饮清水,水迅速吸收入血,血浆晶体渗透压降低,上述刺激作用减弱,抗利尿激素分泌和释放减少,远曲小管和集合管对水的重吸收减少,在饮水 30min 后,尿量便明显增多,以

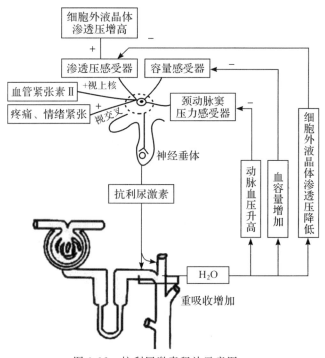

图 9-12 抗利尿激素释放示意图

排出体内过剩的水分,减轻心脏负担。这种由于一次性大量饮清水,反射性地使抗利尿激素分泌和释放减少而引起尿量明显增多的现象,称为水利尿。临床上常用水利尿试验来检测受试者的肾对尿液的稀释能力。

机体失血,循环血量减少 5% 及以上时,对心房和胸腔大静脉壁上的容量感受器刺激减弱,同时心输出量减少,血压降低,对颈动脉窦压力感受器的刺激减弱,两者经迷走神经传入中枢的冲动减弱,反射性地使抗利尿激素分泌和释放增多,水重吸收增多,尿量减少,有利于血容量和血压恢复。

上述刺激抗利尿激素分泌和释放的因素,也同时兴奋下丘脑外侧区的渴感中枢,使机体产生渴感,渴感的程度随晶体渗透压的升高而加剧,不会有适应现象,只有通过饮水并补足体内的水分后才能消除。

(二)醛固酮

1.醛固酮分泌的部位　醛固酮由肾上腺皮质球状带的细胞合成并分泌。

2.醛固酮的作用及机制　醛固酮的主要作用是促进远曲小管和集合管上皮细胞对 Na^+ 的重吸收,同时促进 Cl^- 和水的重吸收以及 K^+ 的分泌,因而具有保钠、保水和排钾的作用。它对维持体内电解质平衡、维持血容量的相对稳定具有重要作用。 9-19

9-19 视频

3.醛固酮分泌的调节　醛固酮分泌主要受肾素-血管紧张素系统和血 K^+、血 Na^+ 浓度的调节(图 9-13)。

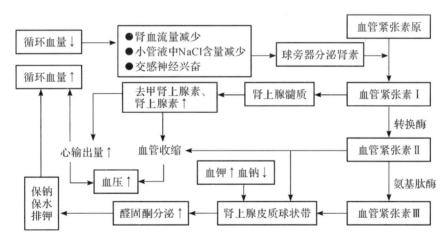

图 9-13　肾素-血管紧张素-醛固酮系统示意图

(1)肾素-血管紧张素-醛固酮系统:人体失血,循环血量减少,肾血流量减少,可刺激球旁细胞分泌肾素,启动肾素-血管紧张素-醛固酮系统。引起肾素释放的因素有:①入球小动脉管壁上的牵张感受器兴奋;②肾小球滤过率减少,流经致密斑的 Na^+ 减少,激活致密斑感受器;③交感神经兴奋、肾上腺素、去甲肾上腺素可直接刺激球旁细胞分泌肾素。肾素是一种蛋白水解酶,能促进血浆中的血管紧张素原(肝脏产生)分解生成血管紧张素Ⅰ,血管紧张素Ⅰ在血液和组织液中的转换酶(肺中分布最丰富)作用下降解为血管紧张素Ⅱ,再在氨基肽酶作用下降解成血管紧张素Ⅲ。

活化后的血管紧张素各个成分具有不同的作用。血管紧张素Ⅰ可刺激肾上腺髓质分泌肾上腺素,对血管的直接作用较弱;血管紧张素Ⅱ和血管紧张素Ⅲ都具有收缩血管和刺激醛固酮分泌的作用,但前者缩血管作用较强,后者主要刺激醛固酮分泌。

在通常情况下,血浆中肾素、血管紧张素和醛固酮的水平保持一致,构成一个相互关联的调节肾脏活动和血容量的重要体液系统,故称肾素-血管紧张素-醛固酮系统。

(2)血 K^+ 和血 Na^+ 的浓度:血 K^+ 浓度升高和(或)血 Na^+ 浓度降低,均可直接刺激醛固酮的合成和分泌增加;反之,则醛固酮分泌减少。肾上腺皮质球状带对血 K^+ 的变化比对血 Na^+ 更为敏感,促进肾保 Na^+ 排 K^+ ,以保持血 Na^+ 和血 K^+ 浓度的平衡。

(三)心房钠尿肽

心房钠尿肽(ANP)由心房肌细胞合成和分泌。血压升高、循环血量增多可刺激心房钠尿肽的分泌,其主要的生理作用是使血管平滑肌舒张和促进肾脏排钠、排水。心房钠尿肽的作用机制是:①直接抑制集合管上皮细胞对 NaCl 的重吸收;②抑制肾素和醛固酮分泌;③使入球和出球小动脉舒张,增加肾血浆流量和肾小球滤过率;④抑制抗利尿激素的分泌,使水的重吸收减少。⊟9-20

9-20 拓展阅读　　9-21 自测练习

(李雨颖)

第四节　水、电解质平衡及其紊乱

水和电解质广泛分布于机体细胞内外,共同组成体液,它们不仅是机体的重要组成部分,而且还参与生命过程中的各种功能活动。为此,机体通过各种神经、体液的调节机制,维持内环境的稳定和水、电解质的动态平衡。疾病和外界环境的剧烈变化常会引起水、电解质代谢的紊乱,从而导致体液的容量、分布、电解质浓度和渗透压的变化。这些紊乱若得不到及时纠正,常会引起严重后果,甚至危及生命。

9-22 PPT　　9-23 学习情境

一、正常水、电解质代谢

(一)体液的容量和分布

正常成人体液占体重的 60%,体液的含量和分布受年龄、性别、脂肪多少等因素的影响,因而存在个体差异。不同年龄正常人群体内各部分体液的含量见表 9-3。人体各组织中的含水量也有很大区别,脂肪组织含水量较少(10%~30%),而肌肉组织含水量较多(75%~80%)。

表 9-3　正常人群体液的分布和容量(占体重百分比)

	体液总量/%	细胞内液/%	组织间液/%	血浆/%
成人	60	40	15	5
儿童	65	40	20	5
婴儿	70	40	25	5
新生儿	80	35	40	5

小儿的体液占体重百分比明显高于成人,且增加的主要为细胞外液。由于小儿需热量相

对较大,水的摄入量和排出量相对较多,加上小儿不显性失水比成人多,所以小儿对失水的耐受力比成人差,在病理情况下更易于出现脱水。

(二)体液中电解质的含量、分布及特点

体液中的电解质一般以离子形式存在,主要有 Na^+ 、K^+ 、Ca^{2+} 、Mg^{2+} 、Cl^- 、HCO_3^- 、HPO_4^{2-} 、SO_4^{2-} 、有机酸根和蛋白质阴离子等。细胞外液的阳离子以 Na^+ 为主,阴离子以 Cl^- 和 HCO_3^- 为主;细胞内液的阳离子以 K^+ 为主,阴离子以 HPO_4^{2-} 和蛋白质为主。细胞内外 Na^+ 和 K^+ 的浓度差主要依靠细胞膜上的钠钾泵来维持。各种体液中所含阳离子与阴离子的总量是相等的,故维持电中性。

(三)渗透压

正常血浆渗透压范围为 $280\sim310mmol/L$,在此范围内为等渗,低于 $280mmol/L$ 为低渗,高于 $310mmol/L$ 为高渗。由血浆蛋白质产生的胶体渗透压虽然仅占血浆渗透压的 $1/200$,但对血管内外液体交换及血容量维持恒定具有重要意义(参见第四章)。

(四)水、钠的平衡

1.水平衡　　正常人每天水的摄入和排出处于动态平衡。水的来源有饮水、食物含水和代谢水。机体排出水分的途径有消化道、肾、皮肤和肺。水的排出量基本上等于水的摄入量(表9-4)。正常成人每日最低尿液量约 $500ml$,再加上皮肤和肺部的不感蒸发和粪便排出量,则每天最低排出的水量约为 $1500ml$ 。要维持水的出入平衡,每天需给水为 $1500\sim2000ml$,称日需要量。

表 9-4　正常成人每日水的摄入和排出量

摄入/ml		排出/ml	
饮水	$1000\sim1500$	粪便	150
食物水	700	尿液	$1000\sim1500$
代谢水	300	呼吸蒸发	350
		皮肤蒸发	500
合计	$2000\sim2500$		$2000\sim2500$

2.钠平衡　　正常成人体内钠总量约为 $60\sim80g$,钠总量的 45% 存在于细胞外液,血清钠浓度为 $130\sim150mmol/L$ 。人主要以摄入食盐补充机体所需的钠,正常人每天需摄入氯化钠约 $5\sim9g$ 。钠主要由肾排出,少量由汗液及粪便排出。肾排钠的特点是"多进多排,少进少排,不进不排"。大量出汗或严重腹泻若不注意盐的补充,可导致体内钠的严重缺失。

3.水、钠的生理功能　　水具有重要作用:参与水解、水化和加水脱氢等重要生化反应;是良好的溶剂,能使许多物质溶解,便于运输;参与体温调节;具有润滑作用,如泪液、关节腔滑液等;结合水(与蛋白质结合的水)发挥更为复杂的生理功能。钠主要参与细胞生物电的形成,是维持细胞外液的渗透压和血容量的基础,对维持细胞外液的渗透压和容量平衡及神经肌肉的兴奋性具有重要作用。

(五)钾的平衡

钾是体内最重要的阳离子之一,正常成人含钾总量约 $50\sim55mmol/kg$,其中 98% 存在于

细胞内,浓度约为 140～160mmol/L;仅 2% 存在于细胞外液中,浓度为 3.5～5.5mmol/L。细胞内、外液钾浓度相差约 30 倍。

正常人每天需摄入钾约 2～3g,钾主要由肾排出。肾排钾的特点是"多进多排,少进少排,不进也排"。

钾具有重要的生理功能,钾离子在维持体液渗透压、参与细胞代谢、维持酸碱平衡、维持神经肌肉的兴奋性等方面具有重要作用。

(六)水、电解质平衡的调节

机体各体液成分不断交换,维持相对恒定,主要受神经和体液的调节来维持摄入和排出的动态平衡。调节机制的要点是:

(1)通过渴感调节水的摄入;

(2)抗利尿激素经水通道蛋白促进肾对水分的重吸收;

(3)醛固酮促进肾的钠、水重吸收和钾、氢排出;

(4)心房钠尿肽发挥强大的利钠和利尿作用。

二、水、钠代谢紊乱

水、钠代谢紊乱是临床上常见的病理过程,一般同时或先后发生,关系密切,水代谢障碍常会影响到钠平衡,同样,钠平衡障碍也会影响到水的摄入和排出,故水钠代谢紊乱常常一并讨论。但两者的变化不一定平行,因此,水钠代谢紊乱的分类方法有多种,一般根据体液容量和渗透压分为脱水(低渗性脱水、高渗性脱水、等渗性脱水)、水中毒和水肿等。

(一)脱水

体液容量的明显减少在临床上称为脱水(dehydration),在体液容量减少的同时,常伴有血钠和渗透压的变化。按血钠和渗透压的变化,脱水可分为低渗性脱水、高渗性脱水和等渗性脱水等。

9-24 视频

1.低渗性脱水　低渗性脱水(hypotonic dehydration)的特征是失钠多于失水,血清钠浓度<130mmol/L,血浆渗透压<280mmol/L,伴有细胞外液量的减少(图 9-14)。▭ 9-24

(1)病因和发生机制:

1)肾外丢失:①经消化道失液,如呕吐、腹泻或胃、肠吸引术等;②液体在第三间隙积聚,如大量胸水、腹水形成;③经皮肤大量失液,如大面积烧伤使血浆大量渗出,丢失液体而只补充水。

2)经肾丢失:①长期、大量使用排钠利尿药(如氯噻嗪、呋塞米、利尿酸等),使钠随尿液排出过多;②各种肾脏疾病,致排钠过多;③肾上腺皮质功能不全,如艾迪生

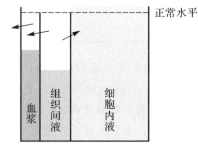

图 9-14　低渗性脱水示意图

(Addison)病,因醛固酮不足,使肾小管钠重吸收减少;④过度渗透性利尿,如严重糖尿病或大量使用高渗葡萄糖、甘露醇等,水、钠经肾丧失过多。

在以上原因导致钠、水丢失的情况下,如临床补液时只补水而不注意补钠,则可引起低渗性脱水发生。

(2)对机体的影响:低渗性脱水时机体的基本变化是细胞外液明显减少和渗透压降低。对

机体的影响表现为:①易发生休克:由于细胞内液渗透压相对较高,水由细胞外向细胞内转移,使细胞外液更加减少,容易引起循环功能障碍,发生低血容量性休克。②脱水体征明显:由于血液浓缩,血浆蛋白浓度增加,组织间液被重吸收进入血管内的量增多,这虽有补充血容量的作用,但是使细胞间液的减少更加明显,患者有皮肤弹性降低、眼窝下陷等明显的脱水外貌。③血浆渗透压降低:无口渴感,故机体虽缺水,但却不思饮;细胞外液渗透压降低,下丘脑ADH分泌减少,肾脏对水的重吸收减少,因而早期尿量一般不减少。严重脱水时,因血容量减少引起ADH释放增多,可引起少尿。④尿钠变化:肾外性原因引起者,在早期可引起醛固酮分泌增加,故尿钠减少;如因肾脏病变引起,则尿钠含量增多。

2.高渗性脱水　　高渗性脱水(hypertonic dehydration)的特征是失水多于失钠,血清钠浓度>150mmol/L,血浆渗透压>310mmol/L,细胞外液量和细胞内液量均减少(图9-15)。▭9-25

9-25　视频

(1)病因和发生机制:

1)水摄入过少:见于水源断绝、进食或饮水困难等情况。成人一日不饮水,丢失水约1200ml,婴儿一日不饮水,失水可达体重的10%,临床上应予特别注意。

2)水丢失过多:①经呼吸道失水,见于过度通气;②经皮肤失水,见于发热、大量出汗或甲状腺功能亢进时,皮肤不感蒸发水分增多;③经肾失水,见于尿崩症反复使用甘露醇或高渗葡萄糖引起渗透性利尿。④经胃肠道丧失低渗液,见于呕吐大量丢失胃液或婴幼儿慢性腹泻排出大量低渗性水样便。

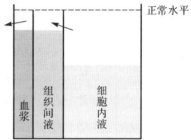

图9-15　高渗性脱水示意图

(2)对机体的影响:①口渴求饮:因失水多于失钠,细胞外液渗透压增高,刺激渴觉中枢产生渴感。②细胞外液含量减少:血浆渗透压升高,ADH释放增多,肾脏对水的重吸收增加,尿量减少而比重增高。③细胞内水分向细胞外转移,使体液丢失,以细胞内液更明显。这三方面反应都可使细胞外液渗透压有所下降,故细胞外液和血容量的减少不如低渗性脱水明显,发生休克者也较少。④中枢神经系统功能紊乱:细胞外液渗透压升高,使脑细胞脱水,可引起一系列中枢神经系统功能障碍的症状,包括嗜睡、肌肉抽搐、昏迷,甚至死亡。脑体积因脱水而显著缩小时,可导致静脉破裂而出现局部脑出血和蛛网膜下腔出血。⑤尿钠变化:尿钠可因水重吸收增多而增高;晚期或重症患者,可因血容量减少,醛固酮分泌增多致尿钠含量减少。⑥脱水热:严重者可因皮肤蒸发水分减少,散热不良而体温升高,尤其是婴幼儿,容易发生脱水热(dehydration fever)。

3.等渗性脱水　　等渗性脱水(isotonic dehydration)的特征是水和钠以等渗比例丢失,或失液后经机体调节血浆渗透压仍在正常范围,血清钠浓度为130～150mmol/L,血浆渗透压为280～310mmol/L(图9-16)。

(1)病因:任何等渗体液大量丢失所造成的脱水,在短期内均是等渗性脱水。多见于:呕吐、腹泻,大量丢失接近等渗的消化液;大量胸、腹水形成;大面积烧伤和严重创伤使血浆丢失等。

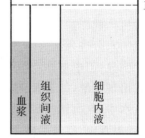

图9-16　等渗性脱水示意图

(2)对机体的影响:①细胞外液和血容量的减少:等渗性脱水致大量丢失等渗性体液,首先引起细胞外液和血容量的减少,但细胞内液量变化不大,组织间液减少可表现为皮肤弹性减退、眼窝及婴幼儿囟门凹陷等脱水征;②ADH 和醛固酮分泌增加:作为代偿反应,细胞外液减少可刺激 ADH 和醛固酮分泌增加,促进肾小管对钠和水的重吸收,尿量减少,尿钠降低。

三种类型脱水的发病原因、机制和主要表现归纳于表 9-5 中。

表 9-5　三类脱水的比较

		低渗性脱水	高渗性脱水	等渗性脱水
原因		肾外、肾内失钠,只补充水	摄水不足,失水过多	消化液、组织液大量丢失
水、钠丢失比例		失水<失钠	失水>失钠	钠、水等比例丢失
血清钠浓度(mmol/L)		<130	>150	130～150
血浆渗透压(mmol/L)		<280	>310	280～310
体液减少主要部位		细胞外液(细胞间液)	细胞内液	细胞内、外液
细胞外液		呈低渗状态,量显著减少	呈高渗状态,早期减少不明显,后期减少	呈等渗状态,量明显减少
细胞内液		增多,细胞内水肿	减少,细胞内脱水	有所减少
临床表现	口渴	早期无,重度脱水者有	明显	有
	血压	易降低	正常,重症者降低	易降低
	尿量	正常,重症者减少	减少	减少
	尿钠	极少或无	正常,重症者减少	减少
	其他	脑细胞水肿	细胞脱水,脱水热	—
水钠补充原则		补钠为主	补水为主	等比例补充水钠

(二)水中毒

当 ADH 分泌过多或给肾排水功能低下的患者输入过多的水分时,可引起水分在体内潴留,出现包括低钠血症在内的一系列症状和体征,称为水中毒。

1.病因与发生机制　①肾排水功能不足:见于急、慢性肾功能不全少尿期和严重心力衰竭等;②低渗性脱水晚期:由于细胞外液向细胞内转移,此时如输入大量水分就可引起水中毒;③ADH分泌过多。

在肾功能良好的情况下,一般不易发生水中毒,故水中毒最常发生于急性肾功能不全的患者输液不恰当时。

2.对机体的影响　①细胞外液量增加,血液稀释;②细胞内水肿:细胞外液的低渗状态又促使大量的水分进入细胞内,细胞内液容量增大或细胞水肿是水中毒的突出表现;③中枢神经系统症状明显:因中枢神经系统被限制在颅腔和椎管中,脑细胞水肿致颅内压升高,各种神经精神症状出现较早,如头痛、嗜睡、记忆力减退、恶心、呕吐和抽搐,症状与血钠下降速度有关。急性重度水中毒(血钠<120mmol/L,血浆渗透压<250mmol/L)时,患者可突然发生脑疝导致心跳、呼吸骤停,危及生命。

(三)水肿

过多的液体在组织间隙或体腔中积聚的病理过程,称为水肿(edema)。水肿不是疾病,而是多种疾病的一种重要病理过程。如水肿发生于体腔,称为积水(hydrops),如心包积水、胸腔积水、腹腔积水、阴囊积水等。

水肿按分布范围可分全身性水肿和局部水肿;按发病原因可分为肾性水肿、肝性水肿、心性水肿、营养不良性水肿、淋巴性水肿、炎症性水肿等;按发生部位可分为脑水肿、肺水肿等。

1.水肿的发生机制 正常人体组织液总量相对恒定,这有赖于体内外液体交换的平衡和血管内外液体交换的平衡这两大因素的调节。平衡失调,就是水肿发生的病理基础。

(1)血管内外液体交换失衡,导致组织间液增多。影响组织液生成与回流的主要因素有毛细血管血压(也称流体静压)、血浆胶体渗透压、组织液静水压、组织液胶体渗透压及淋巴回流。这些因素失调,致水肿发生(参见第五章第二节)。

(2)体内外液体交换失衡,导致钠水潴留。在正常情况下,肾小球滤过和肾小管的重吸收保持着动态平衡(球-管平衡),从而使体液量保持相对恒定。当肾小球滤过率下降或(和)肾小管重吸收水钠增加时,可导致钠水潴留。

①肾小球滤过率下降:常见原因有广泛肾小球病变,如急性肾小球肾炎,使肾小球滤过面积减少等;有效循环血量明显减少,如充血性心力衰竭,引起交感-肾上腺髓质系统兴奋,肾小球滤过率下降,导致钠水潴留。

②近曲小管重吸收钠水增多:心房钠尿肽可抑制近曲小管对钠的主动重吸收,当有效循环血量减少时,心房钠尿肽分泌减少,近曲小管对钠的重吸收增多。

③远曲小管和集合管重吸收钠水增加:如充血性心力衰竭,有效循环血量减少,使左心房壁和胸腔大血管壁的容量感受器所受刺激减弱,反射性引起 ADH 分泌和释放增多,促进远曲小管和集合管对水的重吸收;同时,因肾血流量减少,激活肾素-血管紧张素-醛固酮系统,促进远曲小管和集合管对钠的重吸收。

总之,水肿是一个复杂的病理过程,有许多因素参与,通常是多因素先后或同时发挥作用,同一因素在不同类型水肿发病机制中所处地位也不同。因此,针对具体临床问题应具体分析。

2.水肿的临床病理特点

(1)皮下水肿的皮肤特征:皮下水肿是全身性或局部性水肿的重要特征,表现为皮肤肿胀,弹性差,指压出现凹陷,称为凹陷性水肿(或称显性水肿)。

(2)全身性水肿的体重变化:全身性水肿由于钠水潴留,体重的变化能敏感地反映细胞外液量的变化,因此,测量患者体重的动态变化是诊断和观察水肿最有价值的指标。如慢性心力衰竭患者在显性水肿出现前,由于已有大量组织间液积聚,体重可增加 10%,而皮肤凹陷体征不明显,称为隐性水肿。

(3)全身性水肿的分布特点:由右心衰引起的心性水肿先出现于低垂部,以下肢尤其是足踝部最早出现且明显,下午加重;肾性水肿先出现于面部,尤其以眼睑部明显,晨起更明显;肝性水肿则以腹水多见。

3.水肿对机体的影响 水肿对组织器官功能的影响取决于水肿发生的部位、程度、发展的速度和持续时间。若发生在四肢和体表,则影响较小。若发生在重要器官,则影响较大,后果严重,如脑水肿可引起颅内压升高,甚至脑疝致死;喉头水肿可致窒息;肺水肿可引起严重缺氧等后果。

三、钾代谢紊乱

(一)低钾血症

血清钾浓度低于 3.5mmol/L,称为低钾血症(hypokalemia)。 9-26

9-26 视频

1.原因和发生机制

(1)钾摄入不足:多见于不能进食或手术后禁食的患者。

(2)钾丢失过多:①经消化道失钾:大量消化液丢失是低钾血症最常见的原因,多见于频繁呕吐、腹泻、胃肠吸引、肠瘘等患者。②经肾失钾:见于利尿剂使用不当;肾功能不全多尿期或治疗性高渗液引起渗透性利尿,导致排钾增多;醛固酮分泌过多;镁缺乏,可使髓袢升支上皮细胞 Na^+-K^+ 泵失活,引起钾重吸收障碍。③经皮肤失钾:在高温环境下从事强体力劳动时,可因大量出汗而失钾过多。

(3)体内钾分布异常:细胞外钾进入细胞内过多,引起低钾血症,但体钾总量并不减少。促使细胞外钾转移进入细胞内的常见因素有:①碱中毒;②大剂量使用胰岛素;③低钾性周期性麻痹等。

2.对机体的影响 低钾血症可引起多种功能代谢变化,一般而言,血清钾低于 2.5～3.0mmol/L 时才出现严重的临床症状。

(1)对神经肌肉的影响:神经肌肉症状是低钾血症的突出表现。一般当血清钾低于 3.0mmol/L 时,可有四肢无力的症状,常首先累及下肢,以后可影响上肢及躯干的肌群。当血清钾低于 2.5mmol/L 时可出现软瘫,严重者可因呼吸肌麻痹而死亡。平滑肌无力主要表现为胃肠蠕动减弱、肠鸣音减少或消失,腹胀(肠胀气),严重时可发生麻痹性肠梗阻。

低钾引起上述症状的主要机制是:当细胞外液钾浓度降低时,细胞内外钾浓度差增大,静息电位负值增大,膜电位出现超极化,使细胞兴奋性降低(图 9-17)。

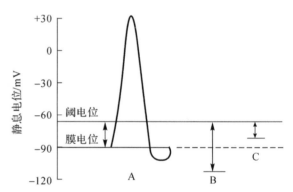

图 9-17 血钾浓度对神经肌肉细胞静息电位的影响
A.正常;B.低血钾;C.高血钾

(2)对心脏的影响:低钾血症对心脏的影响主要是引起各种心律失常,严重者可发生心室纤维颤动。低钾血症时心电图特征的变化:S-T 段压低。T 波低平、增宽,T 波后常出现 U 波(图 9-18)。低血钾严重时,还可出现 P-R 间期延长,QRS 波群增宽。

低钾血症引起心电图特征变化的主要机制是对心肌细胞电生理特性的影响,表现为:①兴奋性增高。当发生急性低钾血症时,由于血清钾降低时浦肯野细胞的细胞膜对 K^+ 的通透性降低,K^+ 外流减少,静息电位与阈电位的差距减小,故兴奋性增高。②传导性降低。因浦肯野细胞的静息电位减小,去极化时钠离子内流速度减慢,幅度变小,因而心肌传导性降低。③自律性增高。对窦房结细胞的影响不大,但由于浦肯野细胞 K^+ 外流减慢,使 4 期自动去极化速度加快,心肌自律性增高。④心肌收缩力增强。急性低血钾时,膜对 Ca^{2+} 的通透性升高,Ca^{2+} 内流加速,兴奋-收缩耦联增强,心肌收缩力加强。

(3)对酸碱平衡的影响:低钾血症可引起碱中毒。由低血钾作为原因引起的碱中毒,由于

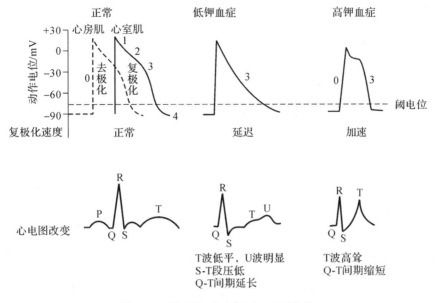

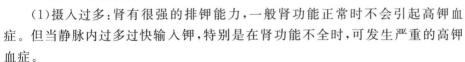

图 9-18　低血钾、高血钾时心电图变化

尿液 H^+ 浓度增加,尿呈酸性,与一般碱中毒时有偏碱性的尿不同,故又被称为"反常性酸性尿"。

9-27　视频

(4)对肾脏的影响:多见于长期、慢性缺钾患者。慢性低钾血症除能引起肾血流量和肾小球滤过率降低外,还可使各段肾小管结构和(或)功能发生改变,出现多尿、夜尿,甚至有肾性尿崩症,发生碱中毒。⊡ 9-27

(5)对中枢神经系统的影响:轻度低钾血症患者常出现精神不振、淡漠、反应迟钝等症状;重症者可出现嗜睡或昏迷。这与神经细胞兴奋性降低、糖代谢障碍、细胞膜钠泵功能障碍等因素有关。

(二)高钾血症

血清 K^+ 浓度大于 $5.5mmol/L$ 称为高钾血症(hyperkalemia)。⊡ 9-28

9-28　视频

1.原因和发生机制

(1)摄入过多:肾有很强的排钾能力,一般肾功能正常时不会引起高钾血症。但当静脉内过多过快输入钾,特别是在肾功能不全时,可发生严重的高钾血症。

(2)肾排钾减少:是引起高钾血症的主要原因,常见于:①肾功能衰竭。急性肾功能衰竭少尿期或慢性肾功能衰竭终末期,因肾小球滤过率明显减少,使 K^+ 排出受阻,引起高钾血症。②利尿剂使用不当。长期使用螺内酯等潴钾利尿剂,对抗醛固酮的作用。③醛固酮分泌减少。原发性肾上腺皮质功能减退症或双侧肾上腺切除患者,可引起 K^+ 潴留。

(3)细胞内 K^+ 移到细胞外:常见于:①酸中毒;②严重缺氧;③大量溶血或严重组织损伤;④高钾性周期性麻痹。

2.对机体的影响

(1)对神经肌肉兴奋性的影响:轻度高钾血症($5.5\sim7.0mmol/L$)使神经肌肉兴奋性增加,表现为手足感觉异常、肌肉刺痛震颤、腹痛腹泻等症状;重度高钾血症($7.0\sim9.0mmol/L$)因静息电位过低,常使肌细胞出现去极化阻滞状态,引起肌麻痹。

（2）对心脏的影响：高钾血症对心脏的影响与低钾血症一样，也能引起心律失常或发生心室纤维颤动；但与低钾血症不同的是，严重高钾血症可引起心脏停搏。心电图特征的变化：T波高尖、P波、QRS波群低平增宽等（图9-18）。

高钾血症对心肌生理特性的影响表现为：①心肌兴奋性呈双相变化。当轻度高血钾时，心肌兴奋性增高，而当重度高血钾时，由于静息电位太低，处于去极化阻滞状态，使心肌兴奋性降低，甚至消失。②心肌传导性降低。高钾血症时静息电位降低，使动作电位0期去极化幅度减小，传导性降低。③自律性降低。高钾血症时，浦肯野细胞对钾通透性增高，自动去极化减慢，自律性降低，故此时不易产生异位心律。④心肌收缩性减弱。由于高血钾抑制 Ca^{2+} 内流，心肌收缩力减弱。

（3）对酸碱平衡的影响：高钾血症时因细胞外液 K^+ 浓度增高，使 K^+ 向细胞内转移，为保持体液的电中性，H^+ 向细胞外转移；肾小管在重吸收 Na^+ 时，排 K^+ 增多、排 H^+ 减少，这两方面都使血浆 H^+ 浓度增高，故可发生代谢性酸中毒。由血钾增高作为主要原因引起的代谢性酸中毒，与一般代谢性酸中毒不同，其尿液偏中性或碱性，即"反常性碱性尿"。

9-29 视频　　9-30 自测练习

（李群锋）

第五节　酸碱平衡及其紊乱

酸碱平衡紊乱在临床上十分常见，是许多疾病或病理过程的继发性变化，一旦发生酸碱平衡紊乱，会使病情更复杂，更严重，对患者的危害性极大。因此，学习和掌握酸碱平衡紊乱的基本理论对临床工作有非常重要的意义。

9-31 PPT　　9-32 学习情境

一、酸碱平衡及其调节

在生理情况下，机体经常摄入一些酸性或碱性物质，同时体内的物质代谢也不断生成大量的酸或碱的代谢产物，但机体通过体内体液缓冲系统（主要是血液中 HCO_3^-/H_2CO_3 这一缓冲对）、肺呼吸、肾排泄及组织细胞的调节（图9-19），维持体内 pH 值稳定在 7.35～7.45 的正常范围内，这种维持体液酸碱度相对稳定的过程，称为酸碱平衡（acid-base balance）。

当机体的上述平衡调节受到破坏，可出现酸碱平衡紊乱（acid-base disturbance）。pH 值下降为酸中毒，pH 值增高为碱中毒。HCO_3^- 原发性增减所致的酸碱平衡紊乱称为代谢性碱或酸中毒，H_2CO_3 原发性增减所致的酸碱平衡紊乱称为呼吸性碱或酸中毒。酸碱平衡紊乱时，HCO_3^- 浓度和 H_2CO_3 浓度绝对值有增减，但经机体的缓冲、调节作用后，若维持两者比值不变（20∶1），pH 值正常，则称为代偿性酸或碱中毒；若 pH 值不在正常范围内，则称为失代偿性。若有两种或两种以上的酸碱平衡紊乱类型，称为混合性酸碱平衡紊乱。

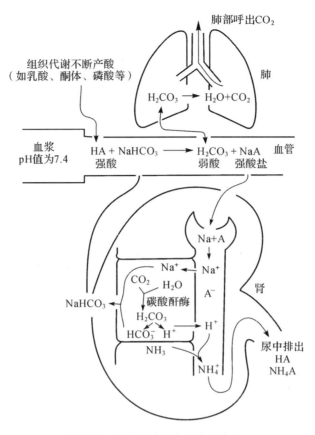

图 9-19 正常酸碱平衡调节示意图

二、酸碱平衡紊乱常用检测指标及意义

(一)判断酸碱平衡紊乱的检测指标

pH 值为 H^+ 浓度的负对数值,正常动脉血的 pH 值为 $7.35\sim7.45$,平均值为 7.40。血浆的 pH 值主要取决于血浆中 HCO_3^- 浓度与 H_2CO_3 浓度的比值,正常为 $20:1$,若比值小于 $20:1$,pH 值低于 7.35,表明有失代偿性酸中毒;若比值大于 $20:1$,pH 值高于 7.45,表明有失代偿性碱中毒。pH 是判断酸碱中毒的首要检测指标,但不能区分其是代谢性还是呼吸性,要确定还需进一步检测血浆 HCO_3^- 与 H_2CO_3 的浓度。

当动脉血 pH 值在正常范围时,可以有以下三种情况:①酸碱平衡状态;②代偿性酸碱平衡紊乱;③某些混合性酸碱平衡紊乱。因此,血液 pH 正常,不能排除存在酸碱平衡紊乱的可能性。

(二)呼吸性因素的检测指标

动脉血 CO_2 分压($PaCO_2$)为血浆中物理溶解的 CO_2 产生的压力,是反映呼吸性因素的指标。$PaCO_2$ 正常值为 $33\sim46mmHg$,平均值为 $40mmHg$。$PaCO_2$ 低于正常下限为呼吸性碱中毒或代偿后的代谢性酸中毒;$PaCO_2$ 高于正常上限为呼吸性酸中毒或代偿后的代谢性碱中毒。

(三)非呼吸性因素的检测指标

1. 标准碳酸氢盐和实际碳酸氢盐

(1)标准碳酸氢盐(SB):标准碳酸氢盐是全血在标准条件下(温度38℃、血红蛋白氧饱和度100%、$PaCO_2$ 为40mmHg)所测得的血浆 HCO_3^- 含量。SB的正常值为22～26mmol/L,平均值24mmol/L。SB降低见于代谢性酸中毒,升高见于代谢性碱中毒。但在呼吸性酸或碱中毒时,由于肾的代偿也可发生继发性增高或降低。

(2)实际碳酸氢盐(AB):实际碳酸氢盐是指隔绝空气的血液标本,在实际 $PaCO_2$、体温和血氧饱和度条件下测得的血浆 HCO_3^- 浓度。AB受呼吸和代谢两方面因素的影响,因此AB与SB的差值反映了呼吸因素对酸碱平衡的影响。在正常情况下,AB=SB。当AB>SB时,表明体内有 CO_2 潴留;若AB<SB,表明 CO_2 排出过多。

2. 缓冲碱 缓冲碱(BB)是指血液中一切具有缓冲作用的负离子的总和。BB的正常值为 50 ± 5 mmol/L。代谢性酸中毒时BB减少,而代谢性碱中毒时BB升高。

3. 碱剩余 碱剩余(BE)是指在标准条件下($PaCO_2$ 为40mmHg、体温38℃、血红蛋白氧饱和度100%),用酸或碱滴定全血标本至pH值为7.40时所需的酸或碱的量。BE的正常值为 0 ± 3 mmol/L。BE增大,见于代谢性碱中毒;BE降低,见于代谢性酸中毒。在呼吸性酸或碱中毒时,由于肾的代偿作用,BE也可增加或减少。

4. 阴离子间隙 阴离子间隙(AG)是指血浆中未测定阴离子(undetermined anion, UA)与未测定阳离子(undetermined cation, UC)的差值,即 AG=UA-UC(图9-20)。由于细胞外液阴、阳离子总当量数相等,临床实际测定时,限于条件及需要,一般AG用血浆中常规可测定的阳离子(Na^+)与可测定的阴离子(Cl^-)和 HCO_3^- 的差算出,即:$Na^+ + UC = HCO_3^- + Cl^- + UA$。

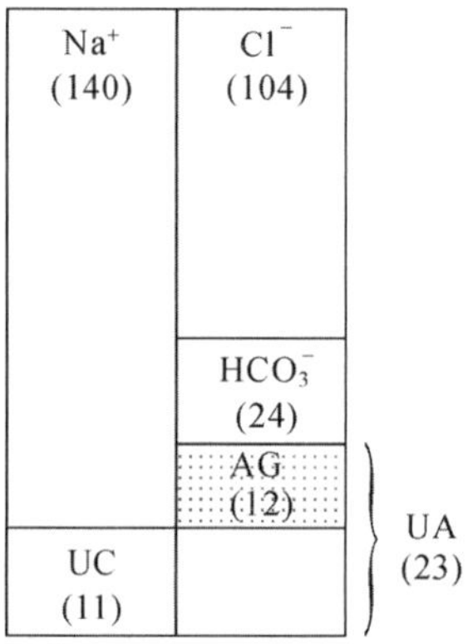

Na^+ (140)	Cl^- (104)	
	HCO_3^- (24)	
	AG (12)	UA (23)
UC (11)		

图9-20　血浆阴离子间隙图解

$AG = UA - UC = Na^+ - (HCO_3^- + Cl^-) = 140 - (24 + 104) = 12$ mmol/L,波动范围为 12 ± 2 mmol/L。 9-33

AG是近年提出的评价酸碱平衡的重要指标。其意义在于:①区分代谢性酸中毒类型,获酸型或失碱型;②诊断混合性酸碱平衡紊乱;③分析三重性酸碱平衡紊乱。

9-33 视频

三、酸碱平衡紊乱

(一)单纯性酸碱平衡紊乱

1. 代谢性酸中毒 9-34

(1)特征:血浆 HCO_3^- 原发性减少,$PaCO_2$ 继发性下降。

(2)原因和机制:根据AG值的变化,将代谢性酸中毒(metabolic acidosis)分为AG增高型代谢性酸中毒和AG正常型代谢性酸中毒两类(图9-21)。

1)AG增高型代谢性酸中毒:是指除了含氯以外的任何固定酸在血浆中浓度增大时的代谢性酸中毒,分为:

①乳酸酸中毒:休克、严重贫血、肺部疾患、心跳呼吸骤停、心力衰竭等引起的缺氧,使细胞

9-34 视频

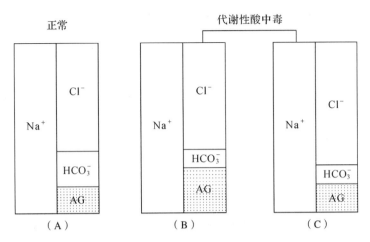

图 9-21　正常和代谢性酸中毒时阴离子间隙

(A)正常情况下 AG；(B)AG 增高型(正常血氯型)代谢性酸中毒；

(C)AG 正常型(高血氯型)代谢性酸中毒

内糖酵解增强而引起乳酸增加,发生乳酸酸中毒。此外,严重的肝疾患使乳酸利用障碍也可引起血浆乳酸过高。

②酮症酸中毒:见于糖尿病、严重肝病、饥饿和酒精中毒等情况。由于大量脂肪被迅速分解,导致酮体生成增加(酮体中的乙酰乙酸和 β-羟丁酸都是强酸性物质),当超过了外周组织的氧化降解和肾排出能力时,即可发生酮症酸中毒。

③肾排酸减少:见于严重肾功能衰竭患者,由于 GFR 降低,体内固定酸不能随尿排出,特别是硫酸和磷酸在体内积蓄。

④水杨酸中毒:大量摄入水杨酸制剂(如阿司匹林)可引起酸中毒。

上述各原因均可引起体内固定酸过多。这些固定酸的 H^+ 被 HCO_3^- 缓冲,使血浆 HCO_3^- 降低,其酸根(如乳酸根、β-羟丁酸根、乙酰乙酸根、SO_4^{2-}、$H_2PO_4^-$、水杨酸根等)升高。这部分酸根均属于未测定的阴离子,所以 AG 值增高,而血 Cl^- 浓度正常,故又称为正常血氯型代谢性酸中毒。

2)AG 正常型代谢性酸中毒:是指各种原因引起 HCO_3^- 浓度降低并伴有 Cl^- 浓度代偿性升高,而 AG 无明显变化的一类代谢性酸中毒。常见于:

①消化道丢失 HCO_3^- 过多:肠液、胰液和胆汁中的 HCO_3^- 浓度均高于血浆,因此严重腹泻、小肠和胆道瘘管、肠吸引术等均可引起 HCO_3^- 大量丢失和血 Cl^- 代偿性升高。

②尿液丢失 HCO_3^- 过多:见于肾小管性酸中毒及大量使用碳酸酐酶抑制剂,可使肾小管对 HCO_3^- 重吸收减少或泌 H^+ 障碍,使 HCO_3^- 从尿液中丢失过多。

③含氯的酸性药物摄入过多:使用过多的含氯盐类药物,如氯化铵、盐酸精氨酸或盐酸赖氨酸等,在体内易解离出 HCl,使血浆 HCO_3^- 在被 H^+ 消耗而减少的同时,血 Cl^- 含量增加。

可见,此型代谢性酸中毒,AG 正常,血 Cl^- 增高,所以又称为高血氯型代谢性酸中毒。

(3)机体的代偿调节:

1)血液的缓冲作用:代谢性酸中毒时,血液固定酸增加,过多的 H^+ 可立即与血浆 HCO_3^- 及其他缓冲碱结合,使缓冲碱不断消耗而减少。

2)肺的代偿调节作用:血液 H^+ 浓度增加,刺激外周化学感受器,反射性引起呼吸中枢兴奋,呼吸加深加快。呼吸的代偿反应非常迅速,通常数分钟后即可见深大呼吸。这是代谢性酸中毒的主要临床表现。深快呼吸的代偿意义是使 CO_2 排出增多,使血液中 H_2CO_3 浓度继发性降低,维持 HCO_3^-/H_2CO_3 的比值接近正常,使血液 pH 值趋向正常。

3)肾的代偿调节作用:在代谢性酸中毒时,肾小管上皮细胞中的碳酸酐酶和谷氨酰胺酶活性增强,肾排 H^+、泌 NH_4^+ 作用加强,重吸收 HCO_3^- 增多,尿液 pH 值降低。但肾的代偿作用较慢,一般在酸中毒后数小时开始,$3\sim5d$ 发挥最大效能。若为由肾功能障碍引起的代谢性酸中毒,则肾的代偿作用丧失。

4)细胞内外离子交换:H^+ 浓度升高 $2\sim4h$ 后,约有 $1/2$ 的 H^+ 通过 H^+-K^+ 交换方式进入细胞内被细胞内缓冲系统缓冲,K^+ 从细胞内逸出,导致高钾血症。

此外,在严重慢性代谢性酸中毒时,经过上述各种代偿调节后,血浆中 H^+ 浓度仍然很高,则骨骼中的磷酸钙和碳酸钙可释放入血,缓冲过量的 H^+,即骨骼的缓冲作用。

(4)对机体的影响:代谢性酸中毒主要引起心血管和中枢神经系统功能障碍。

1)心血管系统功能障碍:主要表现在 3 个方面:①心律失常。代谢性酸中毒时可出现心脏传导阻滞、心室颤动及心脏停搏等严重心律失常。其机制与酸中毒导致血钾升高密切相关。②心肌收缩力减弱。轻度酸中毒时可刺激肾上腺髓质释放肾上腺素,对心脏有正性肌力作用。但是严重酸中毒时,可阻断这一作用,使心肌收缩力减弱,心输出量减少,尤其在 pH 值 <7.20 时更为明显。③血管系统对儿茶酚胺的反应性降低,尤其是毛细血管前括约肌最为明显,使血管容量扩大,回心血量减少,血压下降,严重者发生休克。

2)中枢神经系统功能紊乱:代谢性酸中毒时,中枢神经系统功能障碍主要表现为抑制,可出现乏力、倦怠,严重者可出现嗜睡、昏迷。其发生机制为:①能量供应不足;②γ-氨基丁酸生成增多,加重中枢神经系统的抑制效应。

(5)血气指标变化:pH 值下降(代偿阶段正常),AB、SB、BB 值均降低,AB$<$SB,BE 负值增大,$PaCO_2$ 继发性下降。

(6)防治和护理原则:密切观察病情,防治原发病,去除引起代谢性酸中毒的发病原因,注意纠正水、电解质紊乱,通常不需要常规的碱性药物治疗。对严重酸中毒患者则需补充碱性药物,通常首选的碱性药物是碳酸氢钠溶液。

2.呼吸性酸中毒

(1)特征:血浆 H_2CO_3($PaCO_2$)原发性增高,HCO_3^- 继发性增多。

(2)原因和机制:引起呼吸性酸中毒(respiratory acidosis)的原因是 CO_2 排出障碍或 CO_2 吸入过多。

1)CO_2 排出障碍:见于各种原因引起的呼吸中枢抑制、呼吸肌麻痹、COPD 及胸廓病变等引起的通气功能障碍,因 CO_2 排出受阻而发生呼吸性酸中毒。另外,呼吸机使用不当,通气量过小也会使 CO_2 排出减少。

2)CO_2 吸入过多:见于通风不良的环境,如坑道作业、人群密集等;因空气中 CO_2 浓度过高,机体吸入过多 CO_2 也可引起呼吸性酸中毒,但比较少见。

(3)机体的代偿调节:呼吸性酸中毒主要是由于肺通气功能障碍或 CO_2 吸入过多引起的。因此,肺往往不能发挥代偿调节作用;血浆中增高的 H_2CO_3 浓度也不能靠碳酸氢盐缓冲系统缓冲。所以其主要代偿调节的方式是:

1)细胞内外离子交换和细胞内缓冲:是急性呼吸性酸中毒的主要代偿方式,包括两方面:①血浆 HCO_3^- 的生成:急性呼吸性酸中毒时,CO_2 潴留使血浆 H_2CO_3 升高,H_2CO_3 解离为

H^+ 和 HCO_3^-。H^+ 进入细胞内可被蛋白质缓冲,而 K^+ 出胞以维持电中性,HCO_3^- 留在细胞外液起一定代偿作用。②红细胞内 HCO_3^- 的生成:血浆中的 CO_2 通过弥散进入红细胞,在碳酸酐酶的催化下生成 H_2CO_3,然后解离为 H^+ 和 HCO_3^-。H^+ 被血红蛋白缓冲,HCO_3^- 则与血浆中的 Cl^- 交换,结果是血浆中的 HCO_3^- 有所增加,血 K^+ 增高而血 Cl^- 降低(图 9-22)。但这种离子交换和缓冲调节十分有限,因为 $PaCO_2$ 每升高 10mmHg,血浆中的 HCO_3^- 仅增高 0.7～1.0mmol/L,难以维持 HCO_3^-/H_2CO_3 的比值正常,故急性呼吸性酸中毒往往呈失代偿。

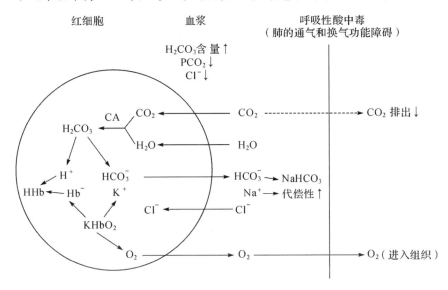

图 9-22　呼吸性酸中毒时细胞内外离子交换和细胞内缓冲示意图

CA.碳酸酐酶

2)肾脏代偿:这是慢性呼吸性酸中毒(24h 以上的 CO_2 潴留)的主要代偿方式。其代偿机制也表现为肾小管上皮细胞排 H^+、泌 NH_4^+ 和 HCO_3^- 重吸收增加,使 H^+ 随尿排出增多,血浆 HCO_3^- 增高,HCO_3^-/H_2CO_3 比值接近 20:1。

(4)对机体的影响:呼吸性酸中毒时,由于 $PaCO_2$ 升高可引起中枢神经系统功能障碍和心血管功能改变,其后果一般较代谢性酸中毒严重。

1)中枢神经系统功能障碍:严重急性呼吸性酸中毒,CO_2 迅速潴留,当 $PaCO_2$ 超过 80mmHg 时,引起二氧化碳麻醉。早期表现为头痛、烦躁不安等,进一步发展可出现震颤、精神错乱、嗜睡、抽搐和昏迷等。其机制:①CO_2 为脂溶性气体,极易通过血-脑屏障形成 H_2CO_3,使脑脊液 pH 值明显下降,影响脑细胞的功能代谢;②CO_2 可直接扩张脑血管,使脑血流量增加,引起颅内高压,严重者可出现脑水肿。慢性呼吸性酸中毒时,由于肾脏的充分代偿,血液及脑脊液 pH 值可相继恢复正常,临床症状往往不如急性呼吸性酸中毒明显。

2)心血管功能改变:呼吸性酸中毒常伴有缺氧。缺氧可使肺小动脉收缩,引起肺动脉高压。另外,重度呼吸性酸中毒时,由于大量 CO_2 潴留,可使外周血管扩张,患者出现面部潮红、球结膜充血,呈现"醉酒样容貌"。其他改变与代谢性酸中毒基本相同。

(5)血气指标变化:pH 值降低,$PaCO_2$ 升高,AB、SB、BB 值均升高,AB>SB,BE 正值加大。

(6)防治和护理原则:积极治疗原发病,改善肺通气功能,使潴留的 CO_2 尽快排出。必要时可做气管插管、气管切开,或使用人工呼吸机,慎用碱性药物。这是因为呼吸性酸中毒时,由于肾脏的保碱代偿作用,HCO_3^- 已经很高。特别是通气尚未改善前,错误地使用碱性药物可伴发代谢性碱中毒,并使呼吸性酸中毒病情加重。

3.代谢性碱中毒

(1)特征:原发性 HCO_3^- 增多,继发性 H_2CO_3 升高。

(2)原因和机制:按照代谢性碱中毒(metabolic alkalosis)的发病机制和对生理盐水治疗的效果,可将其分为两类。

1)用生理盐水治疗有效的代谢性碱中毒:①消化液失 H^+ 过多:常见于剧烈呕吐及胃液持续吸引,导致胃酸性液体(HCl)大量丢失,发生低氯性碱中毒。②肾失 H^+ 过多:常见于大量使用髓袢利尿剂(如呋塞米)和噻嗪类利尿剂(如依他尼酸),通过抑制髓袢升支对 Cl^-、Na^+ 和 H_2O 的重吸收,使小管远端尿流速加快,加强冲洗作用,降低小管 H^+ 浓度和促进 H^+ 的排出,引起低氯性碱中毒。这种低氯性碱中毒用生理盐水治疗常常可以得到纠正。

2)用生理盐水治疗无效的代谢性碱中毒:①盐皮质激素过多:见于大量使用盐皮质激素或原发性盐皮质激素分泌过多者。因醛固酮能增加肾远曲小管和集合管对 Na^+ 的重吸收,促进 K^+ 和 H^+ 的排出,引起代谢性碱中毒和低钾血症。②缺钾:低钾血症时,细胞内 K^+ 向细胞外转移,而 H^+ 向细胞内移动;肾小管上皮细胞内缺 K^+,可导致 Na^+-K^+ 交换减弱,Na^+-H^+ 交换增强,排 H^+ 增多,从而使 HCO_3^- 重吸收增加,发生代谢性碱中毒。③HCO_3^- 摄入过量:见于大量口服或静脉输入 $NaHCO_3$,也见于大量输入库存血,因为库存血常用抗凝剂柠檬酸盐,其经代谢可产生 HCO_3^-。以上原因引起的代谢性碱中毒,单独用生理盐水治疗是不能纠正的。

(3)机体的代偿调节:

1)血液的缓冲作用:当细胞外液 H^+ 浓度降低,OH^- 浓度升高时,OH^- 可被缓冲系统中的弱酸(H_2CO_3、$H_2PO_4^-$、HHb、$HHbO_2$ 等)所中和,但在大多数缓冲系统组成成分中,碱性成分远多于酸性成分,缓冲的结果使 HCO_3^- 和非 HCO_3^-(缓冲碱)等量增加,pH 值很难维持正常。因此,血液对增多的碱性物质的缓冲非常有限。

2)肺的代偿调节:呼吸代偿可在 24h 达最大效应。由于 pH 值升高,呼吸中枢兴奋性降低,呼吸变浅变慢,肺通气量减少,血浆 $PaCO_2$ 上升,以维持 HCO_3^-/H_2CO_3 的比值接近正常,使 pH 值回复。但是这种代偿是有限的,很少能达到完全代偿。因为当 $PaCO_2 > 60mmHg$ 或肺通气量减少引起 $PaO_2 < 60mmHg$ 时,可反射性地引起呼吸中枢兴奋。

3)肾的代偿调节作用:碱中毒时,肾小管上皮细胞内的碳酸酐酶和谷氨酰胺酶的活性降低,使肾排 H^+、泌 NH_4^+ 和 HCO_3^- 的重吸收均减少,血液 HCO_3^- 浓度降低,尿液呈碱性。但是由缺钾或肾排 H^+ 增多引起的碱中毒,尿液呈酸性。降低肾排酸保碱功能是代谢性碱中毒的重要代偿方式。

4)细胞内外离子交换:碱中毒时细胞外液 H^+ 浓度降低,细胞内 H^+ 外移补偿,继而细胞外 K^+ 移入细胞,造成细胞外液低钾,发生低钾血症。

(4)对机体的影响:轻度代谢性碱中毒患者大多无明显症状。严重代谢性碱中毒可出现如下变化:

1)中枢神经系统功能变化:严重碱中毒患者可出现烦躁不安、精神错乱、谵妄,甚至昏迷等中枢神经系统功能紊乱的症状。其发生机制为:①γ-氨基丁酸减少;②脑组织缺氧:血液 pH 值升高使血红蛋白氧解离曲线左移,氧合血红蛋白释放氧减少,导致脑组织供氧不足。

2)对神经肌肉的影响:严重的急性碱中毒患者,神经肌肉的应激性增高,可出现面部和肢体肌肉的抽动、手足搐搦和惊厥等症状。这与血液 pH 值升高引起血浆游离钙（Ca^{2+}）浓度降低有关。但伴有低钾血症时，这些症状可被低钾引起的症状掩盖，表现为肌无力或麻痹等。

（5）血气指标变化：pH 值升高，SB、AB、BB 均升高，BE 正值增加，$PaCO_2$ 继发性升高。

（6）防治和护理原则：积极治疗原发病。对轻度代谢性碱中毒患者，只需输入生理盐水或葡萄糖盐水即可纠正；失氯、失钾引起的代谢性碱中毒，则还需补充氯化钾。对于严重的代谢性碱中毒患者，可酌量给予弱酸性药物或酸性药物治疗。

4.呼吸性碱中毒

（1）特征：血浆 H_2CO_3 原发性减少，HCO_3^- 继发性降低。

（2）原因和机制：各种原因引起肺通气过度，CO_2 排出过多是呼吸性碱中毒（respiratory alkalosis）的基本发生机制。常见于：

1）低氧血症：如肺炎、肺水肿导致外呼吸功能障碍；初入高原或在通风不良的环境下工作，因氧的弥散障碍或吸入气氧分压低，使 PaO_2 降低，反射性引起通气过度，CO_2 排出过多。

2）呼吸中枢受到直接刺激：见于精神性通气过度（如癔症发作）、颅脑损伤、脑炎、脑血管意外、脑肿瘤、剧烈疼痛等均可刺激呼吸中枢引起过度通气。另外，某些药物如水杨酸等也可兴奋呼吸中枢而引起通气过度。

3）人工呼吸机使用不当：因通气量过大可引起呼吸性碱中毒。

（3）机体的代偿：呼吸性碱中毒患者肺的代偿作用极弱或不存在，主要通过：

1）细胞内外离子的交换和细胞内缓冲：这是急性呼吸性碱中毒的主要代偿方式。急性呼吸性碱中毒大约在 10min 内，H^+ 从细胞内移出并与细胞外 HCO_3^- 结合生成 H_2CO_3，细胞外的 K^+ 进入细胞内，引起血钾降低。此外，部分血浆 HCO_3^- 进入红细胞与胞内 Cl^- 交换，并与 H^+ 结合生成 CO_2，CO_2 自红细胞弥散入血，形成 H_2CO_3，使血浆 H_2CO_3 浓度有所回升。但是这种缓冲作用是有限的，因为血浆 $PaCO_2$ 每下降 10mmHg，血浆 HCO_3^- 浓度降低 2mmol/L，难以维持 HCO_3^-/H_2CO_3 的正常比值，所以急性呼吸性碱中毒往往是失代偿的。

2）肾脏代偿：肾脏代偿调节是个缓慢的过程，一般需 3～5d 才能达到最大效应，故它是慢性呼吸性碱中毒的主要代偿方式。慢性呼吸性碱中毒时，肾小管上皮细胞代偿性排 H^+、泌 NH_4^+ 减少，HCO_3^- 重吸收减少而随尿排出增加，血浆 HCO_3^- 浓度减低。

（4）对机体的影响：呼吸性碱中毒对中枢神经系统和神经肌肉的影响与代谢性碱中毒相似，但更易出现窒息感、气促、眩晕、四肢和口周感觉异常、手足搐搦等症状。其中抽搐与低血 Ca^{2+} 有关。神经系统功能障碍除与碱中毒对脑功能的损伤外，还与 $PaCO_2$ 降低引起脑血管收缩和脑血流量减少有关。

（5）血气指标变化：pH 值升高，$PaCO_2$ 下降，AB、SB 均降低，AB＜SB，BB 降低，BE 负值增大。

（6）防治和护理原则：积极治疗原发病并去除引起过度通气的原因。急性呼吸性碱中毒患者可吸入含 5% CO_2 的混合气体，或用纸袋罩于患者口鼻使其再吸入呼出的气体以维持血浆 H_2CO_3 浓度。对精神性通气过度患者可用镇静剂，对手足抽搐患者可给予葡萄糖酸钙缓慢静脉注射。⊟9-35

9-35 拓展阅读　　9-36 自测练习

（李群锋）

第六节　肾功能衰竭

各种病因造成肾脏泌尿功能严重障碍,引起体内代谢产物蓄积及水、电解质和酸碱平衡紊乱,并伴有肾脏内分泌功能障碍的综合征,称为肾功能衰竭(renal failure)。肾功能衰竭可分为急性和慢性,发展到最严重阶段时,并发尿毒症而危及患者生命。

9-37　PPT

9-38　学习情境

一、急性肾功能衰竭

(一)概念

急性肾功能衰竭(acute renal failure,ARF)是各种原因引起肾脏泌尿功能急剧降低,导致代谢产物在体内迅速积聚,出现水、电解质代谢紊乱和酸碱平衡失调,并由此发生机体内环境严重紊乱的病理过程。ARF病情凶险,是临床上较为常见的一种危重病症,但若及时诊治,预后较好。

(二)原因

根据发病原因,可将ARF分为肾前性、肾性和肾后性三大类。

1.肾前性ARF　各种原因导致的肾血液灌流量急剧减少所致的ARF称肾前性ARF。急性循环衰竭如休克是引起肾前性ARF最主要的因素,故凡是引起休克的病因都有可能导致ARF。

2.肾性ARF　各种原因引起肾实质病变而产生的ARF称肾性ARF。常见因素有:①肾缺血和再灌注损伤;②肾毒物,如由药物(如庆大霉素、卡那霉素、新霉素等)、有机溶剂(如四氯化碳、氯仿和甲醇等)、重金属(汞、铋、砷、铅、锑等)、生物毒素(如蕈毒、生鱼胆、蛇毒、蜂毒等)、内源性肾毒性物质(如血红蛋白、肌红蛋白等)引起的急性肾中毒;③肾脏本身疾患:如急性肾小球肾炎、急性肾盂肾炎、肾动脉硬化及栓塞、肾移植排斥反应等。

3.肾后性ARF　由肾以下尿路梗阻引起的ARF称肾后性ARF。主要继发于尿路结石、肿瘤、前列腺增生、药物结晶、血凝块、水肿等原因造成的尿路急性梗阻。肾后性ARF早期并无肾的器质性损害,解除梗阻,肾泌尿功能迅速恢复,故又称肾后性氮质血症。

(三)发病机制

不同原因引起的ARF,其发生机制也不尽相同,但GFR降低已被认为是ARF发病机制的中心环节。GFR降低不仅与肾小球的功能有关,还与肾小管、肾血管功能障碍密切相关。🖵9-39

9-39　视频

1.肾缺血　肾血流量减少是ARF初期的主要发病机制。引起肾血流量减少的原因主要与下列因素有关:

(1)肾灌注压下降:肾前性ARF时,全身血压常低于80mmHg,肾血流因失去自身调节作用而明显减少,肾小球毛细血管血压下降,导致肾小球有效滤过压降低。肾后性ARF时,由于尿路梗阻引起肾小球囊内压增加,当囊内压和血浆胶体渗透压之和超过肾小球毛细血管血压时,肾小球有效滤过压也可降到零。

(2)肾血管收缩:休克、创伤或肾中毒可导致体内儿茶酚胺水平升高、肾内肾素-血管紧张素系统激活、前列腺素 E_2（PGE_2）和激肽等扩血管物质减少，从而引起肾血管收缩，特别是皮质肾单位的入球动脉收缩更为明显。

（3）肾内 DIC：感染性休克、产后出血、严重烧伤等易引起 DIC。若肾血管内发生 DIC，则微血栓可阻塞入球小动脉或肾小球毛细血管，使 GFR 降低，引起 ARF。

（4）肾缺血-再灌注损伤：肾缺血、肾中毒引起肾组织细胞水肿，特别是毛细血管内皮细胞肿胀，导致管腔狭窄。肾缺血一定时间后，再恢复血液灌注，因产生大量氧自由基，再次损伤肾组织细胞和血管内皮细胞，使管腔狭窄进一步加重甚至引起血管闭塞，可加重肾功能障碍。

2. 肾小球病变　急性肾小球肾炎等疾病，可使肾小球滤过膜受损，滤过面积减少，导致 GFR 下降。

3. 肾小管阻塞　肾缺血、肾中毒致肾小管上皮细胞坏死脱落，溶血性疾病产生的血红蛋白，挤压综合征肌损伤释放的肌红蛋白，其他如磺胺结晶、尿酸盐结晶等均可阻塞肾小管，从而使管腔内压增高，造成肾小球有效滤过压降低而发生少尿。

4. 肾小管原尿反流　肾缺血、肾中毒导致肾小管上皮细胞广泛坏死脱落、基底膜断裂，使原尿经受损的部位进入肾间质，发生间质水肿。间质水肿压迫肾小管和管周毛细血管，从而加重肾小管阻塞和肾缺血，使 GFR 进一步降低，肾损害进一步加重，形成恶性循环。

综上所述，肾血管收缩使肾血流减少在 ARF 初期和功能性肾功能衰竭阶段起主导作用。当病因持续作用并造成肾小管损害时，肾小管阻塞、原尿反流和肾间质水肿起重要作用。总之，ARF 的发病机制比较复杂（图 9-23）。

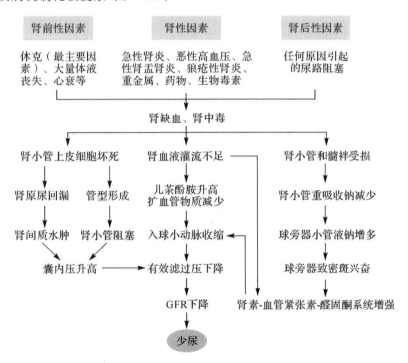

图 9-23　急性肾功能衰竭的原因和发病机制

（四）功能、代谢变化

少尿型 ARF 一般分为少尿期、多尿期和恢复期 3 个发展过程。9-40

1. 少尿期　在肾遭到严重损害后 1～2d 内出现少尿。此期一般持续 1～2 周。持续时间

愈短,预后愈好;反之则预后较差。少尿期是 ARF 病情最危重的时期,主要功能和代谢变化为:

(1)尿的变化:①少尿、无尿:发病后尿量迅速减少而出现少尿(尿量<400ml/d)或无尿(尿量<100ml/d)。少尿的发生,是肾血流减少、肾小管阻塞、肾小管原尿反流、肾间质水肿等因素综合作用所致。②尿成分改变:功能性 ARF 少尿期与器质性 ARF 少尿期的尿成分改变有本质上的差别,治疗措施也截然不同。临床上常以此作为对这两种性质不同的 ARF 进行鉴别(表 9-6)。

表 9-6　功能性与器质性 ARF 尿变化的不同特点

尿指标	功能性 ARF	器质性 ARF
尿相对密度	>1.020	<1.015
尿渗透压(mmol/L)	>500	<400
尿钠(mmol/L)	<20	>40
尿/血肌酐比值	>40:1	<10:1
尿常规	正常	坏死脱落的上皮细胞、红细胞和白细胞、各种管型、蛋白尿

(2)氮质血症:血中尿素、肌酐、尿酸等非蛋白含氮物质必须通过肾脏才能排出体外。当肾功能衰竭时,由于 GFR 下降,使其在血中含量显著增高,称为氮质血症。一般认为,血尿素氮和血肌酐升高,是诊断 ARF 的可靠依据。

(3)水中毒:此期由于肾排水减少,体内分解代谢加强,以致内生水增多;或因同时补液稍多等原因,导致水中毒。可出现稀释性低钠血症,大量水分进入细胞内,严重者可引起急性肺水肿、脑水肿和心力衰竭。因此,对少尿期患者应严格观察和记录出入水量,控制补液速度和补液量,防止水中毒的发生。

(4)高钾血症:高钾血症是 ARF 少尿期最严重的并发症,常为致死的最主要原因。引起高钾血症的主要因素有:①少尿、无尿使钾排出减少;②组织分解代谢增强,细胞内钾大量释放至细胞外;③酸中毒使细胞内钾向细胞外转移。

(5)代谢性酸中毒:因体内分解代谢加强、GFR 降低以及肾小管排酸保碱功能障碍,使酸性代谢产物如硫酸盐、磷酸盐、有机酸等固定酸在体内蓄积,引起代谢性酸中毒。酸中毒可抑制心血管系统和中枢神经系统的功能,促进高钾血症的发生,使病情更为严重。

2.多尿期　当尿量逐渐增加并超过 400ml/d 时,标志患者已进入多尿期。多尿期尿量明显增多,可达 3～5L/d 或更多。产生多尿的机制是:①肾血流量和肾小球滤过功能逐渐恢复;②损伤的肾小管上皮虽已开始再生修复,但其浓缩功能仍然低下,原尿不能充分浓缩;③少尿期潴留在血中的尿素等代谢产物从肾小球大量滤出,引起渗透性利尿;④肾小管阻塞解除,肾间质水肿消退。

3.恢复期　多尿期后,患者进入恢复期。此期肾功能已显著改善,尿量逐渐恢复正常,血尿素氮和血肌酐也接近正常水平。但肾功能恢复到正常约需 3 个月至 1 年或更长时间。一般而言,少尿期越长,肾功能恢复需要的时间也越长。少数患者因治疗不当或病情迁延,可发展为慢性肾功能衰竭。

二、慢性肾功能衰竭

（一）概念

慢性肾功能衰竭（chronic renal failure，CRF）是指各种病因作用于肾，使肾单位发生进行性破坏，以致有功能的肾单位日益减少，不能充分排出代谢废物和维持内环境恒定，导致代谢产物在体内积聚，水、电解质及酸碱平衡紊乱，肾内分泌功能障碍等一系列临床症状。CRF 是一种常见的临床综合征，病程迁延并呈渐进性发展，最后可导致尿毒症而死亡。近年来，由于透析疗法的广泛应用和肾移植的开展，可明显延长患者的生命。

（二）原因

凡能引起肾脏实质进行性破坏的疾病均可引起 CRF，如慢性肾小球肾炎、肾小动脉硬化症、慢性肾盂肾炎、肾结核、肾肿瘤、多囊肾、系统性红斑狼疮、高血压性肾硬化、糖尿病、淀粉样变性等。既往认为，慢性肾小球肾炎是 CRF 最常见原因（约占 50%～60%），近年资料表明，糖尿病肾病和高血压性肾损害所致的 CRF 逐年增多。

（三）发病机制

CRF 的病程是进行性加重的，其发生机制十分复杂，至今尚未完全明了。目前有以下几个学说，可综合起来认识 CRF 的发病机制。

1.健存肾单位学说　有关 CRF 的发病机制，一般采用健存肾单位学说。该学说认为，慢性肾脏疾病导致肾单位进行性破坏，健存的肾单位则发生代偿性肥大，肾小球滤过功能和肾小管重吸收分泌功能也增强，以进行代偿。但随着病情的加重，健存的肾单位日趋减少，即使加倍工作也难以排出代谢废物，维持内环境的恒定，出现肾功能衰竭的临床表现。

2.矫枉失衡学说　矫枉失衡学说是指矫正过度而出现新的失衡，即机体对 GFR 降低的适应过程中发生新的失衡。这种新的失衡使机体进一步受到损害，肾功能衰竭进一步加剧（图 9-24）。

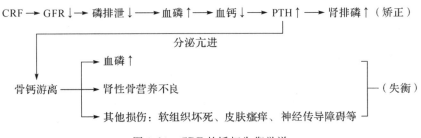

图 9-24　CRF 的矫枉失衡学说

3.肾小球过度滤过学说　该学说认为，CRF 时，除了原发疾病的损伤外，健存肾单位负荷加重，出现代偿性过度灌注和过度滤过，长期下去肾小球会发生纤维化和硬化，使健存肾单位进一步减少，因而促进肾功能衰竭。

应当指出，健存肾单位学说是矫枉失衡学说的基础，而肾小球过度滤过学说又是矫枉失衡学说的补充与发展，三者相互联系。在 CRF 的进程中可能三种机制都参与作用，也可能以某种为主。

（四）发展过程

CRF 的病程是进行性加重的，根据病变发展和肾功能损害程度可分为 4 期。

1.肾贮备功能降低期　此期又称代偿期,肾单位减少 25%～50%,内生性肌酐清除率降至正常值的 30% 以上,临床上无症状。

2.肾功能不全期　此期肾单位减少 50%～70%,内生性肌酐清除率降至正常值的 25%～30%。出现夜尿和多尿,轻、中度氮质血症,并有乏力、轻度贫血和酸中毒等临床症状。

3.肾功能衰竭期　此期肾单位减少 75%～90%,内生性肌酐清除率降至正常值的 20%～25%,肾功能障碍较严重,多尿、夜尿明显,有较重的氮质血症、代谢性酸中毒、高磷及低钙血症、高氯及低钠血症,也可有轻度的高钾血症,并出现严重贫血。

4.尿毒症期　此期肾单位减少 90% 以上,内生性肌酐清除率降至正常值的 20% 以下,出现全身性中毒症状,有明显的水、电解质和酸碱平衡紊乱,并出现继发性甲状旁腺功能亢进症,以及各系统功能障碍。

(五)功能和代谢变化

1.泌尿功能障碍

(1)尿量的变化:

1)夜尿、多尿:CRF 患者早期突出的表现是夜尿、多尿(尿量>2000ml/d)症状。

2)少尿、无尿:CRF 晚期,肾单位极度减少,尽管残存有功能的单个肾单位生成尿液仍多,但每天终尿总量还是少于 400ml,甚至少于 100ml。

(2)尿渗透压的变化:因测定方法简便,临床上常以尿液相对密度来判定尿渗透压的变化。正常人群尿相对密度为 1.003～1.035。CRF 早期,肾浓缩功能减退而稀释功能正常,出现低相对密度尿或低渗尿(尿相对密度低于 1.020)。CRF 晚期,肾浓缩和稀释功能均丧失,尿相对密度固定在 1.008～1.012,尿渗透压为 266～300mmol/L(正常值为 360～1450mmol/L),因接近血浆晶体渗透压,故称为等渗尿。

(3)尿成分的变化:由于肾小球滤过膜和肾小管损伤,使蛋白质滤出增多而重吸收减少,出现轻度至中度蛋白尿。当肾小球严重损伤时,尿中还可出现红细胞和白细胞。上述成分在肾小管内还可形成各种管型,随尿排出。

2.体液内环境的改变

(1)氮质血症:肾功能衰竭时,由于 GFR 下降,含氮的代谢终产物如尿素、肌酐、尿酸等在体内蓄积,使血液非蛋白氮的含量增高(>28.6mmol/L,即>40mg/dl),称为氮质血症。氮质血症是反映肾功能衰竭发展的重要指标,其中最能反映 GFR 变化的是血浆肌酐的浓度。尿素氮虽是体内主要的含氮代谢产物,但只有当 GFR 降低到正常值的 20% 以下时,血浆尿素氮才明显增高,同时其还受外源性(蛋白质摄入量)与内源性(感染、肾上腺皮质激素的应用、胃肠出血等)尿素负荷的大小影响,故尿素氮不是反映肾功能的敏感指标。

(2)代谢性酸中毒:在 CRF 早期(GFR 尚未低于正常的 25%),代谢性酸中毒主要由肾小管上皮细胞分泌 H^+ 和产 NH_3 的能力下降或丧失引起。严重或晚期的肾功能衰竭患者(GFR降低至正常的 20% 以下),代谢性酸中毒是由于体内酸性代谢产物不能从尿中排泄,特别是硫酸、磷酸、有机酸等在体内积蓄引起。

(3)水代谢障碍:CRF 晚期,肾对水的调节能力很差,不能适应水负荷的突然变化,易发生水代谢紊乱。在摄水不足或伴有呕吐等原因丢失水过多时,因肾对尿浓缩功能丧失,易引起脱水;当摄水过多时,因肾无稀释能力,又可导致水潴留和水肿。因此,对 CRF 晚期患者,应严密控制液体摄入量。

(4)电解质代谢紊乱：

1)钾代谢障碍：CRF 患者，GFR 虽降低，但由于醛固酮分泌增加及肾小管上皮细胞 Na^+-K^+ 泵的活性增强，使远端肾小管泌钾代偿增多，故只要尿量不减少，血钾可长期维持正常。有些患者因进食甚少或伴有腹泻，则可出现严重的低钾血症。但当 CFR 极度降低、肾小管泌钾功能障碍、组织分解加强、严重酸中毒时可促使高钾血症的发生。不论高钾血症还是低钾血症，均可影响神经肌肉和心脏功能，严重时可危及生命。

2)钠代谢障碍：CRF 时可引起低钠血症。因此对 CRF 患者可适当补充钠盐，以防低钠血症的发生。但 CRF 晚期，肾已丧失调节钠的能力，常因尿钠排出减少而致血钠增高，故补钠应慎重。

3)镁代谢障碍：CRF 患者的 GFR$<$30ml/min 时，使镁排出减少而引起血镁升高。部分 CRF 患者因高血压采用硫酸镁治疗，如用量过大或时间过久，则可引起高镁血症。

4)钙和磷代谢障碍：CRF 时可发生血磷升高，血钙降低。血磷升高的机制：①CRF 晚期，健存肾单位太少，虽有继发性甲状旁腺激素(PTH)分泌增多，也不足以使磷充分排出，故血磷显著升高；②PTH 的增多又加强溶骨活动，促使骨磷释放增多，从而形成恶性循环，导致血磷上升。血钙降低的机制：①血浆 Ca×P 为一常数，高血磷时，必然会导致血钙下降；②血磷增高，磷从肠道排泄增多，并在肠内与食物中的钙结合成难溶解的磷酸钙排出，妨碍钙的吸收；③肾实质破坏，1,25-$(OH)_2D_3$ 的生成减少，影响肠道对钙的吸收；④体内某些毒性物质的潴留可使小肠黏膜受损，影响钙的吸收。

3.其他病理生理变化

(1)肾性骨营养不良：肾性骨营养不良是指 CRF 时，由于钙、磷及维生素 D_3 代谢障碍，继发性甲状旁腺功能亢进、酸中毒等引起的骨病。包括幼儿的肾性佝偻病、成人的纤维性骨炎、骨软化、骨质疏松和骨硬化等。

(2)肾性高血压：由肾脏疾病引起的高血压称为肾性高血压。引起肾性高血压的主要原因和发生机制是：①钠水潴留，对这类患者用低盐饮食和透析疗法除去体内过剩的细胞外液后，即能控制高血压；②肾素-血管紧张素系统的活动增强，对这类患者给予血管紧张素转化酶抑制剂(如卡托普利)，可使血压回降；③肾分泌的抗高血压物质(PGA_2 和 PGE_2)减少。长期高血压可损害心脏，伴有肺淤血和左心衰竭是晚期肾功能衰竭的常见现象，也是常见死因之一。

(3)肾性贫血：CRF 患者中 97% 都伴有贫血，且贫血程度往往与肾功能损害程度一致，这种贫血称为肾性贫血。其发生机制是：①肾脏产生促红细胞生成素减少、潴留的毒性物质抑制骨髓造血功能、消化吸收不良使造血原料供给不足，使红细胞生成减少；②潴留的毒性物质使红细胞膜上 ATP 酶活性下降，钠泵失灵，以致红细胞内钠水潴留，红细胞脆性增加，破坏加速；③CRF 患者常有出血倾向和出血，加重贫血。

(4)出血倾向：出血是因为毒性物质的潴留使血小板功能受损，而非血小板数量减少所致。主要表现为：①PF_3 释放受到抑制，使凝血酶原激活物生成减少；②血小板的黏附、聚集功能降低，使出血时间延长。

三、尿毒症

(一)概念

尿毒症是急、慢性肾功能衰竭发展的最严重阶段。由于肾单位大量破坏，使代谢产物和毒性物质在体内大量潴留，水、电解质、酸碱平衡紊乱及某些内分泌功能失调，产生一系列自体中毒症状,称为尿毒症(uremia)。

(二)尿毒症毒素

近年来,已从尿毒症患者的血液中分离出200多种代谢产物或毒性物质,其中100多种含量比正常值高,或者为尿毒症患者所独有。临床和动物实验研究表明,尿毒症的发生主要与这些尿毒症毒素的蓄积有关,并且是多种毒性物质和代谢障碍等综合作用的结果。

1. **甲状旁腺激素** 甲状旁腺激素(PTH)是一种主要的尿毒症毒素。经观察,几乎所有尿毒症患者都有继发性甲状旁腺功能亢进,血PTH增多。尿毒症时出现的许多症状、体征均与PTH含量密切有关。PTH升高所致的尿毒症症状和体征主要包括神经系统功能障碍,软组织钙化、坏死,肾性骨营养不良,皮肤瘙痒,胃酸分泌增多,氮质血症,高脂血症与贫血等。

2. **其他尿毒症毒素** 引起尿毒症发生的毒素除PTH外,还有胍类化合物(甲基胍和胍基琥珀酸等)、尿素、肌酐、尿酸、胺类(芳香族胺、脂肪族胺和多胺等)以及中分子毒性物质(相对分子质量在500~5000的一类物质,包括正常代谢产物、细胞代谢紊乱产生的多肽、细菌或细胞碎裂产物等)。

(三)功能和代谢变化

尿毒症时,除了泌尿功能障碍引起水、电解质和酸碱平衡紊乱、氮质血症、贫血、出血、高血压等症状进一步加重外,还出现全身各系统的功能障碍和物质代谢紊乱。

1. 神经系统

(1)中枢神经系统功能障碍:早期患者表现为疲乏、淡漠、头痛、不安、注意力不集中、记忆力减退、失眠等中枢抑制症状,严重者可出现烦躁不安、惊厥、精神错乱、嗜睡,最后出现昏迷,称为尿毒症性脑病。

(2)周围神经病变:周围神经病变表现为下肢远端发麻、刺痛、痛觉过敏,运动后消失,故患者应常活动腿。严重者可出现深腱反射减弱或消失、运动障碍等。发病与胍基琥珀酸、PTH等增多对外周神经的损害有关。

2. **心血管系统** 心血管系统并发症是尿毒症患者的重要死亡原因之一。由于肾性高血压,水、电解质和酸碱平衡紊乱,贫血,毒性物质等作用,引起充血性心力衰竭、心律失常和心肌损害,晚期可出现尿毒症性心包炎(纤维素性心包炎),临床上可听到心包摩擦音。自开展透析疗法以来,心包炎的预后已大大改善。

3. **呼吸系统** 尿毒症患者常伴有酸中毒,使呼吸加深加快,严重时可抑制呼吸中枢,使患者出现潮式呼吸或Kussmaul呼吸,且呼出的气体有氨味(即尿臭味)。严重者可出现肺水肿、纤维素性胸膜炎或肺钙化等病变。肺水肿可能与心力衰竭、容量负荷过度、毒性物质使肺毛细血管通透性增高和低蛋白血症等有关。

4. **消化系统** 消化系统的症状是尿毒症患者最早、最突出的症状,表现为厌食、恶心、呕吐、腹泻、口腔黏膜溃疡、消化道出血等症状。其发生与尿毒症毒素引起的纤维素性(假膜性)胃肠炎及溃疡有关。

5. 其他系统

(1)内分泌紊乱:表现为$1,25-(OH)_2D_3$、促红细胞生成素、睾酮等分泌减少,催乳激素、黄体生成激素、胃泌素、醛固酮、胰高血糖素、PTH等分泌增加,并引起一系列相应的临床症状。

(2)免疫能力低下:出现细胞免疫功能异常,故尿毒症患者极易并发感染,感染也是其主要死因之一。

(3)皮肤瘙痒:这是尿毒症患者常见症状,可能与继发性甲状旁腺功能亢进使钙盐沉积在皮肤和神经末梢有关,并常有皮肤色素沉着和皮炎等。

(4)代谢障碍:表现为糖耐量降低、高脂血症、负氮平衡和低蛋白血症等。

9-41 自测练习
(李群锋)

 思考题

9-42 思维导图

1.安静与应急情况下,肾血流量如何调节?各有何重要的生理意义?

2.影响肾小球滤过的因素有哪些?

3.大量出汗而饮水过少时,尿液有何变化?其机制如何?

4.体重 3kg 的家兔,分别在耳缘静脉注射①20%葡萄糖溶液 5ml,②1∶10000 去甲肾上腺素 0.3ml,③生理盐水 20ml,④呋塞米 15mg,尿量有何变化?简述其机制。

5.引起高钾血症的原因是什么?简述其对机体的主要影响。

6.某腹泻患者在大量静脉滴注葡萄糖液后出现腹胀,试分析其可能的原因。

7.简述急性肾功能衰竭少尿期机体功能和代谢变化。

第十章

感觉器官

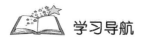
学习导航

感觉是客观事物在人脑中的主观反映。感觉是认知过程的开始,是一切知识的源泉,它为思维活动提供了丰富的素材。感觉的产生过程,首先是感受器或感觉器官接受环境的刺激,并将其转变为相应的神经冲动,然后沿着一定的传导通路到达大脑皮质的特定部位,经脑的分析处理而产生相应感觉。可见,感觉是感受器或感觉器官、传入通路和感觉中枢三个部分共同活动的结果。本章讨论与感受器和感觉器官有关系的一些生理现象,并着重阐述视觉器官和听觉器官。

学习目标

学完本章后,你应:

(1)掌握　眼的视近物调节方式;瞳孔对光反射的概念和生理意义;声波传入内耳的途径。

(2)熟悉　视杆细胞和视锥细胞的作用特点;眼折光异常的成因和矫正。

(3)了解　感受器的一般生理特性;暗适应、视力、视野的概念;鼓膜、听小骨、咽鼓管的功能;前庭器官的主要功能。

第一节　感受器的生理特性

一、感受器与感觉器官

感受器是指分布在体表或组织内部的一些专门感受机体内外环境变化的结构或装置。感受器种类很多,结构多种多样,有些是外周游离的感觉神经末梢,如痛觉感受器;有的是裸露的神经末梢,周围再包绕一些特殊的被膜样结构,如触觉小体和肌梭;还有一些结构和功能上都高度分化的感受细胞,它们直接或间接同感觉神经末梢相联系,如视网膜中的视杆细胞和视锥细胞,耳蜗中的毛细胞,这些感受细胞连同它们的非神经性附属结构,构成了各种复杂的感觉器官,如眼、耳等。

10-1　PPT

感受器有多种不同的分类方法。根据感受器所感受刺激的性质不同,可分为光感受器、机械感受器、温度感受器和化学感受器等;根据所感受刺激的来源,可分为内感受器和外感受器。

二、感受器的一般生理特性

感受器种类虽然很多,功能也各不相同,但都具有以下一些共同的生理特性。

(一)感受器的适宜刺激

一种感受器往往有自己最敏感、最容易接受的刺激形式,这一刺激形式称为该感受器的适宜刺激,如视网膜光感受细胞的适宜刺激是一定波长的光波,耳蜗毛细胞的适宜刺激是一定频率的声波等。感受器对适宜刺激非常敏感,只需要极小的强度就能产生相应的感觉。

(二)感受器的换能作用

各种感受器能把作用于它们的各种刺激形式,转变为相应传入神经的动作电位,以神经冲动的形式传至中枢,这种能量的转换称为感受器的换能作用。在换能过程中,一般不是直接把刺激能量转化为神经冲动,而是先在感受器细胞或感觉神经末梢产生一种过渡性的电位变化,分别称为感受器电位和发生器电位。感受器电位和发生器电位具有局部兴奋的性质,当它们达到一定水平,或经过一定的信息处理后,才可触发产生传入神经动作电位。

(三)感受器的编码作用

感受器在把外界刺激转换成神经动作电位时,不仅仅是发生了能量形式的转换,更重要的是把刺激所包含的环境变化的信息,也转移到了动作电位的序列之中,这种现象称为感受器的编码作用。在同一条传入神经纤维上,虽然动作电位的大小都是相等的,但是由于序列的不同和多条纤维的相互配合,感觉中枢便可获得不同的信息,产生不同的感觉。例如,耳蜗受到声波刺激时,不但能把声能转换成听神经冲动,还能把声音的音量、音调、音色等信息蕴涵在动作电位的序列之中。

(四)感受器的适应现象

以同一强度的刺激持续作用于某种感受器时,随着刺激时间的延长,传入神经纤维的冲动频率逐渐下降,所产生的主观感觉也会逐渐减弱,这一现象称为感受器的适应现象。适应出现的快慢在不同感受器中有很大的差别。触觉、嗅觉和味觉感受器容易产生适应现象,这有利于不断接受新的刺激。而有些感受器,如肌梭、颈动脉窦压力感受器等一般不易或不产生适应,这有利于机体对某些功能状态如姿势、血压等进行长期持续的监测,对它们可能出现的波动进行随时调整。

(李雨颖)

第二节 视觉器官

人的视觉器官是眼。眼的适宜刺激是波长为 380~760nm 的电磁波。人眼的结构复杂,与视觉功能有直接关系的结构可分为两部分:折光系统和感光系统(图 10-1)。折光系统的功能是将外界射入眼内的光线经过折射后,在视网膜上形成清晰的物像;感光系统的功能是将物像的光刺激转变为生物电变化,产生视神经冲动,传入视觉中枢,形成视觉。

10-2 PPT

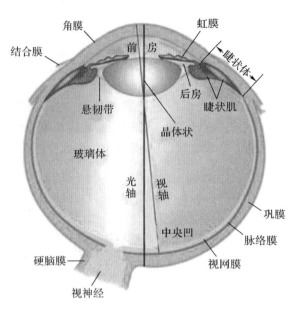

图 10-1　眼球的水平切面（右眼）

一、眼的折光功能

（一）眼的折光与成像

眼的折光系统是一个复杂的光学系统，它由角膜、房水、晶状体、玻璃体等折光介质组成。由于各种折光介质的折光率不同，曲率半径不一，故光线入眼后需经多次折射才聚集于视网膜，因此，眼的折光成像过程十分复杂。在实际应用上，通常利用简化眼模型来描述眼折光系统的折光成像作用。

简化眼模型设想眼球为一个前后径为 20mm 的单球面折光体，球内容物均匀，折光指数为 1.333；外界光线入眼球时只需折射一次。此球面的曲率半径为 5mm，即节点在球形界面（角膜）后方 5mm 的位置，后主焦点在节点后方 15mm 处，正相当于视网膜的位置。显然，这个模型和正常安静时的人眼一样，正好能使平行光线聚焦在视网膜上（图 10-2）。利用简化眼可以方便地计算出不同远近的物体在视网膜上成像的大小。▯ 10-3

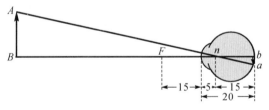

图 10-2　简化眼及其成像

n 为节点，AB 为物，ab 为物像，F 为前主焦点

（二）眼的调节

眼的成像原理表明，正常成人眼处于安静状态时，距眼前方 6m 以外的物体发出的光线到达眼内已近于平行，因而可以在后主焦点（即视网膜）上形成基本清晰的像；而 6m 以内物体发出的光线呈辐射状，它们在眼静息状态下折射成像的位置在视网膜之后，需经眼的调节（accommodation），使光线经较强的折射而成像在视网膜上，使正常眼看清近物。

10-3　视频

人眼视近物的调节包括晶状体调节、瞳孔调节和两眼球会聚,这三种调节方式是同时进行的,其中以晶状体的调节最为重要。

1. **晶状体调节**　晶状体是一种富含弹性的折光体,呈双凸透镜形,其周边部分通过睫状悬韧带与睫状体相连。睫状体内的睫状肌受动眼神经中的副交感纤维支配。眼看近物时,视网膜上形成的模糊物像,可反射性地引起动眼神经中副交感纤维兴奋,使睫状肌中的环行肌收缩,悬韧带放松,晶状体靠自身的弹性向前方膨隆,凸度加大,因而眼的折光能力增强,物像前移,成像在视网膜上(图10-3)

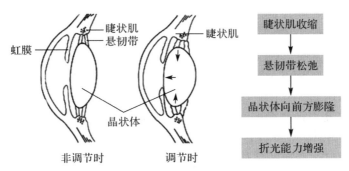

图 10-3　晶状体和瞳孔调节示意图

晶状体的调节能力有一定的限度,这取决于晶状体的弹性,弹性越好其可变凸的程度越大,折光能力越强,看清物体的距离就越近。晶状体的调节能力可用近点来表示。所谓近点,是指眼做最大调节时所能看清物体的最近距离。近点越近,说明晶状体的弹性越好,眼的调节能力越强。晶状体的弹性与年龄有关,随着年龄的增加,弹性将下降,调节能力也随之降低,近点移远。例如,8岁左右儿童的近点平均约8.6cm,20岁左右的成人约为10.4cm,而60岁时增大到83.3cm。随着年龄增大而使晶状体的弹性明显下降,近点移远,这种现象称为老视,即通常所说的老花眼。矫正方法是,看近物时戴凸透镜,以弥补晶状体凸起能力的不足。

2. **瞳孔调节**　瞳孔调节是指通过改变瞳孔大小而进行的一种调节方式。生理状态下引起瞳孔调节的情况有两种:一种是由所视物体的远近引起的调节,另一种是由进入眼内的光线强弱引起的调节。

眼在看近物时,可反射性地引起瞳孔缩小,此称为瞳孔近反射。这种反射的意义在于减少进入眼内光线的量和减少折光系统的球面像差和色像差。

瞳孔大小还随光照强度而变化,当光线强时,瞳孔缩小;当光线弱时,瞳孔变大。瞳孔这种随光照强度而变化大小的现象称为瞳孔对光反射。对光反射中枢位于中脑的顶盖区。瞳孔对光反射是双侧性的,即光照一侧眼睛时,不仅被照眼出现瞳孔缩小,未受光照射的瞳孔也缩小,这种现象称为互感性对光反射。瞳孔对光反射的生理意义在于调节入眼的光量以保护视网膜免受强光的损害及使视觉清晰。⊡10-4

10-4　临床链接

3. **眼球会聚**　当双眼注视一个由远移近的物体时,会出现两眼视轴向鼻侧聚拢的现象,称为眼球会聚。其生理意义是使看近物时物像仍落在两眼视网膜的相称位置,形成清晰的单一视觉,避免复视。

(三)眼的折光异常

由于眼的折光能力异常,或眼球的形态异常,使平行光线不能在视网膜上成像,称为折光异常或屈光不正。折光异常包括近视、远视和散光(图10-4)。

1.近视　近视多数是由于眼球前后径过长或折光能力过强引起。近视眼看远物时,来自远方物体的平行光线在视网膜前聚焦,故视物模糊不清。看近物时,由于近物发出的光线呈辐射状,成像位置比较靠后,正好可在视网膜上成像而看清近物。矫正近视眼的方法通常是配戴合适的凹透镜,使平行光线适当辐散后再进入眼内。

2.远视　远视多数是由于眼球前后径过短或折光能力太弱引起。远视眼在安静状态下看远处物体时,所形成的物像落在视网膜之后,程度轻者,经适当的调节可以看清;看近物时,物像更靠后,晶状体的调节即使达到最大限度,也不能看清。因此,远视眼不论看近物

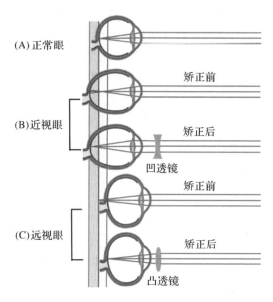

图 10-4　眼的折光异常及其矫正

还是看远物均需进行调节,容易产生调节疲劳。矫正远视眼的方法通常是配戴合适的凸透镜。

3.散光　散光是由于眼球不同方位上的折光力不一致引起的。这种情况通常发生在角膜,即角膜的表面在不同方位上的曲率半径不相等,这样通过角膜射入眼内的光线不能在视网膜上聚焦,造成视物不清。矫正散光眼的方法是配戴合适的圆柱形透镜,使角膜某一方位曲率异常得到纠正。

二、眼的感光功能

眼的感光系统由视网膜构成。

(一)视网膜的结构特点

视网膜是位于眼球最内层的神经组织,结构十分复杂,细胞种类很多。按主要的细胞层可把视网膜分为四层,由外往内依次为色素细胞层、感光细胞层、双极细胞层和神经节细胞层(图10-5)。

视网膜能感受光线刺激的是感光细胞层中的视杆细胞和视锥细胞。分别以视杆细胞和视锥细胞为主构成了两个不同的感光换能系统:视杆系统和视锥系统。

视锥系统:由视锥细胞和与它们有关的双极细胞和神经节细胞组成。视锥细胞主要分布在视网膜中心部分,尤其在黄斑中心的中央凹处感光细胞全部是视锥细胞,细胞数量多,体积小,视觉敏锐。其功能特点是:对光的敏感性较差,只感受类似白昼的强光的

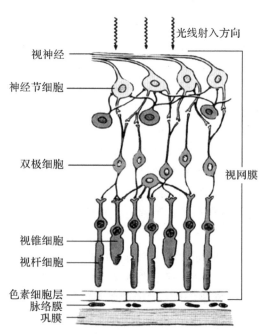

图 10-5　视网膜的主要细胞层次及其联系

刺激;视物时可辨别颜色,且分辨能力强。因此,视锥系统又称昼光觉系统。

视杆系统:由视杆细胞和与它们有关的传递细胞等组成。视杆细胞主要分布在视网膜周边部分。其功能特点是:对光的敏感度较高,能感受弱光刺激,但视物无色觉而只能区别明暗;且视物时分辨能力和精确性较差。因此,视杆系统又称晚光觉系统(或暗光觉系统)。

在视神经穿越视网膜处形成视神经乳头。此处没有感光细胞分布,故没有感光功能,称为生理上的盲点。

(二)视杆细胞的感光原理

视杆细胞和视锥细胞是如何对光刺激发生反应的,又是如何将光能转变为生物电信号,并以神经冲动的形式传入中枢的,这些问题尚未完全搞清楚,但可以肯定的是,在光的作用下,两类感光细胞内部都发生了一系列光化学反应,其中对视杆细胞的光化学反应研究得较多,了解得也较深入。

现已证实,视杆细胞内部有感光物质视紫红质,它是一种由一分子视蛋白和一分子视黄醛组成的结合蛋白。当受光线照射时,视紫红质可能会迅速分解为视蛋白和视黄醛,同时视黄醛的分子构象发生改变,由11-顺型(一种较为弯曲的分子构象),变为全反型(一种较为直的分子构象)。视黄醛分子构象的这种改变,将导致视蛋白分子构象也发生改变,经过较复杂的信号传递系统的活动,诱发视杆细胞出现感受器电位。以此电位变化为基础,在视网膜内经过复杂的电信号的传递过程,最终诱发神经节细胞产生动作电位,然后传入中枢。 10-5

在生理情况下,视紫红质在亮处分解,在暗处又可重新合成,是个可逆过程,其反应的平衡点取决于光照的强度。视紫红质再合成首先是全反型的视黄醛变为11-顺型视黄醛,再与视蛋白结合成视紫红质备用(图10-6)。维生素A可氧化成11-顺型视黄醛,用于合成视紫红质。 10-6

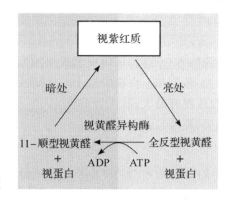

图 10-6 视紫红质的光化学反应

10-5 视频

(三)视锥细胞的感光原理与色觉

视锥细胞的感光原理与视杆细胞相似,大多数脊椎动物的视网膜内有三种不同的感光色素,各存在于三种不同的视锥细胞中。三种感光色素分别对红、绿、蓝三种颜色的光线敏感。因此,视锥细胞的一个重要功能是辨别颜色。人眼可区分出波长在 $380\sim760nm$ 之间的约150种颜色。

关于色觉形成的机制,目前尚未完全明了,一般用三原色学说来解释。三原色学说认为,当不同波长的光线照射视网膜时,会使三种视锥细胞发出一定的比例兴奋,这样的信息传至中枢,就会产生不同颜色的感觉。例如,当红、绿、蓝三种视锥细胞兴奋程度的比例是 $4:1:0$ 时,产生红色的感觉;当三者的比例为 $2:8:1$ 时,产生绿色的感觉;当三种视锥细胞受到同等程度的三色光刺激时,将引起白色的感觉等。 10-7

10-6 临床链接

10-7 拓展阅读

(四)视网膜中的信息传递

视网膜内除感光细胞外,还有一些其他细胞,如双极细胞、水平细胞和神经节细胞等,它们之间的排列和联系十分复杂,细胞之间还有多种物质传递。目前认为,视杆细胞、视锥细胞、双极细胞和水平细胞均不能产生动作电位,只能产生超极化型或去极化型的局部感受器电位,只有当这些电位变化传到神经节细胞时,通过总和作用,使神经节细胞的静息电位去极化达到阈电位水平,才能产生动作电位,这些动作电位作为视网膜的最后输出信号传向视觉中枢。

三、与视觉有关的几种生理现象

(一)暗适应和明适应

1. 暗适应　人从亮处进入暗室时,最初看不清楚任何东西,经过一定时间才能恢复在暗处的视力。这种突然进入暗环境后视觉逐渐恢复的过程称为暗适应,整个暗适应过程约需 30min。

暗适应的过程主要是视杆细胞中视紫红质合成与恢复的过程。在亮处视紫红质大量分解,使视紫红质的贮存量很少,到暗处后不足以引起对暗光的感受,而视锥细胞对弱光又不敏感,所以进入暗处开始阶段什么也看不清。待一段时间后,视紫红质合成,其含量得到补充,才逐渐恢复在暗处的视觉。

2. 明适应　从暗处进入亮光处,最初感到一片耀眼的光亮,不能看清物体,只有稍待片刻才能恢复视觉,这称为明适应。明适应出现较快,约需 1min 即可完成。其产生机制是,在暗处视杆细胞蓄积起来的视紫红质在进入亮处时先迅速分解,因而产生耀眼的光感,待视紫红质大量分解后,视锥细胞便承担起在亮处的感光任务,于是明适应过程完成。

(二)视野

单眼固定注视前方一点时,该眼所能看到的范围称为视野。正常视野受面部结构影响,颞侧和下方视野较大,鼻侧和上方视野较小。在同一光照条件下,用不同颜色的目标物测得的视野大小不一样,白色视野最大,其次为黄色、蓝色、红色,绿色视野最小。临床上通过检查视野,可帮助诊断视网膜、视神经方面的病变。

(三)视力

视力也称视敏度,是指眼对物体微细结构的分辨能力,即分辨物体上两点间最小距离的能力。视力通常用视角的大小作为衡量标准。所谓视角,是指物体上的两个点发出的光线在节点上相交时形成的夹角。眼睛能分辨的视角越小,表示视力越好。

视角是制定视力表的依据。通常用所能分辨的最小视角的倒数来表示视力,即视力 = 1/可分辨的最小视角(对数视力 = 5 - ln 可分辨的最小视角)。正常人眼能分辨的最小视角是 1 分视角,因此将视力 1/1 分视角 = 1.0(对数视力表为 5.0)作为正常视力的标准。视力受物体在视网膜上成像的大小、像的清晰程度、眼的折光能力、光线的强度及中枢神经系统所处的状态的影响。

(四)双眼视觉

双眼同时视物时所产生的视觉称双眼视觉。双眼同时视物时,两眼的视网膜各形成一个完整的物像,这两个物像落在两侧视网膜的对称点上,因此,经中枢神经系统的整合,正常人主观感觉上只产生一个"物"的感觉,产生单一视觉。如果物像落在两侧视网膜非相称的点上,则主观上会产生相互重

10-8　拓展阅读　　10-9　自测习题

叠的两个物体的感觉,引起复视现象。双眼视觉补偿了单眼视觉时盲点的缺陷,扩大了视野,增加了判断物体大小和距离的准确性,增加了深度感,产生立体视觉。□ 10-8

(李雨颖)

第三节 听觉器官

耳是听觉的外周感受器官,由外耳、中耳和内耳的耳蜗组成。听觉的适宜刺激是 20～20000Hz 范围内的声波振动。声波通过外耳道、鼓膜和听骨链的传递,引起内耳的耳蜗科蒂(Corti)器中的毛细胞产生兴奋,经听神经传送到大脑皮质听觉中枢产生听觉。

10-10 PPT

一、外耳和中耳的功能

(一)外耳的功能

外耳由耳廓和外耳道组成。耳廓的形状有利于声波能量的聚集,在一定程度上还可以帮助判断声源的位置。外耳道一端开口于耳廓,一端终止于鼓膜,是声波传导的通路。

(二)中耳的功能

中耳包括鼓膜、鼓室、听骨链、咽鼓管等结构,它们在传音过程中起着重要作用。

1.鼓膜 鼓膜为椭圆形半透明薄膜,面积约 50～90mm²,厚约 0.1mm,呈漏斗形,顶端朝向鼓室。鼓膜的形状结构特点,使其具有较好的频率响应特性和较小的失真度,它的振动与声波振动同始同终,很少残余振动,有利于把声波振动不失真地传递给听骨链。

2.听骨链 听骨链由锤骨、砧骨及镫骨依次连接而成。锤骨柄附着于鼓膜的脐部,镫骨脚板与前庭窗膜(卵圆窗膜)相接,砧骨居中,将锤骨和镫骨连接起来,使三块听小骨形成一个两臂之间呈固定角度的杠杆系统,该杠杆系统的特点是支点刚好在整个听骨链的重心上(图 10-7),因而在能量传递过程中惰性最小,效率最高。

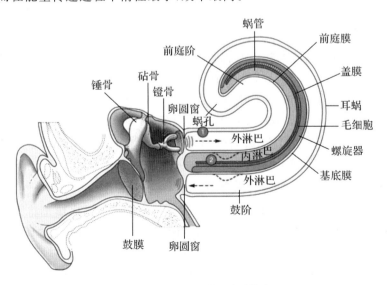

图 10-7 人中耳和耳蜗关系模式图

声波在经听骨链向前庭窗传递过程中,可使振幅减小而压强增大,这就是中耳的增压作用,这样既可提高传音效率,又可避免对内耳和前庭窗膜造成损伤。中耳增压作用的产生主要有两个因素:一是鼓膜面积和前庭窗膜面积大小的差别,鼓膜的实际振动面积约 $55mm^2$,而前庭窗膜的面积只有 $3.2mm^2$,两者之间相差约 17.2 倍;二是听骨链的杠杆原理,在听骨链的杠杆系统中,长臂和短臂之比约为 1.3：1,这样经杠杆作用后,压力将增大到原来的 1.3 倍。以上两方面的共同作用,前庭窗膜上的压强将增大约 22 倍,大大提高了声波传递的效率。

3.咽鼓管　咽鼓管是连通鼓室和鼻咽部的小管道,借此鼓室内空气和大气相通。在通常情况下,其鼻咽部的开口处于闭合状态,在吞咽或打哈欠时开放以调节鼓室内的压力,使之与外界大气压保持平衡,维持鼓膜的正常形态和位置,以利于鼓膜的正常振动。在日常生活中,如果人体的空间位置发生快速的大幅度的升降,而咽鼓管又不能及时开放,可造成鼓室内外的压力不平衡,引起耳鸣等不适,此时,如果做吞咽动作,可避免此类情况的发生。

(三)声波的传导途径

声波传入内耳的途径有两条:气传导和骨传导。⊟10-11

1.气传导　声波经外耳道引起鼓膜的振动,再经听骨链和卵圆窗传入耳蜗,这一条声波传导的途径称为气传导(也称气导)。气传导是正常听觉声波传导的主要途径。

10-11　视频

此外,鼓膜的振动也可引起鼓室内空气的振动,再经卵圆窗传入耳蜗。但这一传导在正常情况下并不重要,只有当听骨链运动障碍或鼓膜穿孔时才发挥一定的作用,但此时的听力较正常时大为下降。⊟10-12

2.骨传导　声波直接振动颅骨,进而引起耳蜗内淋巴的振动,这种传导方式称为骨传导。骨传导很不敏感,几乎不能感到它的存在,故在正常听觉的引起中其作用微乎其微。

10-12　临床链接

二、内耳的感音功能

内耳又称迷路,由耳蜗和前庭器官组成。其中感受声音的装置位于耳蜗内。

(一)耳蜗的结构要点

耳蜗是围绕一个骨轴盘旋两圈半而成的螺旋形骨质管道,被前庭膜和基底膜分为前庭阶、鼓阶和蜗管三个腔(图 10-8)。前庭阶和鼓阶在耳蜗底部分别与前庭窗膜和蜗窗膜相接,两者内部充满外淋巴,在耳蜗顶部相交通;蜗管是一个盲管,其中充满内淋巴。声音感受器位于基底膜上,称为螺旋器或柯蒂器。其横断面上可看到有一行内毛细胞纵向排列;每个毛细胞的顶部表面都有上百条排列整齐的纤毛,称为听毛。其中较长的一些埋植在盖膜的胶胨状物质中。这些装置共同构成感受声波的结构基础。

(二)耳蜗的感音换能作用和行波学说

当声波振动到达前庭膜时,引起前庭窗膜内移,前庭膜和基底膜也将下移,最后使鼓阶的外淋巴压迫蜗窗膜外移;相反,当前庭窗膜外移时,整个耳蜗内结构又做反方向的移动,如此反复,于是形成基底膜的振动(图 10-7、图 10-8)。当基底膜振动时,使基底膜与盖膜之间发生交错移行运动,使纤毛弯曲,于是毛细胞受到刺激而引起生物电变化,称为耳蜗微音器电位。耳蜗微音器电位具有局部电位的特点:潜伏期极短,小于 0.1ms;没有不应期;可以总和;对缺 O_2 和深麻醉相对不敏感等。耳蜗微音器电位可触发蜗神经产生动作电位,该神经冲动沿着蜗

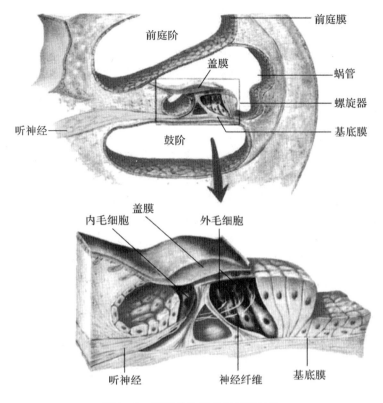

图 10-8　耳蜗结构示意图（横切面）

神经传入听觉中枢,经分析处理后引起主观上的听觉。

　　基底膜的振动是以所谓行波(traveling wave)的方式进行的,即振动首先发生在靠近前庭窗处的基底膜,随后以波浪的方式沿着基底膜向耳蜗顶部传播,就像人在有规律地抖动一条绸带,形成的波浪向远端有规律地传播一样。声波频率不同时,行波传播的远近和最大振幅出现的部位有所不同。声波频率越高,行波传播越近,最大振幅出现的部位越靠近前庭窗处;声波频率越低,行波传播越远,最大振幅出现的部位越靠近基底膜顶部,这是行波学说的主要观点,也被认为是耳蜗能区分不同声音频率的基础,即耳蜗的底部感受高频声波,耳蜗的顶部感受低频声波。动物实验和临床实践也证明,耳蜗底部受损主要影响高频听力,耳蜗顶部受损时主要影响低频听力。▯ 10-13

10-13　拓展阅读　　10-14　自测练习

（李雨颖）

第四节　前庭器官

　　内耳中除耳蜗外,还有椭圆囊、球囊和三对半规管,后三者合称为前庭器官,是人体对自身运动状态和头在空间位置的感受器。

10-15　PPT

一、椭圆囊、球囊的功能

椭圆囊和球囊是膜质小囊,内部充满内淋巴,囊的侧壁各有一个隆起的特殊结构,称为椭圆囊斑和球囊斑。两囊斑的结构相似。感受性毛细胞存在于囊斑之中,其纤毛则埋植于耳石膜内。耳石膜比重大于内淋巴,因而也有较大的惯性。椭圆囊的囊斑所处平面呈水平,毛细胞顶部朝上,耳石膜在纤毛上方;球囊的囊斑处于垂直位,毛细胞的纵轴与地面平行,毛细胞顶部朝外,耳石膜悬在纤毛外侧,与囊斑相平行。

椭圆囊和球囊的功能是感受头部空间位置和直线变速运动,因为在这两种囊斑中的毛细胞顶部静毛和动毛的相对位置不相同。毛细胞上纤毛的这种配置,使得它们能够感受各个方向上的变化。例如,当人体在水平方向以某角度做直线变速运动时,由于耳石膜的惯性,在椭圆囊囊斑上一些特定方向上的毛细胞向动毛侧做最大弯曲,由此引起某些特定的传入神经纤维的冲动发放增加,引起机体产生进行该方向的直线变速运动的感觉。球囊囊斑上的毛细胞由于类似的机制,可以感受头部空间位置和重力作用方向之间的差异,因而可以"判断"头以重力作用方向为参考点的相对位置变化,同时引起姿势反射,以维持身体平衡(图 10-9)。

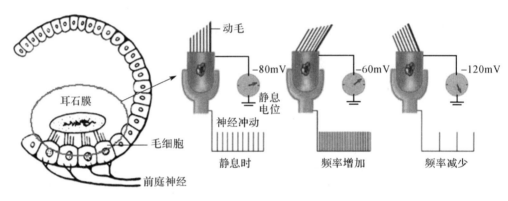

图 10-9　前庭器官中毛细胞上的纤毛受力侧弯时对静息电位和神经冲动频率的影响

二、半规管的功能

半规管结构见图 10-10。半规管三个相对膨大的部分,称为壶腹。内有一隆起的结构,称为壶腹嵴。在壶腹嵴内有一排毛细胞,面对管腔,而毛细胞顶部的纤毛埋植在圆顶形终帽之中。毛细胞上动毛和静毛的相对位置是固定的。前庭神经分布在嵴的底部。当管腔内的内淋巴由管腔向壶腹方向移动时,正好能使壶腹嵴中毛细胞顶部的静毛向动毛一侧弯曲,于是引起相应的传入神经发放冲动频率增加。

半规管的功能是感受旋转变速运动。当身体围绕不同方向的轴做旋转运动时,相应半规管壶腹中的毛细胞因管腔中内淋巴的惯性运动而受到冲击,顶部纤毛向某一方向弯

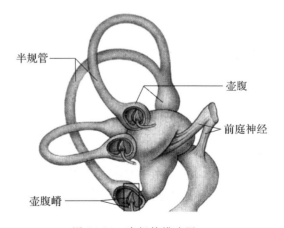

图 10-10　半规管模式图

曲,当旋转停止时,又由于管腔中内淋巴的惯性作用,使顶部纤毛向相反方向弯曲。这些信息经前庭神经传入中枢,可引起四肢骨骼肌紧张性的改变,以调节姿势,保持平衡。同时,冲动上传至大脑皮质,引起旋转的主观感觉。由于三条半规管互相垂直,可以感受任何平面上不同方向旋转变速运动的刺激。

三、前庭反应和眼震颤

来自前庭器官的传入冲动到达相关的中枢后,除引起一定的运动觉和位置觉外,还引起各种姿势反射和自主性功能的改变,统称为前庭反应。

(一)前庭器官姿势反射

在前庭器官受到刺激时,人体会出现一些躯体调节反射,如人乘车时车突然加速,此时背肌肌紧张增强而后仰,当车突然减速时又有相反的情况等。这些都是不同方向的变速运动引起的前庭器官的姿势反射。姿势反射的结果常同发动这些反射的刺激相对抗,其意义在于维持机体一定的姿势和保持身体平衡。

(二)前庭器官自主神经反应

人类的前庭器官若受到过强、过久刺激,常可引起自主神经系统的功能反应,导致出现恶心、呕吐、眩晕、皮肤苍白、心率加快、血压下降等现象,称前庭器官自主神经反应。有些人这种现象特别明显,出现晕船、晕车和航空病等症状。

(三)眼震颤

前庭反应中最特殊的是躯体旋转运动时出现的眼球特殊的往返运动,称为眼震颤。眼震颤主要由半规管的刺激引起,而且眼震颤的方向也由于受刺激半规管的不同而不同。临床和特殊从业人员常进行眼震颤试验以判断前庭功能是否正常。

10-16　自测练习

(李雨颖)

思考题

1.简述眼的视近物调节过程。
2.试述声波传入内耳的途径。

10-17　思维导图

第十一章

内分泌系统

 学习导航

内分泌系统是由内分泌腺和分散存在于某些组织器官中的内分泌细胞组成的一个体内信息传递系统。人体内主要的内分泌腺有垂体、甲状腺、甲状旁腺、肾上腺、胰岛、性腺、松果体和胸腺；散在于组织器官中的内分泌细胞比较广泛，如消化道黏膜、心、肾、肺、皮肤、胎盘等部位均存在着各种各样的内分泌细胞；中枢神经系统，特别是下丘脑存在兼有内分泌功能的神经细胞。内分泌系统通过所分泌的激素实现对靶器官的功能调节，它与神经系统密切联系，相互配合，共同调节机体的各种功能活动，维持内环境的相对稳定。

 学习目标

学完本章后，你应：

（1）掌握　激素的概念；甲状腺激素的生理作用及其分泌的调节；糖皮质激素的生理作用及其分泌的调节；胰岛素的主要作用。

（2）熟悉　生长激素的作用，巨人症、侏儒症、肢端肥大症、呆小症和糖尿病发生的内分泌基础；下丘脑的神经内分泌功能；三大内分泌功能轴的作用。

（3）了解　下丘脑与神经垂体的联系；甲状旁腺素的作用；应激的概念及其生理意义。

第一节　激素概述

激素（hormone）是由内分泌腺或散在内分泌细胞所分泌的，能经组织液或血液传递而发挥其调节作用的高效能生物活性物质。激素是内分泌系统的信息传递者，可将化学信息传递到它们所作用的特定器官或组织细胞，这些器官或组织细胞称为靶器官、靶组织或靶细胞。

11-1　PPT

一、激素的信息传递方式

激素的信息传递方式有以下几种：①远距分泌。大多数激素经血液运输至远距离的靶细胞而发挥作用，这种方式称为远距分泌（telecrine），如生长激素、甲状腺激素。②旁分泌。某些激素仅由组织液扩散而作用于邻近细胞，这种方式称为旁分泌（paracrine），如消化道的一些激素。③自分泌。如果内分泌细胞所分泌的激素在局部扩散后又返回作用于该内分泌细胞而发挥反馈作用，这种方式称为自分泌（autocrine）。④神经分泌。下丘脑有许多具有内分泌功能的神经细胞,这类细胞既能产生和传导神经冲动,又能合成和释放激素,故称神经内分泌细胞,它们产生的激素称为神经激素(neurohormone)。神经激素沿神经纤维借轴浆流动运送至末梢而释放,这种方式称为神经分泌(neurocrine)(图 11-1)。

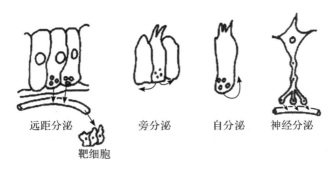

远距分泌 　　　旁分泌 　　　自分泌 　　　神经分泌

靶细胞

图 11-1 激素的信息传递方式

二、激素作用的一般特征

激素虽然种类很多,作用复杂,但它们在对靶组织发挥调节作用的过程中,具有某些共同的特点。

(一)激素作用的相对特异性

激素释放进入血液被运送到全身各个部位后,只选择性作用于特异的靶器官、靶组织和靶细胞,这称为激素作用的特异性。有些激素作用的特异性很强,只作用于某一靶器官,如促甲状腺激素只作用于甲状腺等;有些激素的作用比较广泛,如生长激素、甲状腺激素等,它们几乎对全身的组织细胞的代谢过程都发挥调节作用。

(二)激素的信息传递作用

内分泌系统是机体的信息传递系统。内分泌系统依靠激素在细胞与细胞之间进行信息传递。不论是哪种激素,它只能对靶细胞的生理生化过程起加强或减弱的作用,调节其功能活动。例如,生长激素促进生长发育,甲状腺激素增强代谢过程,胰岛素降低血糖等。在这些作用中,激素仅仅起着“信使”的作用,将生物信息传递给靶组织,发挥增强或减弱靶细胞内原有的生理生化过程的作用。

(三)激素的高效能生物放大作用

激素在血液中的浓度都很低,一般在 nmol/L,甚至 pmol/L 数量级,虽然激素的含量甚微,但其作用显著。这是由于激素与受体结合后,在细胞内发生一系列酶促放大作用,一个接一个,逐级放大效果,形成一个效能极高的生物放大系统。据估计,0.1μg 的促肾上腺皮质激素释放激素,可引起腺垂体释放 1μg 促肾上腺皮质激素,后者能引起肾上腺皮质分泌 40μg 糖皮质激素,放大了 400 倍。因此,血中的激素浓度虽低,但其作用却非常明显。

(四)激素间的相互作用

当多种激素共同参与某一生理活动的调节时,激素与激素之间往往相互关联、相互影响,这对维持其功能活动的相对稳定起着重要作用。①协同作用:如生长激素、肾上腺素、糖皮质激素及胰高血糖素,均能升高血糖,在升糖效应上有协同作用;②拮抗作用:胰岛素可以降低血糖,与上述激素的升糖效应有拮抗作用。③允许作用:有的激素本身并不能直接产生某种生理效应,然而在它存在的条件下,可使另一种激素的作用明显增强,这种现象称为允许作用(permissive action)。糖皮质激素的允许作用是最明显的,它对心肌和血管平滑肌并无收缩作用,但是,必须有糖皮质激素存在,去甲肾上腺素才能很好地发挥收缩血管的作用。

三、激素的分类及作用机制

(一)激素的分类

激素的种类繁多,来源复杂,按其化学性质可分为两大类。

1.含氮激素 此类激素分子中含有氮元素,包括蛋白质类、肽类及胺类。含氮激素容易被消化液分解而破坏,因此不能口服。

(1)肽类和蛋白质激素:人体内多数激素属于此类。主要有下丘脑调节肽、神经垂体激素、腺垂体激素、胰岛素、甲状旁腺激素、降钙素以及胃肠激素等。

(2)胺类激素:包括肾上腺素、去甲肾上腺素和甲状腺激素。

2.类固醇(甾体)激素 此类激素常以胆固醇为原料合成,化学结构与胆固醇亦相似。主要有肾上腺皮质和性腺分泌的激素,如皮质醇、醛固酮、雌激素、孕激素以及雄激素等。另外,胆固醇的衍生物 $1,25$-二羟维生素 D_3 也被作为此类激素看待。类固醇激素不容易被消化液破坏,因此可以口服。

前列腺素广泛存在于许多组织之中,由花生四烯酸转化而成,主要在组织局部释放,可对局部功能活动进行调节,目前主张将其列为第三类激素——脂肪酸衍生物。

(二)激素的作用机制

激素作为信息物质与靶细胞上的受体结合后,经过一系列错综复杂的反应过程,最终产生细胞生物效应。体内含氮激素和类固醇两类激素的作用机制完全不同,现分别叙述。

1.含氮激素的作用机制——第二信使学说

第二信使学说主要内容包括:①激素是第一信使,它可与靶细胞膜上的特异性受体结合;②激素与受体结合后,激活膜上的腺苷酸环化酶系统;③在 Mg^{2+} 存在的条件下,腺苷酸环化酶促使 ATP 转变为 cAMP,cAMP 是第二信使,信息由第一信使传递给第二信使;④cAMP 使无活性的蛋白激酶激活。蛋白激酶催化细胞内多种蛋白质发生磷酸化反应,从而引起靶细胞各种生理生化效应(图 11-2)。

11-2 视频

▢▢11-2

近年来的研究资料表明,cAMP 并不是唯一的第二信使,可作为第二信使的化学物质还有 cGMP、三磷酸肌醇、二酰甘油、Ca^{2+} 等。

2.类固醇激素的作用机制——基因表达学说

类固醇激素的分子小(相对分子质量仅为 300 左右),呈脂溶性,因此可透过细胞膜进入细胞。在进入细胞之后,经过两个步骤影响基因表达而发挥作用,故把此种作用机制称为基因表达学说。

第一步是激素进入细胞内,与胞浆受体结合,形成激素-胞浆受体复合物,并使受体蛋白发生构型变化,从而使激素-胞浆受体复合物获得进入核内的能力,由胞浆转移至核内。第二步是与核内受体相互结合,形成激素-核受体复合物,从而激发 DNA 的转录过程,生成新的 mRNA,诱导蛋白质合成,引起相应的生物效应(图 11-3)。

甲状腺激素虽属含氮激素,但其作用机制却与类固醇激素相似,它可进入细胞内,但不经过与胞浆受体结合即进入核内,与核受体结合调节基因表达。

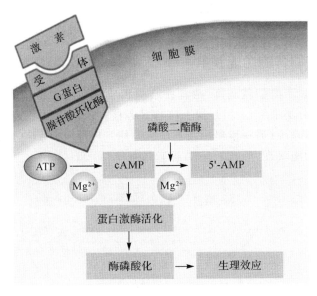

图 11-2　含氮激素作用机制示意图

G 蛋白:鸟苷酸调节蛋白;cAMP:环磷酸腺苷

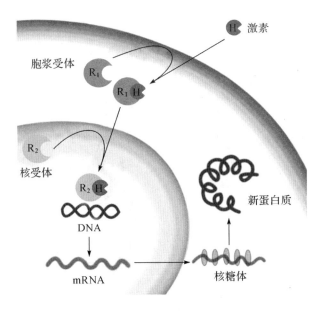

图 11-3　类固醇激素作用机制示意图

11-3　自测练习

（李雨颖、周　丹）

第二节　下丘脑与脑垂体

一、下丘脑与脑垂体的功能联系

下丘脑和脑垂体位于大脑基底部,两者在结构和功能上有着密切的联系。下丘脑有两组神经内分泌细胞,一组是视上核与室旁核,与神经垂体发生联系,组成下丘脑-神经垂体系统;另一组集中在下丘脑内侧基底部,构成下丘脑促垂体区,与腺垂体发生功能联系,形成下丘脑-腺垂体系统(图 11-4)。

11-4 PPT

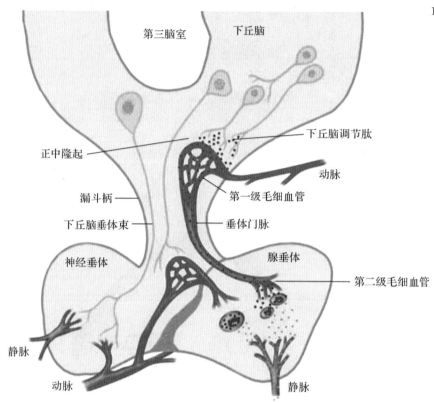

图 11-4　下丘脑与脑垂体

(一)下丘脑-腺垂体系统

下丘脑内侧基底部存在一个促垂体区,主要包括正中隆起、弓状核、腹内侧核、视交叉上核以及室周核等,这些核团的神经元(称为肽能神经元)能合成至少 9 种具有活性的多肽,通过垂体门脉系统运送到腺垂体,调节腺垂体的内分泌活动,因此这些多肽称为下丘脑调节肽。目前已对调节肽中的 9 种多肽激素做了较深入的研究,对腺垂体具有兴奋作用,并已确定化学结构的称为释放激素,没有确定化学结构的称为释放因子;对腺垂体具有抑制作用,称为释放抑制激素或释放抑制因子。下丘脑调节肽的名称、化学结构及主要作用见表 11-1。

表 11-1　下丘脑调节肽、化学结构及主要作用

激素名称(缩写)	化学结构	对腺垂体的作用
促甲状腺激素释放激素(TRH)	3 肽	促进促甲状腺激素(TSH)的分泌
促肾上腺皮质激素释放激素(CRH)	41 肽	促进促肾上腺皮质激素(ACTH)的分泌
促性腺激素释放激素(GnRH)	10 肽	促进黄体生成素(LH)、卵泡刺激素(FSH)的分泌
生长激素释放激素(GHRH)	44 肽	促进生长激素(GH)的分泌
生长激素释放抑制激素(生长抑素,GIH)	14 肽	抑制生长激素(GH)的分泌
催乳素释放因子(PRF)	未定	促进催乳素(PRL)的分泌
催乳素释放抑制因子(PIF)	未定	抑制催乳素(PRL)的分泌
促黑激素释放因子(PRF)	未定	促进促黑激素(MSH)的分泌
促黑激素释放抑制因子(PIF)	未定	抑制促黑激素(MSH)的分泌

(二)下丘脑-神经垂体系统

　　下丘脑与神经垂体有直接的神经纤维联系。下丘脑的视上核与室旁核有神经纤维下行到神经垂体,构成下丘脑-垂体束。下丘脑的视上核与室旁核合成激素(血管升压素和催产素)沿下丘脑-垂体束纤维的轴浆运输到神经垂体贮存并释放入血液中。

二、腺垂体

　　腺垂体是人体最重要的内分泌腺,它能合成和分泌七种激素:促甲状腺激素(TSH)、促肾上腺皮质激素(ACTH)、卵泡刺激素(FSH)、黄体生成素(LH)、生长激素(GH)、催乳素(PRL)、促黑激素(MSH)。前四种均有各自的靶腺,分别形成下丘脑-腺垂体-甲状腺轴、下丘脑-腺垂体-肾上腺皮质轴、下丘脑-腺垂体-性腺轴。腺垂体的这些激素能促进靶腺的生长发育、促进靶腺激素的分泌,所以也称这些激素为促激素。关于促激素的生理作用及分泌调节在相关的靶腺激素的内容中介绍,这里不再赘述。下面重点介绍生长激素、催乳素和促黑激素。

(一)生长激素

　　生长激素(growth hormone,GH)是腺垂体中分泌量最大的一种激素。人生长激素(human growth hormone,hGH)含有 191 个氨基酸,相对分子质量为22000。近年利用 DNA 重组技术可以大量生产 hGH,供临床应用。□ 11-5

11-5 视频

　　1.生长激素的作用　GH 的生理作用是促进物质代谢与生长发育。

　　(1)促进生长作用:机体生长受多种激素的影响,而 GH 是起关键作用的调节因素。生长激素对机体各器官、组织的生长发育均有影响,尤其是骨骼、肌肉及内脏器官的作用更为显著,因此,生长激素也称为躯体刺激素(somatotropin)。实验表明,幼年动物摘除垂体后,生长即停止,如及时补充 GH 则可使其恢复生长。

　　生长激素对人体生长过程并无直接作用,而是在营养充足条件下,主要诱导肝产生一种具有促生长作用的肽类物质,称为生长素介质(somatomedin,SM)。血中的生长激素介质,绝大部分与生长激素介质结合蛋白结合,被运送到全身各处,促进硫酸盐、氨基酸进入软骨细胞,加速软骨细胞分裂增殖,蛋白质合成增加,促进软骨增殖与骨化,使长骨加长。生长素介质对肌肉以及其他组织也有类似作用。如饥饿或蛋白质缺乏时,生长激素不能刺激生长介质生成,所

以营养不良的儿童生长迟缓。 ⊟11-6

11-6 临床链接

（2）促进代谢作用：生长激素可促进氨基酸进入细胞，加速蛋白质合成，包括软骨、骨、肌肉、内脏以及皮肤等组织的蛋白质合成增加；生长激素促进脂肪分解，增强脂肪酸氧化；生理水平的生长激素可刺激胰岛素分泌，加强糖的利用，但过量的生长激素则能抑制外周组织摄取与利用葡萄糖，提高血糖水平，引起"垂体性糖尿"。

2.生长激素分泌的调节及影响因素

（1）下丘脑对生长激素分泌的调节：生长激素的分泌受下丘脑生长激素释放激素与生长抑素的双重调节，生长激素释放激素促进生长激素分泌，而生长抑素则抑制生长激素分泌。因为生长激素释放激素呈脉冲式释放，所以生长激素也呈脉冲式分泌，每隔 1～4h 出现一次波动。一般认为生长激素释放激素是生长激素分泌的经常调节者，而生长抑素则在应急情况下生长激素水平过高时才显著抑制生长激素的分泌。

（2）影响因素：除了上述调控机制外，还有许多因素可以影响 GH 的分泌：①睡眠的影响：人在觉醒状态下，生长激素分泌较少，进入慢波睡眠后，生长激素分泌明显增加，约在 60min 后血中生长激素浓度达到高峰。转入异相睡眠后，生长激素分泌又减少。②代谢因素的影响：血中糖、氨基酸与脂肪酸均能影响生长激素的分泌，其中以低血糖对生长激素分泌的刺激作用最强。③此外，运动、应激刺激、甲状腺激素、雌激素与睾酮也能促进 GH 的分泌。

（二）催乳素

催乳素（prolactin,PRL）是含 199 个氨基酸的多肽，相对分子质量为 22000。

1.催乳素的生理作用　催乳素的作用极为广泛，且随动物种属的不同而有所不同。

（1）对乳腺的作用：因 PRL 引起并维持泌乳而得名。在女性青春期乳腺的发育中，PRL 起着重要的作用。到妊娠期，PRL、雌激素与孕激素分泌增多，使乳腺组织进一步发育，具备泌乳能力却不泌乳。分娩后，血中的雌激素和孕激素浓度大大降低，PRL 才能发挥其启动和维持泌乳的作用。

（2）对性腺的作用：少量的 PRL 能促进排卵和黄体生成，对卵巢雌激素与孕激素的合成起允许作用，而大量的 PRL 则有抑制作用。在男性，PRL 促进前列腺及精囊腺的生长，使睾酮的合成增加，对生精过程也有调节作用。过量的 PRL 可抑制男女两性的生殖功能。

（3）参与应激反应：在应激状态下，血中 PRL 浓度升高，而且往往与 ACTH 和 GH 浓度的增高同时出现，刺激停止数小时后才逐渐恢复到正常水平。由此可见，PRL 与 ACTH 及 GH 一样，是应激反应中腺垂体分泌的三大激素之一。

2.催乳素分泌的调节　催乳素的分泌受下丘脑 PRF 与 PIF 的双重控制，前者促进 PRL 分泌，而后者则抑制其分泌。平时以 PIF 的抑制作用为主。授乳时，婴儿吸吮乳头可反射性促使催乳素大量分泌。

（三）促黑激素

促黑激素（melanocyte-stimulating hormone,MSH）作用的靶细胞是黑素细胞。人的黑素细胞主要分布在皮肤与毛发、眼虹膜与视网膜的色素层和软脑膜。

促黑激素的主要作用是促进黑素细胞中的酪氨酸酶的合成和激活，从而促进酪氨酸转变为黑色素，使皮肤与毛发等的颜色加深，但与正常人的皮肤色素沉着关系不大。而在病理情况下，如肾上腺皮质功能过低时，血中 ACTH、MSH 都增多，患者的皮肤色素沉着可能与此有关。

促黑激素的分泌主要受下丘脑分泌的 MRF 和 MIF 的双重调节,两者分别促进和抑制垂体释放 MSH。

三、神经垂体

神经垂体不含腺体细胞,不能合成激素。所谓的神经垂体激素,是指在下丘脑视上核、室旁核产生,经下丘脑-垂体束的运输,贮存于神经垂体的血管升压素(抗利尿激素)与催产素,在适宜的刺激作用下,这两种激素由神经垂体释放进入血液循环。

(一)血管升压素(抗利尿激素)

血管升压素(抗利尿激素)是含 9 个氨基酸的多肽。血浆中升压素浓度为 $1.0\sim1.5\text{ng/L}$,它在血浆中的半衰期仅为 $6\sim10\text{min}$。血管升压素的生理浓度很低,几乎没有收缩血管而致血压升高的作用,但在失血情况下由于血管升压素释放较多,对维持血压有一定的作用。但是,血管升压素在生理浓度下的抗利尿作用十分明显,因此又称为抗利尿激素(详见第五章、第九章)。

(二)催产素

催产素也是一种含 9 个氨基酸的多肽,其化学结构与抗利尿激素极为相似,因此这两种激素的生理作用有一定程度的交叉。

11-7 视频

催产素的主要靶器官是乳腺和子宫,具有促进乳汁排出和刺激子宫收缩的作用,其中对乳腺的作用较为重要。⊟ 11-7

1. 催产素的生理作用

(1)对乳腺的作用:催产素可使乳腺腺泡周围肌上皮细胞收缩,使具备泌乳功能的乳腺排乳,还可维持哺乳期乳腺不致萎缩。

(2)对子宫的作用:催产素对非孕子宫的作用较弱,而对妊娠子宫的作用较强,可促进子宫肌收缩。临床上常利用此作用来诱导分娩及防止产后出血。雌激素能增加子宫对催产素的敏感性,而孕激素的作用则相反。

2. 催产素的分泌调节

(1)射乳反射:乳头含有丰富的感觉神经末梢,婴儿吸吮乳头的感觉信息沿传入神经传至下丘脑,可反射性地引起催产素分泌增加,使乳腺腺泡周围肌上皮细胞收缩,腺泡内压力升高,促进排乳。射乳反射是典型的神经内分泌反射,见图 11-5。

11-8 自测练习

(2)在临产或分娩时,子宫和阴道受到的牵拉和压迫刺激可反射性地引起催产素释放,有利于子宫进一步收缩。

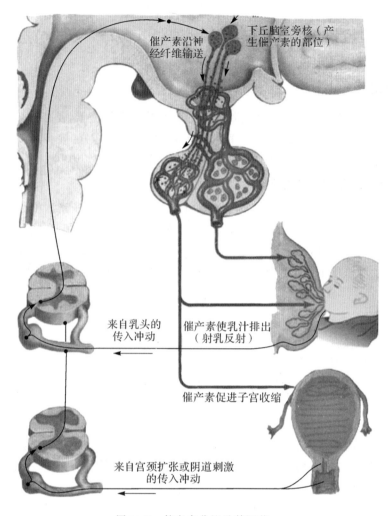

图 11-5　催产素分泌及其调节

（李雨颖、周　丹）

第三节　甲状腺

甲状腺是人体内最大的内分泌腺,平均重约为 20～25g。甲状腺内含有许多大小不等的圆形或椭圆形滤泡。滤泡是由单层上皮细胞围成的,滤泡腔内充满胶质。滤泡上皮细胞是合成与分泌甲状腺激素的部位,而腺泡腔的胶质是激素的贮存库。在甲状腺滤泡之间和滤泡上皮细胞之间有滤泡旁细胞,又称 C 细胞,分泌降钙素。

11-9 PPT　　11-10 学习情境

一、甲状腺激素的合成和运输

甲状腺激素主要有四碘甲腺原氨酸(T_4,又称甲状腺素)和三碘甲腺原氨酸(T_3)两种,它们都是酪氨酸碘化物。甲状腺分泌的激素主要是 T_4,约占总量的 90％,T_3 分泌量少,但活性

却是 T_4 的 5 倍。T_4 在外周组织脱碘可转变为 T_3。

(一)甲状腺激素的合成

合成甲状腺激素的主要原料是碘和酪氨酸,所需要的碘来自食物,人体每日从饮食中摄取无机碘约 $100\sim200\mu g$,其中约 1/3 被甲状腺摄取。甲状腺激素的合成过程包括三步:甲状腺滤泡聚碘、I^- 的活化、酪氨酸碘化与甲状腺激素的合成。⊟11-11

11-11 视频

1.甲状腺滤泡聚碘　血液中的碘以 I^- 形式存在,浓度为 $250\mu g/L$。I^- 从血液转运进入甲状腺上皮细胞内,必须依靠甲状腺滤泡上皮细胞膜上的碘泵逆电-化学梯度进行主动转运,并消耗能量。

2.I^- 的活化　摄入滤泡上皮细胞的 I^- 并不能与酪氨酸结合,需要在过氧化酶的作用下被活化成有活性的碘。

3.酪氨酸碘化与甲状腺激素的合成　活化的碘取代酪氨酸残基上氢原子的过程称为酪氨酸碘化。碘化过程就是甲状腺球蛋白酪氨酸残基上的氢原子可被碘原子取代,首先生成一碘酪氨酸残基(MIT)和二碘酪氨酸残基(DIT),然后两个分子的 DIT 耦联生成四碘甲腺原氨酸(T_4),一分子的 MIT 与一分子的 DIT 发生耦联,形成三碘甲腺原氨酸(T_3)。在一个甲状腺球蛋白分子上,T_4 与 T_3 之比为 20:1。

(二)甲状腺激素的贮存、释放、运输与代谢

1.贮存　在甲状腺激素合成后以甲状腺球蛋白的形成贮存于滤泡腔内,贮存的量很大,可供机体利用 $50\sim120d$ 之久。

2.释放　当甲状腺受到适宜刺激后,滤泡细胞经吞饮作用,吞入滤泡细胞内,在溶酶体蛋白水解酶的作用下,将 T_4、T_3 以及 MIT 和 DIT 从甲状腺球蛋白上水解下来。T_4 和 T_3 迅速进入血液。

3.运输　T_4 与 T_3 释放入血之后,以两种形式在血液中运输,99%以上与血浆蛋白结合,不到 1% 的呈游离状态,只有游离的激素才能进入细胞发挥作用。结合型和游离型之间可互相转化,维持动态平衡,使游离型激素在血液中保持一定浓度。T_4 主要以结合形式存在,而 T_3 主要以游离形式存在。

4.代谢　血浆 T_4 半衰期为 7d,T_3 半衰期为 1.5d。20% 的 T_4 与 T_3 在肝内降解,经胆汁排入小肠,分解后随粪排出。其余 80% 的 T_4 在外周组织脱碘失活,所脱下的碘可由甲状腺再摄取或由肾脏排出。

二、甲状腺激素的生理作用

T_4 与 T_3 的生理作用十分广泛,主要作用是促进物质与能量代谢,促进生长和发育。⊟11-12

11-12 视频

(一)对代谢的作用

1.能量代谢　甲状腺激素可增加组织耗氧量和产热量,提高能量代谢水平,使基础代谢率增加。$1mg$ T_4 可使组织产热增加 $4200kJ$,提高基础代谢率 28%。甲状腺激素的产热效应与 Na^+-K^+ 泵活性明显升高有关。另外,甲状腺激素也能促进脂肪酸氧化,产生大量的热能。

甲状腺功能亢进时,产热量增加,基础代谢率升高,常超过正常值的 20%~80%,患者喜凉怕热,极易出汗;而甲状腺功能低下时,产热量减少,基础代谢率降低,可低于正常值的

30%～45%,患者喜热恶寒。

2.物质代谢

(1)糖代谢:甲状腺激素促进小肠黏膜对糖的吸收,增强糖原分解,抑制糖原合成,并能增强肾上腺素、胰高血糖素、皮质醇和生长激素的升糖作用,因此,甲状腺激素有升高血糖的趋势;但是,由于 T_4 与 T_3 还可加强外周组织对糖的利用,也有降低血糖的作用。故在正常情况下甲状腺激素对血糖浓度影响不大。甲状腺功能亢进时,升糖作用强于降糖作用,血糖升高,有时出现糖尿。

(2)蛋白质代谢:甲状腺激素对蛋白质代谢的影响因其分泌量的差异有三种情况:①生理浓度的甲状腺激素可促进蛋白质与各种酶的生成,有利于机体的生长发育。②甲状腺激素分泌不足时,蛋白质合成减少,肌肉收缩无力,但组织间的黏蛋白增多,引起黏液性水肿(myxedema)。③甲状腺分泌过多时,则加速蛋白质分解,特别是促进骨骼肌蛋白质分解,以致出现肌肉消瘦和收缩无力。

(3)脂肪代谢:甲状腺激素促进脂肪酸氧化,增强脂肪的分解作用。甲状腺激素既促进胆固醇的合成,又可通过肝加速胆固醇的降解,而且分解的速度超过合成。故甲状腺功能亢进患者血中胆固醇含量低于正常。而甲状腺激素分泌不足时,胆固醇水平常高于正常。

甲状腺功能亢进时,由于蛋白质、糖和脂肪的分解代谢增强,所以患者常感饥饿,食欲旺盛,且明显消瘦。

(二)对生长与发育的影响

甲状腺激素可刺激骨化中心发育、软骨骨化,促进长骨和牙齿生长,是维持机体正常生长发育不可缺少的激素,特别是对骨和脑的发育尤为重要。先天性甲状腺功能不全的婴儿,由于脑和长骨发育障碍而出现智力迟钝、身体矮小等现象,称为呆小症。甲状腺激素是胎儿、新生儿脑发育的关键激素,对胚胎期骨的生长并非必需。先天性甲状腺发育不全的患儿出生时身长可基本正常,然而脑的发育已受到了一定程度的影响。所以,在缺碘地区预防呆小症的发生,应在妊娠期补充碘。同时,治疗呆小症必须抓住时机,应在出生后 3 个月以前补给甲状腺激素,过迟则难以奏效。

(三)其他作用

1.对神经系统的影响　甲状腺激素不但影响中枢系统的发育,而且可提高已分化成熟的神经系统的兴奋性。甲状腺功能亢进时,中枢神经系统的兴奋性增高,主要表现为注意力不易集中、多愁善感、喜怒失常、烦躁不安、睡眠不好而且多梦,以及肌肉纤颤等。相反,甲状腺功能低下时,中枢神经系统兴奋性降低,出现记忆力减退,说话和行动迟缓,淡漠无怀与终日思睡状态。

2.对心血管系统的影响　T_4 与 T_3 可使心率增快,心肌收缩力增强,心输出量与心做功增加。甲状腺功能亢进患者心动过速,心肌可因过度耗竭而致心力衰竭。甲状腺激素由于增加组织的耗氧量而使外周组织相对缺氧,以致小血管舒张,外周阻力降低,但同时心输出量增加,所以收缩压升高,舒张压降低,脉压增大。现已证明,甲状腺激素增强心脏活动是由于它直接作用于心肌,促使肌浆网释放 Ca^{2+},增加心肌细胞内 Ca^{2+} 浓度的缘故。

三、甲状腺激素分泌的调节

甲状腺功能活动主要受下丘脑-腺垂体-甲状腺轴的调节。此外,甲状腺还可进行一定程度的自身调节。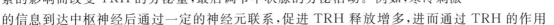 11-13

11-13　视频

(一)下丘脑-腺垂体-甲状腺轴

下丘脑分泌的促甲状腺激素释放激素(TRH)经垂体门脉系统运至腺垂体,促进腺垂体促甲状腺激素的合成和释放。下丘脑的神经元可受内外环境因素的影响而改变 TRH 的分泌量,最后调节甲状腺的分泌活动。例如,寒冷刺激的信息到达中枢神经后通过一定的神经元联系,促进 TRH 释放增多,进而通过 TRH 的作用促进 T_4、T_3 的分泌,结果使产热量增加,有利于机体御寒。

腺垂体分泌的促甲状腺激素(TSH)是调节甲状腺功能的主要激素。TSH 的作用是促进甲状腺激素的合成与释放,对 T_4 与 T_3 合成和释放的每个环节均有促进作用。另外,TSH 还能刺激甲状腺滤泡细胞核酸与蛋白质的合成,使滤泡细胞增生,腺体增大。 11-14

血中游离的 T_4 与 T_3 浓度的升降,对腺垂体分泌 TSH 起着经常性反馈调节作用。当血中游离的 T_4 与 T_3 浓度增高时,对腺垂体产生负反馈作用,抑制 TSH 分泌,最终使 T_4、T_3 降至正常水平。血中 T_4 与 T_3 对腺垂体这种反馈作用与 TRH 的刺激作用,相互拮抗,相互影响,对腺垂体 TSH 的分泌起着决定性作用(图 11-6)。

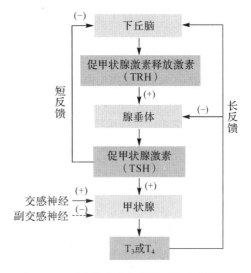

图 11-6　甲状腺激素分泌的调节示意图
(＋)表示促进或刺激;(－)表示抑制

(二)甲状腺的自身调节

甲状腺本身还具有适应碘的供应变化,调节自身对碘的摄取以及合成与释放甲状腺激素的能力,称为自身调节。当食物中碘含量不足,血碘浓度过低时,甲状腺碘转运机制增强,增强其聚碘作用,提高 TSH 的敏感性,加强甲状腺激素的合成,使 T_4、T_3 的合成与释放不因碘的供应不足而过少;反之,当血碘浓度增加时,甲状腺摄碘能力开始下降,对 TSH 敏感性降低,使 T_4、T_3 的合成与释放不至过多。所以过量的碘可产生抗甲状腺效应(Wolff-Chaikoff 效应)。因此,临床上可用大剂量碘产生的抗甲状腺效应处理甲状腺危象,以缓解病情。

11-14　临床链接

11-15　自测练习

(三)自主神经对甲状腺活动的影响

甲状腺受自主神经的支配。交感神经兴奋可使甲状腺激素合成增加;副交感神经兴奋则使甲状腺激素分泌减少。

（李雨颖、周　斌）

第四节 肾上腺

肾上腺位于两肾的内上方,左、右各一。肾上腺包括中央部的髓质和周围部的皮质两个部分,两者在发生、结构与功能上均不相同,实际上是两种内分泌腺。

11-16 PPT

一、肾上腺皮质

肾上腺皮质由外向内分为球状带、束状带和网状带(图 11-7)。球状带分泌盐皮质激素,主要是醛固酮(aldosterone),参与体内水盐代谢的调节;束状带分泌糖皮质激素,主要是皮质醇(cortisol);网状带主要分泌性激素,以雄激素为主,如脱氢表雄酮(dehydroepiandrosterone),也有少量雌激素,如雌二醇(estradiol)等。这些激素都属于类固醇(甾体)激素。关于醛固酮的生理作用和分泌的调节在泌尿系统中已经介绍,有关性激素的内容将在生殖系统中介绍,这里着重讨论束状带所分泌的糖皮质激素。

(一)糖皮质激素的生理作用

人体血浆中的糖皮质激素主要为皮质醇,其次为皮质酮,但皮质酮的含量仅为皮质醇的 $1/20\sim1/10$。皮质醇几乎对全身的所有细胞均有作用。 11-17

1. 对物质代谢的影响 糖皮质激素对糖、蛋白质和脂肪代谢均有影响。

(1)糖代谢:糖皮质激素是调节机体糖代谢的重要激素之一,它促进糖异生,增加肝糖原的贮存,抑制肝外组织对糖的摄取和利用,因而能升高血糖。如果糖皮质激素分泌过多(或服用此类激素药物过多)可引起血糖升高,甚至出现糖尿;相反,肾上腺皮质功能低下患者(如艾迪生病),则可出现低血糖。

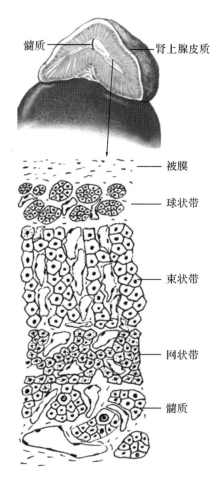

图 11-7 肾上腺结构

(2)蛋白质代谢:糖皮质激素促进肝外组织,特别是肌肉组织蛋白质分解,加速氨基酸转移至肝生成肝糖原。糖皮质激素分泌过多时,由于蛋白质分解增强,合成减少,将出现肌肉消瘦、骨质疏松、皮肤变薄、淋巴组织萎缩等。

(3)脂肪代谢:糖皮质激素促进脂肪分解(特别是四肢),升高脂肪酸浓度,增强脂肪酸在肝内的氧化过程。糖皮质激素对身体不同部位的脂肪作用不同,

11-17 视频

四肢脂肪组织分解增强,而腹、面、肩及背部脂肪合成有所增加,如果糖皮质激素分泌过多(或服用此类激素药物过多),可出现"圆月脸"、"水牛背"、躯干部发胖而四肢消瘦的特殊体形,呈现所谓的"向中性肥胖"。

(4)水盐代谢:皮质醇有较弱的贮钠排钾作用。皮质醇还可以降低肾小球入球小动脉阻

力,增加肾小球血浆流量而使肾小球滤过率增加,有利于水的排出。肾上腺皮质功能不足的患者,排水能力明显降低,严重时可出现"水中毒",如补充适量的糖皮质激素即可得到缓解,而补充盐皮质激素则无效。

2.在应激反应中的作用　当机体受到某种有害刺激时,如缺氧、创伤、手术、饥饿、疼痛、寒冷以及精神紧张和焦虑不安等,血中 ACTH 和糖皮质激素浓度急剧升高,产生一系列非特异性全身反应,称为应激反应(stress reaction)。能引起应激反应的各种刺激称为应激刺激。在应激反应中,下丘脑-腺垂体-肾上腺皮质系统功能增强,提高机体对应激刺激的耐受力和生存能力,对维持生命有重要意义。应激反应时交感-肾上腺髓质系统也参加,还有生长激素、催乳素、抗利尿激素、醛固酮等分泌亦增加,所以,应激反应是以 ACTH 和糖皮质激素分泌增加为主,多种激素参与的一种非特异性全身反应,使机体"渡过难关"。切除肾上腺髓质的动物,可以抵抗应激而不产生严重后果,但当切除肾上腺皮质时,则机体应激反应减弱,对有害刺激的抵抗力大大降低,严重时可危及生命。

大剂量的糖皮质激素及其类似药物有抗炎、抗毒、抗过敏、抗休克等药理作用。

3.对其他系统组织的作用

(1)对血细胞的影响:糖皮质激素可使血中红细胞、血小板和中性粒细胞的数量增加,而使淋巴细胞和嗜酸性粒细胞减少,其原因各有不同。红细胞和血小板的增加,是由于骨髓造血功能增强;中性粒细胞的增加,可能是由于附着在小血管壁边缘的中性粒细胞进入血液循环所致;至于淋巴细胞减少,可能是糖皮质激素使淋巴细胞 DNA 合成过程减弱,抑制胸腺与淋巴组织的细胞分裂。此外,糖皮质激素还能促进淋巴细胞与嗜酸性粒细胞破坏。

(2)对循环系统的影响:糖皮质激素对维持正常血压是必需的,这是由于:①糖皮质激素能增强血管平滑肌对儿茶酚胺的敏感性(允许作用),从而提高儿茶酚胺的缩血管作用;②糖皮质激素能抑制具有血管舒张作用的前列腺素的合成;③糖皮质激素能降低毛细血管的通透性,有利于维持血容量。肾上腺皮质功能低下时,血管平滑肌对儿茶酚胺的反应性降低,毛细血管扩张,通透性增加,血压下降,补充皮质醇后可恢复。

(3)对神经系统的影响:糖皮质激素有提高中枢神经系统兴奋性的作用。小剂量皮质醇可引起欣快感,大剂量(如肾上腺皮质功能亢进时)皮质醇则引起思维不集中、烦躁不安和失眠等现象。

(4)对消化系统的影响:糖皮质激素能增加胃酸和胃蛋白酶的分泌,使胃黏膜的保护和修复功能减弱。因此,长期大量服用糖皮质激素,可诱发和加剧消化道溃疡,应加以注意。

(二)肾上腺皮质激素分泌的调节

糖皮质激素的分泌主要受下丘脑-腺垂体-肾上腺皮质轴活动的调节(图 11-8)。

1.下丘脑 CRH 的作用　下丘脑分泌的促肾上腺皮质激素释放激素(CRH)经垂体门脉系统运至腺垂体,促进腺垂体促肾上腺皮质激素(adrenocorticotropic hormone,ACTH)的合成和释放。各种应激刺激(如缺氧、创伤、饥饿、疼痛、寒冷以及精神紧张等)信号作用于中枢神经系统的不同部位,最后信息汇集于下

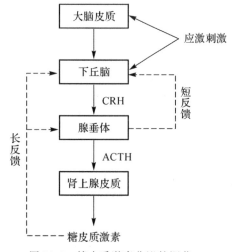

图 11-8　糖皮质激素分泌的调节
实线表示促进,虚线表示抑制

丘脑 CRH 神经元,使 CRH 分泌增加,通过下丘脑-腺垂体-肾上腺皮质轴的活动,血中 ACTH 和糖皮质激素水平明显升高。

2.腺垂体 ACTH 的作用 分泌糖皮质激素的束状带处于腺垂体促肾上腺皮质激素(ACTH)的经常性控制之下。ACTH 能刺激糖皮质激素的分泌,并促进肾上腺皮质束状带与网状带的生长发育。当腺垂体功能低下时,ACTH 分泌减少,肾上腺皮质出现萎缩。如及时补充 ACTH,可使已发生萎缩的束状带与网状带基本恢复,糖皮质激素分泌回升。

ACTH 的分泌具有昼夜周期性变化,入睡后 ACTH 分泌逐渐减少,至午夜最低,随后又逐渐升高,至早上 6—8 时达最高峰,白天维持在较低水平,入睡时再减少。由于 ACTH 分泌的周期性变化,糖皮质激素也呈现相应的周期性波动,临床在应用此类药物时,应注意掌握用药时间,可以提高治疗效果。

3.糖皮质激素的负反馈作用 当血中糖皮质激素浓度升高时,通过反馈作用既可抑制腺垂体 ACTH 的分泌,又可使下丘脑 CRH 分泌减少(这称为长反馈),同时使腺垂体对 CRH 的反应性降低。此外,血中 ACTH 的升高也可通过反馈作用抑制 CRH 的释放(这称为短反馈)。但是在应激状态下,可能是由于下丘脑和腺垂体对反馈刺激的敏感性降低,使这些负反馈作用暂时失效,从而使 ACTH 和糖皮质激素的分泌大大增加,维持在高水平。⊟11-18

11-18　临床链接

综上所述,下丘脑、腺垂体和肾上腺皮质组成了一个密切联系、协调统一的功能活动轴,从而维持血中糖皮质激素浓度的相对稳定和在不同状态下的适应性变化。

二、肾上腺髓质

肾上腺髓质嗜铬细胞分泌的肾上腺素(epinephrine,E)和去甲肾上腺素(norepinephrine,NE)都是儿茶酚胺类物质,其中肾上腺素约占 80%,去甲肾上腺素约占 20%,但在不同情况下,分泌的比例会发生变化。

(一)肾上腺髓质激素的生理作用

肾上腺髓质激素的生理作用已在有关章节中分别作了介绍,现列简表予以总结(表 11-2)。

表 11-2　肾上腺素和去甲肾上腺素的主要生理作用

	肾上腺素	去甲肾上腺素
心脏	心率加快,收缩力增强,心输出量增加	心率减慢(降压反射的结果)
血管	皮肤、胃肠、肾等血管收缩;冠脉、骨骼肌血管舒张	全身血管广泛收缩,总外周阻力显著增大
血压	升高(以心输出量增加为主)	显著升高(以外周阻力增大为主)
支气管平滑肌	舒张	舒张,作用较弱
胃肠运动	抑制	抑制,作用较弱
代谢	血糖升高,血游离脂肪酸增多,产热作用增强	同肾上腺素,但作用弱
瞳孔	扩大(作用强)	扩大(作用弱)

肾上腺髓质直接受交感神经节前纤维支配。当交感神经兴奋时,髓质激素分泌增多,髓质激素的作用与交感神经兴奋时效应相似,因此,把交感神经和肾上腺髓质在结构和功能上的这种联系称为交感-肾上腺髓质系统。当机体遭遇应急情况时,包括畏惧、剧痛、失血、脱水、缺

氧、暴冷暴热以及剧烈运动等,这一系统将立即调动起来,髓质激素的分泌量大大增加,此时,中枢神经系统兴奋性提高,使机体处于警觉状态,反应灵敏;呼吸加强加快,肺通气量增加;心跳加快,心缩力增强,心输出量增加。血压升高,血液循环加快,内脏血管收缩,骨骼肌血管舒张,同时血流量增多,全身血液重新分配,以利于应急时重要器官得到更多的血液供应;肝糖原分解增加,血糖升高,脂肪分解加强,血中游离脂肪酸增多,葡萄糖与脂肪酸氧化过程增强,以适应在应急情况下对能量的需要。总之,上述一切变化都是在紧急情况下通过交感-肾上腺髓质系统发生的适应性反应,称为应急反应(emergency reaction)。

应急与应激两者既有区别又有联系。应急是交感-肾上腺髓质系统活动加强,使血液中肾上腺髓质激素浓度明显升高,从而充分调动机体贮备的潜能,提高"战斗力",克服环境变化给人体造成的困难;应激是下丘脑-腺垂体-肾上腺皮质轴的活动加强,使血液中 ACTH 和糖皮质激素浓度明显升高,以提高机体对有害刺激的"耐受力"。它们也是紧密联系,相辅相成的,引起应急反应的各种刺激,也是引起应激反应的刺激,当机体受到应激刺激时,同时引起机体应急反应与应激反应,两者共同维持机体的适应能力。

(二)肾上腺髓质激素分泌的调节

1.交感神经的作用　肾上腺髓质受交感神经节前纤维支配,当交感神经兴奋时,节前纤维末梢释放乙酰胆碱,作用于髓质嗜铬细胞上的 N 型受体,使肾上腺素与去甲肾上腺素分泌增加。

2.ACTH 的作用　ACTH 通过糖皮质激素间接刺激肾上腺髓质合成儿茶酚胺,也可直接作用于髓质细胞,促进肾上腺素和去甲肾上腺素的分泌。

3.负反馈作用　当血中儿茶酚胺的浓度增加到一定量时,可抑制酪氨酸羟化酶的活性,使儿茶酚胺的合成减少,浓度下降。

11-19　自测练习

（李雨颖、周　斌）

第五节　胰岛

胰岛是散在分布于胰腺外分泌细胞之间的许多内分泌细胞群的总称。这些细胞群像海洋中的一个个小岛一样,故称胰岛。胰岛细胞按其染色和形态学特点,主要分为 A 细胞、B 细胞、D 细胞及 PP 细胞。A 细胞约占 20%,分泌胰高血糖素(glucagon);B 细胞占 60%～70%,分泌胰岛素(insulin);D 细胞占10%,分泌生长抑素;PP 细胞数量很少,分泌胰多肽(pancreatic polypeptide)。本节重点介绍胰岛素和胰高血糖素。

11-20　PPT

一、胰岛素

胰岛素是含有 51 个氨基酸的小分子蛋白质,相对分子质量为 6000。1965年,我国生化学家首先成功合成了具有高度生物活性的胰岛素。正常人空腹状态下血清胰岛素浓度为 35～145pmol/L。血液中的胰岛素以游离型和结合型存在,游离型具有生物活性。胰岛素的半衰期为 5min,主要在肝内灭活。

11-21

11-21　拓展阅读

(一)胰岛素的生理作用

胰岛素是促进合成代谢、调节血糖稳定的主要激素。

1.对糖代谢的调节　胰岛素是调节血糖浓度的主要激素,通过促进组织、细胞对葡萄糖的摄取和利用,加速葡萄糖合成为糖原并贮存于肝和肌肉中,抑制糖原分解和糖异生,促进葡萄糖转变为脂肪酸,贮存于脂肪组织,导致血糖水平下降。胰岛素缺乏时,血糖浓度升高,如超过肾糖阈,尿中将出现糖,引起糖尿病。

2.对脂肪代谢的调节　胰岛素能促进脂肪的合成和贮存,抑制脂肪酶的活性,减少脂肪的分解。胰岛素还促进葡萄糖进入脂肪细胞,转化成甘油三酯和脂肪酸,贮存于脂肪细胞中。胰岛素缺乏时,出现脂肪代谢紊乱,脂肪分解增强,血脂升高,加速脂肪酸在肝内氧化,生成大量酮体,可引起酮血症与酸中毒。

3.对蛋白质代谢的调节　胰岛素一方面能促进氨基酸转运进入细胞,促进蛋白质合成,还可使细胞核的复制和转录过程加快,增加 DNA 和 RNA 的生成;另一方面胰岛素能抑制蛋白质分解和肝糖异生。由于胰岛素能增强蛋白质的合成过程,所以,它对机体的生长也有促进作用,但胰岛素单独作用时,对生长的促进作用并不很强,只有与生长激素共同作用才能发挥明显的效应。胰岛素缺乏时,蛋白质的合成减少而分解增加,造成负氮平衡。糖尿病患者的体内蛋白质减少,伤口不易愈合,同时机体抵抗力降低,加上细胞外液葡萄糖浓度升高,常易于并发感染。

总之,胰岛素是促进合成代谢的重要激素,其最明显的作用是降低血糖,它是体内唯一能降低血糖的激素。当胰岛素不足时,不仅血糖升高,而且还可发生一系列代谢方面的障碍。

(二)胰岛素分泌的调节

1.血糖的作用　血糖浓度是调节胰岛素分泌的最重要因素。血糖浓度升高可直接刺激 B 细胞,使胰岛素分泌明显增加,从而使血糖降低;若血糖浓度降低则可抑制胰岛素分泌,使血糖回升。血糖浓度对胰岛素分泌的负反馈作用是维持血中胰岛素以及血糖浓度正常水平的重要机制。

2.氨基酸和脂肪酸的作用　许多氨基酸都有刺激胰岛素分泌的作用,其中以精氨酸和赖氨酸的作用最强。游离脂肪酸和酮体大量增加时,也可促进胰岛素分泌。

3.激素的相互作用　胃肠激素,如促胃液素、促胰液素、胆囊收缩素和抑胃肽都有促进胰岛素分泌的作用;胰高血糖素可直接刺激 B 细胞分泌胰岛素,也可通过升高血糖浓度而间接刺激胰岛素分泌;生长激素、皮质醇、甲状腺激素、孕酮、雌激素等对胰岛素的分泌也有促进作用,肾上腺素对胰岛素的分泌则有抑制作用。必须指出的是,上述任何一种促进胰岛素分泌的激素,若长期大量分泌,或临床上长期使用,有可能使 B 细胞衰竭而导致糖尿病,应予注意。

4.神经调节　胰岛受迷走神经与交感神经支配。刺激迷走神经,可直接促进胰岛素的分泌,还可通过刺激胃肠激素的释放,间接促进胰岛素的分泌。交感神经兴奋时,可抑制胰岛素的分泌。

二、胰高血糖素

胰高血糖素是动员体内供能物质的重要激素之一。人胰高血糖素是由 29 个氨基酸组成的多肽,血清浓度为 50～100ng/L,在血浆中的半衰期为 5～10min,主要在肝灭活,肾对其也有降解作用。

(一)胰高血糖的主要作用

与胰岛素的作用相反,胰高血糖素是一种促进分解代谢的激素。胰高血糖素具有很强的促进糖原分解和糖异生的作用,使血糖明显升高。胰高血糖素还可激活脂肪酶,促进脂肪分解,同时又能加强脂肪酸氧化,使酮体生成增多。胰高血糖素对蛋白质也有促进分解、抑制合成的作用。胰高血糖素产生上述代谢效应的靶器官是肝,切除肝或阻断肝血流,这些作用便消失。

(二)胰高血糖素分泌的调节

影响胰高血糖素分泌的因素很多,血糖浓度是重要的因素。血糖降低时,胰高血糖素分泌增加;血糖升高时,胰高血糖素分泌减少。胰高血糖素分泌还受神经系统调节,迷走神经兴奋,抑制其分泌,交感神经兴奋则促进其分泌。此外,胰高血糖素分泌还受胰岛素的影响,胰岛素可直接作用于邻近的 A 细胞,抑制其分泌,也可通过降低血糖间接刺激胰高血糖素的分泌。

血糖浓度相对稳定是机体内环境稳态的内容之一,也是各组织器官获得能源物质的重要保证。血糖浓度主要受胰岛素和胰高血糖素的调节,在不同的生理状态下,它们在血中的浓度维持不同的比例,而血糖浓度对它们的分泌又有调节作用,这就构成一个闭合的自动反馈作用系统,使血糖浓度稳定于正常水平。

11-22　自测练习

(李雨颖)

第六节　其他内分泌腺

一、甲状旁腺与甲状旁腺激素

甲状旁腺埋于甲状腺背侧,上下各一对。其分泌的甲状旁腺激素(parathyroid hormone,PTH)是由 84 个氨基酸组成的直链肽,相对分子质量为9000,常人血浆 PTH 浓度为 10～50ng/L。

11-23　PPT

(一)甲状旁腺激素的生理作用

PTH 是调节血钙水平的最重要激素,它通过对骨和肾的作用使血钙升高,血磷降低。人体神经、肌肉正常兴奋性的维持与血钙浓度密切相关。外科行甲状腺手术时,如不慎误将甲状旁腺切除,可导致严重的低血钙,神经和肌肉兴奋性可异常增高,导致手足搐搦,甚至因呼吸肌的痉挛而窒息。

1.对骨的作用　骨是体内最大的钙贮存库,PTH 动员骨钙入血,使血钙浓度升高,其作用包括快速效应与延缓效应两个时相。

(1)快速效应:在 PTH 作用后数分钟即可发生,主要是增强骨细胞膜上钙泵的活动,将位于骨液中的钙转运至细胞外液中。2～3h 后血钙升高。

(2)延缓效应:在 PTH 作用后 12～14h 出现,通常在几天甚至几周后达高峰,这一效应是通过刺激破骨细胞活动增强而实现的。PTH 使骨组织溶解加速,钙与磷大量入血,使血钙浓度长时间升高。

PTH 的两个效应相互配合,不但能对血钙急切需要作出迅速应答,而且能使血钙长时间维持在一定水平。

2.对肾的作用　PTH 促进远曲小管对钙的重吸收,使尿钙减少,血钙升高;同时还抑制近曲小管对磷的重吸收,增加尿磷酸盐的排出,使血磷降低。

PTH 对肾的另一个重要作用是能激活肾的 1α-羟化酶使 25-$(OH)D_3$ 转化成有活性的 $1,25$-$(OH)_2D_3$,$1,25$-$(OH)_2D_3$ 可促进小肠黏膜对钙的吸收,从而升高血钙。

(二)甲状旁腺激素分泌的调节

PTH 的分泌主要受血浆钙浓度变化的反馈调节。血浆钙浓度轻微下降时,就可使甲状旁腺分泌 PTH 迅速增加,相反,血钙浓度升高时,PTH 分泌减少。长时间的高血钙,可使甲状旁腺发生萎缩,而长时间的低血钙,则可使甲状旁腺增生。血磷升高可使血钙降低而刺激 PTH 的分泌。降钙素能刺激 PTH 分泌。

二、甲状腺 C 细胞与降钙素

甲状腺 C 细胞分泌的降钙素是由 32 个氨基酸构成的肽类激素,相对分子质量为 3400。正常人血清中降钙素浓度为 $10\sim20ng/L$。

(一)降钙素的生物学作用

降钙素的主要作用是降低血钙和血磷,其主要靶器官是骨,对肾也有一定的作用。

1.对骨的作用　降钙素抑制破骨细胞活动,减弱溶骨过程。由于溶骨过程减弱,成骨过程增强,使骨组织释放的钙磷减少,钙磷沉积增加,因而血钙与血磷含量下降。

2.对肾的作用　降钙素能抑制肾小管对钙、磷、钠及氯的重吸收,使这些离子从尿中排出增多。

(二)降钙素分泌的调节

降钙素的分泌主要受血钙浓度的调节。血钙浓度升高,降钙素的分泌增加,反之降钙素分泌减少。此外,几种胃肠激素如胃泌素、促胰液素以及胰高血糖素也有促进降钙素分泌的作用。

三、松果体与褪黑素

松果体是椭圆形小体,位于丘脑后上方,在儿童时期较发达,一般 7 岁后逐渐萎缩。松果体分泌的激素主要是褪黑素(melatonin,MT)。松果体接受来自颈上交感神经节的节后神经支配。

褪黑素对哺乳动物最明显的作用是抑制下丘脑-腺垂体-性腺轴与下丘脑-腺垂体-甲状腺轴的活动。切除幼年动物的松果体,出现性早熟,性腺与甲状腺的重量增加,功能活动增强。

松果体分泌褪黑素有明显的昼夜节律性变化,白天分泌减少,而黑夜分泌增加,这可能与昼夜明暗光线刺激及交感神经兴奋有关。生理剂量 MT 具有促进睡眠的作用,因此认为 MT 是睡眠的促发因子,并参与昼夜睡眠节律的调控。

四、胸腺与胸腺素

胸腺为淋巴免疫器官,兼有内分泌功能,能分泌多种肽类物质,如胸腺素(thymosin)、胸腺生成素(thymopoietin)等。人类胸腺 14～16 岁时发育成熟,胸腺素的分泌于儿童期活跃,青春期分泌增多,青春期后开始退化,随年龄增长逐渐萎缩,至老年期胸腺素水平最低。胸腺素的主要作用是使淋巴干细胞成熟并转变为 T 淋巴细胞,从而参与机体的细胞免疫。

五、前列腺与前列腺素

前列腺素（prostaglandin，PG）是广泛存在于动物和人体内的一组重要的组织激素，最早发现它存在于人的精液中，当时以为这一物质是由前列腺释放的而得名，现已证明全身许多组织细胞都能产生前列腺素。各组织合成的 PG 大部分不进入血液循环，因此，血液中 PG 浓度很低。前列腺素在局部产生和释放，并在局部发挥作用，属于局部激素。前列腺素由花生四烯酸转化而来。由于各组织内合成的酶系不同，生成的 PG 在结构上有所差异，按结构的差异，PG 分为 A、B、C、D、E、F、G、H、I、J 十种。

PG 的生物学作用极为广泛而复杂，几乎对机体各个系统的功能活动均有影响，但各类型的 PG 对不同组织细胞的作用不同，例如，由血小板产生的血栓烷 A_2（TXA_2）能使血小板聚集，还有能使血管收缩的作用。相反，由血管内膜产生的前列环素（PGI_2）能抑制血小板聚集，并有舒张血管的作用。前列腺素 E_2（PGE_2）有明显的抑制胃酸分泌的作用，它可能是胃液分泌的负反馈抑制物，PGE_2 可增加肾血流量，促进排钠利尿。此外，PG 对体温调节、神经系统以及内分泌与生殖均有影响。

11-24　自测练习

（李雨颖）

 思考题

1. 甲状腺激素的主要生理作用有哪些？
2. 试述机体缺碘引起甲状腺肿大的机制。
3. 糖皮质激素的生理作用有哪些？
4. 长期使用糖皮质激素的患者为何不能骤然停药？

11-25　思维导图

第十二章

生殖系统

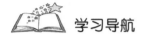 **学习导航**

生殖(reproduction)是机体生长、发育成熟后,能够产生与自己相似的新个体,以延续种系的生命过程。生殖是生物体区别于非生物体的基本特征。一切生物个体的生命是有限的,只有通过生殖过程进行自我复制和繁殖,才能保留个体的遗传信息,以达到种系的延续。高等动物是通过两性生殖器官的共同活动实现的,包括生殖细胞的形成、交配、受精、着床、胚胎发育和分娩等环节,生成子代个体。本章主要学习人类生殖的基本功能及性生理基本知识。

12-1 PPT

 学习目标

学完本章后,你应:

(1)掌握 雄激素、雌激素、孕激素的生理作用。

(2)熟悉 卵巢的生理功能;排卵的概念;月经周期的分期及机制;胎盘的内分泌功能。

(3)了解 主性器官与附性器官、第二性征;睾丸的功能及其调节;受精、着床、分娩、泌乳的概念。

第一节 男性生殖

男性的主性器官是睾丸,附性器官有附睾、输精管、前列腺、精囊腺、尿道球腺、阴茎等。睾丸主要由精曲小管和间质细胞组成,前者是生精的部位,后者具有内分泌功能,可分泌雄激素。睾丸的功能受下丘脑-腺垂体-睾丸轴的调节。

一、睾丸的功能

(一)睾丸的生精功能

精曲小管上皮由生精细胞和支持细胞构成。支持细胞为精子生成提供支持和营养作用。原始的生精细胞是精原细胞,其从青春期开始,在有关激素的作用下分裂、分化,经历了初级精母细胞、次级精母细胞、精细胞及精子等几个不同的发育阶段。精子发育成熟后与支持细胞脱离进入管腔中。精子形成后并不具备运动能力,需要运送到附睾,在附睾中进一步成熟,并获得运动能力。

从精原细胞发育为精子的整个生精过程历时约74d。精子的生成需要适宜的温度,阴囊内的温度比腹腔低2℃,适宜于精子的生成。在胚胎发育期间,由于某种原因睾丸不能从腹腔下降到阴囊内,称为隐睾症(cryptorchidism),则影响精子的生成,是男性不育的原因之一。

精液(semen)是精子和精囊腺、前列腺、尿道球腺分泌液体的混合物,在性高潮时排出体外,称为射精。正常成年男性每次射精量约3～6ml,每毫升精液中含精子2000万至4亿个,少于2000万个则不易受精。如果没有性行为和射精,生成的精子则逐渐蜕化,并在体内吸收。

(二)睾丸的内分泌功能

睾丸最主要的内分泌功能由睾丸的间质细胞和精曲小管的支持细胞完成,其中间质细胞分泌雄激素,支持细胞分泌抑制素。

1. 雄激素　睾丸间质细胞分泌的雄激素主要是睾酮(testosterone,T),其次是双氢睾酮,血浆中约98%的睾酮与血浆蛋白结合,约2%处于游离状态,结合状态的睾酮可以转变为游离状态,只有游离的睾酮才有生理活性。睾酮主要在肝脏被灭活,其产物经肾排泄。

一般认为,双氢睾酮与青春期男性外生殖器、前列腺和皮肤、毛发的生长关系密切,而睾酮则与肌肉的发育和性欲的维持关系密切。雄激素的主要生理作用有:

(1)影响胚胎发育。胚胎7周时分化出睾丸并分泌雄激素,诱导有关结构分化为男性内、外生殖器。

(2)维持生精作用。睾酮自间质细胞生成后,进入支持细胞并可转变为双氢睾酮,并透过基膜进入精曲小管,促进生精细胞的分化和精子的生成。

(3)刺激男性副性征的出现和维持性欲。青春期到来后,在睾酮和双氢睾酮的作用下,男性的外表出现一系列与女性不同的特征,称为副性征,表现为:喉结突出、嗓音低沉、胡须生长、毛发呈特征性分布、骨骼粗壮、肌肉发达等。睾酮还与性欲的产生和维持有关。

(4)促进男性附性器官的生长发育。睾酮能刺激前列腺、阴茎、阴囊和尿道球腺等附性器官的生长和发育。

(5)影响代谢。睾酮促进肌肉和生殖器官蛋白质的合成,促进骨骼的生长和钙、磷沉积;刺激红细胞的生成,使体内红细胞数量增多;影响水、盐代谢,有利于水、钠在体内的保留。在青春期,睾酮与生长素的协同作用,导致生长高峰的出现。

2. 抑制素　抑制素(inhibin)是由睾丸支持细胞分泌的糖蛋白激素。它能反馈性抑制腺垂体卵泡刺激素(FSH)的分泌,但对黄体生成素(LH)的分泌影响很小。

二、睾丸功能的调节

睾丸的生精功能和内分泌功能均受下丘脑-腺垂体-睾丸轴的调节(图12-1)。此外,还受局部因素、温度、光照等影响。🕮12-2

(一)下丘脑-腺垂体对睾丸活动的影响

下丘脑分泌的促性腺激素释放激素(GnRH)经垂体门静脉到达腺垂体,促进腺垂体合成和分泌卵泡刺激素(FSH)和黄体生成素(LH)。FSH主要作用于精曲小管的各级生精细胞和支持细胞,促进生精活动和抑制素的分泌,LH主要作用于间质细胞,促进睾酮的分泌。

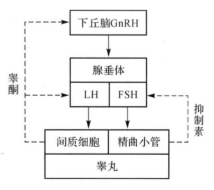

图12-1　下丘脑-腺垂体-睾丸轴
实线表示促进作用,虚线表示抑制作用

（二）睾丸激素对下丘脑-腺垂体的反馈调节

血液中的睾酮对下丘脑-腺垂体具有负反馈作用。当血液中睾酮达到一定浓度时，将对下丘脑分泌 GnRH 和腺垂体分泌 LH 产生抑制作用，从而使血中睾酮浓度保持在一个相对稳定的水平。另外，支持细胞分泌的抑制素对腺垂体 FSH 的分泌具有负反馈调节作用，从而保证睾丸生精功能的正常维持。

12-2　临床链接　　12-3　自测练习

（曹焰晖）

第二节　女性生殖

女性的主性器官是卵巢，附性器官包括输卵管、子宫、阴道及外阴等。女性生殖功能主要包括卵巢的生卵与内分泌功能、妊娠与分娩等。

一、卵巢的功能

（一）卵巢的生卵功能

卵子由卵巢内的原始卵泡发育而成。女性出生时，两侧卵巢约有 200 万个未发育的原始卵泡，到青春期进一步减少到 30 万～40 万个。青春期前，卵泡处于静止状态。青春期后，在腺垂体促性腺激素的直接调控下，每月有 15～20 个原始卵泡进入发育，经历了初级卵泡、生长卵泡和成熟卵泡三个阶段，但一般只有 1 个卵泡成为优势卵泡得以发育成熟并排卵。卵泡成熟过程中，卵泡细胞可向卵泡腔中分泌卵泡液，其中含有高浓度的雌激素。在女性一生中，约有 400～500 个原始卵泡能够发育成熟排卵，绝大部分的卵泡在发育的各个阶段自行退化萎缩，形成闭锁卵泡（图 12-2）。

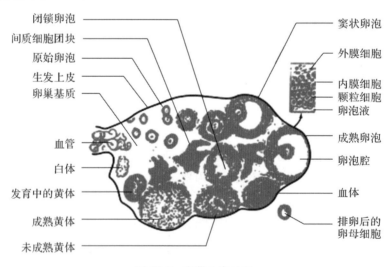

图 12-2　卵巢生卵过程

卵泡在成熟过程中逐渐移向卵巢表面。卵泡成熟后破裂，卵细胞连同透明带、放射冠、卵泡液一起排入腹腔，称为排卵（ovulation）。排出的卵子即被输卵管伞捕捉，并送入输卵管中。排卵后，残余的卵泡壁塌陷，血液填充卵泡腔，凝固形成血体。随着血液被吸收，大量新生血管长入,血体转变为一个血管丰富的内分泌细胞团,外观呈黄色,称为黄体(corpus luteum)。在 FSH 和 LH 的作用下,黄体细胞分泌大量孕激素,同时也分泌雌激素。排卵后 7～8d,黄体体积发育达最高峰。

排出的卵子如果未受精,黄体在排卵后 9～10d 开始变性,这种黄体称为月经黄体。若卵子受精,黄体在人绒毛膜促性腺激素的作用下继续生长并维持 6 个月左右,称为妊娠黄体。月经黄体或妊娠黄体最终发生退化,逐渐被结缔组织取代,成为白体而萎缩、溶解。

(二)卵巢的内分泌功能

卵巢是一个重要的内分泌腺,主要分泌雌激素、孕激素以及少量的雄激素。

1.雌激素　主要由卵巢分泌,在妊娠期,胎盘也分泌雌激素。雌激素有雌二醇、雌三醇和雌酮,其中雌二醇的分泌量最多,活性也最强。雌激素的主要生理作用有:

(1)促进女性生殖器官的生长发育。①协同 FSH 促进卵泡发育,诱导排卵。②促进子宫发育;促使子宫内膜呈现增殖期变化,即血管和腺体增生、内膜增厚,但不分泌;使子宫颈分泌稀薄的黏液,有利于精子通过。③促进输卵管运动,有利于精子和卵子的运行。④刺激阴道上皮增生、角化,糖原合成增加,有利于乳酸杆菌的生长,增强阴道对细菌的抵抗力。

(2)促进乳房发育和副性征的出现。雌激素可促进乳房发育,刺激乳腺导管及其结缔组织增生,乳房丰满而隆起,产生乳晕;使全身脂肪、毛发分布及骨骼发育呈现女性特征,音调变高、骨盆宽大、臀部肥厚等,表现出一系列副性征,并使之维持于成熟状态。

(3)对代谢的作用。①促进蛋白质合成,特别是生殖器官的细胞增殖与分化,促进生长发育。②刺激成骨细胞活动,加速骨骼生长,同时促进钙盐沉积和骨骺的闭合;③促进肾小管对水和钠的重吸收,有利于水和钠在体内潴留,有些妇女的经前期水肿可能与此作用有关。

2.孕激素　孕激素主要是孕酮,在卵巢主要由黄体产生,又称黄体酮。孕激素主要作用于子宫内膜和子宫平滑肌,以适应受精卵的着床和维持妊娠,但孕酮通常要在雌激素作用的基础上才能发挥作用。

(1)对子宫的作用。使子宫内膜在增殖期基础上呈分泌期的变化,即内膜进一步增生变厚,血管扩张充血并有腺体分泌,为受精卵着床做好准备;降低子宫平滑肌的兴奋性,有利于维持妊娠;减少子宫颈黏液的分泌,使黏液变稠,不利于精子的通过。因此,如果孕激素缺乏,有可能发生早期流产,临床上常用黄体酮治疗先兆流产。

(2)对乳腺的作用。在雌激素作用的基础上,孕酮促进乳腺腺泡和导管的发育和成熟,并在妊娠后为泌乳做好准备。

(3)对平滑肌的作用。孕激素能使消化管和血管平滑肌紧张性降低。因此,在妊娠期较易发生便秘和痔疮。

(4)产热作用。孕激素可促进机体产热,使基础体温升高。在月经周期中,排卵后体温的升高便是孕酮作用的结果。

3.雄激素　由卵巢髓质和肾上腺皮质产生,以后者为主。雄激素对于维持女性生殖功能也有重要意义。适量的雄激素可促进女性阴毛和腋毛的生长,促进蛋白质合成、肌肉生长和骨骼发育。若分泌过多,可出现阴蒂肥大、多毛症等男性化特征。

二、月经周期

(一)月经周期的概念

女性从青春期开始,在整个生育期内(除妊娠和哺乳期),生殖系统活动呈规律性的月周期变化,称为生殖周期(性周期)。在这个周期中,子宫内膜发生周期性剥落出血,经阴道流出的现象,一般每月一次,称为月经(menstruation)。月经的周期性出现与卵巢的周期性活动密切相关。因此女性的生殖周期又称为月经周期(menstrual cycle)。

月经周期的长短因人而异,平均28d,正常范围为20～40d。每个女性自身的月经周期是相对稳定的。通常我国女性成长到12～14岁出现第一次月经,称为初潮,初潮后的一段时间月经周期可能不规则,一年左右才逐渐规律起来。到更年期(50岁左右),月经周期极不规则,然后停止,称为绝经。

(二)月经周期中卵巢、子宫内膜的变化及形成机制

在月经周期中,卵巢的周期性活动导致子宫内膜呈现周期性变化。卵巢的周期性活动包括卵泡期、排卵期和黄体期,子宫内膜则经历了增殖期、分泌期和月经期的变化。🖥12-4

12-4 视频

1.增殖期　从上次月经停止之日起到卵巢排卵之日止,相当于月经周期的第5～14天,历时约10d,这段时间称为增殖期,此期的主要特点是子宫内膜显著地增殖。此期对应卵巢的卵泡期或排卵前期,卵巢中的卵泡处于生长发育和成熟阶段,并不断分泌雌激素。在雌激素的作用下,子宫内膜修复增厚,其中的血管和腺体增生,但腺体并不分泌。此期末,卵泡成熟并排卵(图12-3)。

增殖期的形成机制是,下丘脑GnRH分泌增加,垂体分泌FSH、LH开始增加,FSH促使卵泡生长发育成熟,并与LH配合,使卵泡分泌雌激素。在雌激素的作用下,子宫内膜发生增殖期变化。增殖期末,约相当于排卵前一天,雌激素在血中浓度达到高峰,通过正反馈作用使下丘脑GnRH分泌进一步增加,进而使垂体FSH、LH分泌增加,尤其以LH增加更为明显,形成LH高峰(图12-3B)。在高浓度的LH作用下,引起已发育成熟的卵泡排卵。

2.分泌期　从排卵日起到月经到来日止,相当于月经周期第15～28天,这段时间称为分泌期,特点是子宫内膜继续增厚,内膜的腺体出现分泌现象。此期对应卵巢的黄体期或排卵后期。排卵后,卵泡的残余部分在LH的作用下形成黄体。黄体具有分泌雌激素和孕激素的功能,在雌激素和孕激素,特别是孕激素的作用下,子宫内膜进一步增厚,血管增生充血、腺体分泌,使子宫内膜变得松软肥厚、血供丰富并富含营养物质,为胚泡着床和发育做好准备。

随着黄体的不断增长,雌激素和孕激素的分泌也不断增加,到排卵后的第8～10天,它们在血中的浓度达到很高的水平,通过负反馈抑制下丘脑和腺垂体的GnRH及FSH、LH分泌。由于LH减少,导致黄体开始退化。

若排出的卵子受精,黄体不退化而生长发育形成妊娠黄体,继续分泌孕激素和雌激素,子宫内膜继续增厚形成蜕膜,这对维持前三个月的妊娠十分重要。

3.月经期　从月经开始到流血停止,相当于月经周期的第1～4天,历时4～5d,称为月经期,主要特点是子宫内膜脱落、阴道流血。此期对应卵巢的卵泡期。子宫内膜由于突然失去了性激素的支持,引起子宫内膜功能层缺血、缺氧而坏死,剥离出血经阴道流出。

月经期的出血量约为50～80ml,除血液外,还有子宫内膜的碎片、宫颈黏液及脱落的阴道

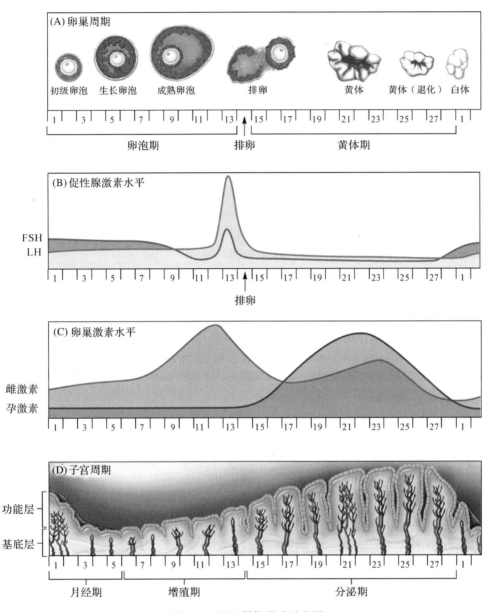

图 12-3　月经周期形成示意图

上皮细胞。由于子宫内膜组织含有较丰富的纤溶酶原激活物,故月经血不会凝固。子宫内膜脱落形成的创面容易被细菌感染,故应注意经期卫生和避免剧烈运动。

　　排出的卵子若未受精,黄体退化、萎缩,导致雌激素、孕激素突然减少,子宫内膜失去这两种激素的支持,出现血管痉挛,导致内膜缺血、坏死、脱落和出血,形成月经。

　　综上所述,在月经周期形成过程中,子宫内膜的增殖期变化主要是雌激素的作用所致;分泌期的变化是雌激素和孕激素共同作用的结果;月经期的出现则是子宫内膜失去雌激素和孕激素支持所致。

三、卵巢功能的调节

卵巢功能主要受下丘脑-腺垂体-卵巢轴的调节（图 12-4）。女性在青春期前，下丘脑 GnRH 神经元尚未发育成熟，使腺垂体促性腺激素处于低水平状态。10～12 岁青春期后，下丘脑 GnRH 神经元已发育成熟。一方面，下丘脑 GnRH 分泌增加，作用于腺垂体，使 FSH 和 LH 分泌也相应增加；FSH 刺激卵巢的卵泡发育成熟，分泌雌激素；LH 诱导成熟卵泡排卵，排卵后 LH 还能维持黄体细胞持续分泌雌、孕激素。雌、孕激素分泌的周期性变化，进而引起子宫内膜的周期性变化。另一方面，雌激素和孕激素反馈性调节下丘脑和腺垂体的功能：在卵泡期开始时，血中雌激素水平较低，对腺垂体 FSH、LH 分泌的反馈性抑制作用较弱，下丘脑和腺垂体通过释放激素正向调节卵巢

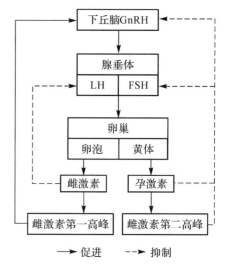

图 12-4　下丘脑-腺垂体对卵巢活动的调节
实线表示促进作用，虚线表示抑制作用

功能；在排卵前，卵泡成熟使雌激素的分泌出现第一个高峰，并通过正反馈促进下丘脑 GnRH 的释放，引起排卵前 LH 和 FSH 的分泌峰；在黄体期，迎来孕激素的分泌高峰和雌激素的第二高峰，它们通过对下丘脑和腺垂体的负反馈抑制，使得 LH 和 FSH 分泌减少，导致卵巢黄体退化、萎缩。

由此可见，子宫内膜的周期性变化受卵巢周期性活动的调控，而卵巢的周期性活动，则是大脑皮质控制下由下丘脑和腺垂体调节的结果。因此，月经周期易受社会和心理因素影响，内外环境的急剧变化、精神刺激等均可引起月经失调。

12-5　自测练习

（曹焰晖）

第三节　妊娠与分娩

一、妊娠

妊娠（pregnancy）是子代新个体的产生和孕育的过程，包括受精、着床、胎儿的生长发育以及分娩。

（一）受精

受精（fertilization）是指精子与卵子结合的过程。在正常情况下，受精的部位在输卵管的壶腹部。

1. 精子的运行　精子射入阴道后，穿过子宫颈管和子宫腔，沿输卵管运行到达壶腹部。精子运行的动力一方面依靠自身尾部鞭毛的摆动，另一方面需借助女性生殖道平滑肌的运动和输卵管纤毛的摆动。一次射出的精液中含有数亿个精子，但到达受精部位的只有 15～50 个。这是因为精子在运行过程中，要受许多因素的影响，如阴道的 pH 值、子宫颈黏液的黏度等。精子从阴道运行到受精部位大约需要 30～90min。

2.精子获能　精子进入女性生殖道停留一段时间后才能获得使卵子受精的能力,称为精子获能(capacitation of spermatozoa)。精子在附睾内虽然已经发育成熟,但是在附睾和精浆中存在一种糖蛋白,它与精子结合后,使精子失去受精的能力。而女性生殖道,尤其是子宫与输卵管内,含有去除这种抑制作用的物质,使精子获得让卵子受精的能力。

3.受精过程　精子和卵子在女性生殖道中保持受精能力的时间很短,精子约为1~2d,卵子仅为6~24h。卵子由卵泡排出后,很快进入输卵管伞端,依靠输卵管平滑肌的运动和上皮纤毛的摆动到达受精部位。当精子与卵子相遇时,精子的顶体释放顶体酶,溶解卵子的放射冠和透明带,使精子得以进入卵细胞,这一过程称为顶体反应。在一个精子穿越透明带后,激发卵细胞发生反应,封锁透明带,从而使其他精子难以进入。精子进入卵细胞后,立即激发卵细胞完成第二次成熟分裂,并形成第二极体。进入卵细胞的精子尾部迅速退化,细胞核膨大形成雄性原核,随即与雌性原核融合成一个具有46条染色体的受精卵。

(二)着床

胚泡植入子宫内膜的过程,称为着床(implantation)。着床包括定位、黏着和穿透三个阶段。受精卵在向子宫腔方向移动时,不断进行细胞分裂,大约于排卵后的第4天抵达子宫腔,此时,受精卵已经形成胚泡。大约在排卵后第8天胚泡吸附在子宫内膜上,并通过与子宫内膜的相互作用逐渐进入子宫内膜,于受精后的第10~13天,胚泡完全埋入子宫内膜中。

胚泡与子宫内膜的同步发育是成功着床的关键。因此,使子宫内膜和胚泡的发育不同步,即可达到避孕目的,如宫腔内放置避孕环就是干扰胚泡植入的一种常用避孕方法。

(三)妊娠的维持与激素调节

胚泡着床后,其最外层的细胞发育为滋养层,其他大部分细胞发育成为胎儿。滋养层细胞发育很快,不久就形成绒毛膜,通过绒毛突起吸收母体血液中的营养成分供给胎儿。与此同时,子宫内膜也增殖成为蜕膜。属于母体的蜕膜和属于胎儿的绒毛膜共同形成胎盘。胎盘既是母体与胎儿进行物质交换的器官,又是内分泌器官,同时还起到屏障作用。

正常妊娠的维持有赖于垂体、卵巢、胎盘分泌的各种激素相互协调。妊娠早期主要受垂体和卵巢激素的调控,胎盘形成后可以产生多种激素,对调节母体与胎儿的代谢活动及维持中、晚期妊娠起重要生理作用。胎盘激素主要有人绒毛膜促性腺激素(human chorionic gonadotropin,hCG)、雌激素、孕激素、人绒毛膜生长素(human chorionic somatomammotropin,hCS)等。

1.人绒毛膜促性腺激素　人绒毛膜促性腺激素是由滋养层细胞分泌的糖蛋白激素,与LH有高度同源性。其主要生理作用有:①在妊娠早期刺激卵巢月经黄体转变为妊娠黄体,继续分泌孕激素和雌激素,以维持妊娠。②抑制淋巴细胞的活性,防止母体对胎儿的排斥反应,具有"安胎"效应。

12-6 临床链接

hCG在受精后第8~10天就出现在母体血中,随后其浓度迅速升高,至妊娠第8~10周达高峰,然后又迅速下降,在妊娠20周左右降至较低水平,并一直维持至分娩(图12-5)。

2.人绒毛膜生长素　人绒毛膜生长素是由胎盘滋养层细胞分泌的多肽激素。它的化学结构、生理作用均与生长素相似,主要作用是调节母体与胎儿的物质代谢,促进胎儿生长。妊娠第6周母体血中可检测出hCS,到第3个月开始维持于较高水平,直至分娩。hCS的分泌量与胎盘重量呈正比,可作为监测胎盘功能的指标。

3.雌激素和孕激素　胎盘与卵巢的黄体一样能分泌雌激素和孕激素。妊娠头两个月,雌激素和孕激素主要由妊娠黄体分泌。两个月后，由于 hCG 的分泌迅速减少，妊娠黄体萎缩，分泌的雌激素和孕激素也减少，此时胎盘接替妊娠黄体的功能，分泌雌激素和孕激素以维持妊娠，直至分娩。

在整个妊娠期，孕妇血液中的雌激素和孕激素均保持在高水平（图 12-5），对下丘脑-腺垂体产生负反馈作用，因此，卵巢内没有卵泡发育和排卵，故妊娠

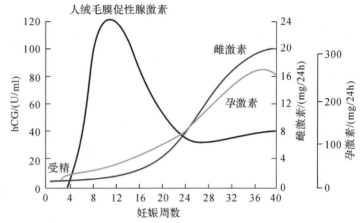

图 12-5　妊娠期人绒毛膜促性腺激素、雌激素和孕激素分泌的变化

期无月经。胎盘分泌的雌激素主要是雌三醇，其前体主要来自胎儿，因此，测定孕妇血或尿中雌三醇的水平，有助于判断胎儿是否存活。

二、分娩与泌乳

（一）分娩

分娩（parturition）是指成熟胎儿及其附属物从子宫娩出体外的过程。人类的孕期约为 265d（从末次月经之日算起为 280d）。子宫平滑肌节律性收缩是分娩的动力。妊娠末期，子宫平滑肌的兴奋性逐渐升高，最后出现强烈而有规律的收缩，驱使胎儿离开母体。分娩过程存在正反馈调节，子宫肌收缩，胎儿下降，子宫颈受刺激后可反射性地引起催产素的释放，催产素可使子宫肌的收缩进一步加强，直至分娩过程完成。但分娩发动的确切机制尚不清楚。动物实验表明，糖皮质激素、雌激素、孕激素、催产素、松弛素、前列腺素及儿茶酚胺类激素等都参与了分娩的启动和完成。

（二）泌乳

在婴儿娩出后 24h，母体乳腺可分泌富含蛋白质的初乳。初乳含有 160 多种营养物质，其中免疫球蛋白可增强婴儿免疫力，而各种蛋白、激素和生长因子可直接作用于婴儿，促进婴儿生长发育。

妊娠后，催乳素、雌激素、孕激素分泌增加，一方面使乳腺导管进一步增生、腺泡增生发育，另一方面由于母体血中较高浓度的雌激素和孕激素，抑制了催乳素的泌乳作用，因此，妊娠期间并不泌乳。分娩后，由于胎盘的娩出，雌激素和孕激素的浓度大大降低，对催乳素的抑制作用解除，乳腺开始泌乳。哺乳时，婴儿吸吮乳头，引起排乳反射，促使乳汁排出。

12-7　自测练习

（曹焰晖）

思考题

1.雌激素、孕激素各有何生理作用？

2.简述月经周期分期，各期中卵巢和子宫内膜的变化情况。

12-8　思维导图

第十三章

人体机能实验与实训

任务一　反射弧的分析

【实验目的】

分析反射弧的组成,理解反射弧的完整性与反射活动的关系。

【实验原理】

反射是在中枢神经系统的参与下,机体对内、外环境变化产生的适应性反应。反射活动的结构基础为反射弧,它包括五个基本组成部分:感受器、传入神经、神经中枢、传出神经和效应器。在自然条件下,反射活动一般都需要经过完整的反射弧来实现;如果反射弧中任何一个环节中断,反射即不能发生。

【实验对象】

蟾蜍或蛙。

【实验材料】

1.实验器材　蛙手术器械(锌铜弓、粗剪刀、眼科剪、眼科镊、金属探针、玻璃分针、蛙钉)、铁支架,铁夹,小棉球,烧杯,滤纸片。

2.实验药品　0.5%硫酸溶液,2%硫酸溶液。

【实验步骤】

1.制备脊蟾蜍　取蟾蜍一只,用粗剪刀由两侧口裂剪去上方头颅,保留其下颌,以一棉球塞入创口止血,制成脊蟾蜍,然后用铁夹夹住蟾蜍下颌,悬挂在铁支架上(图13-1)。

2.观察项目

(1)将蟾蜍左后肢趾尖浸于0.5%硫酸溶液中,观察有无屈腿反射。然后用清水洗净脚趾上的硫酸溶液,并拭干。

(2)绕左后肢在踝关节处皮肤做一环状切口,将足部皮肤剥掉,重复步骤(1),观察有无屈腿反射。

(3)按步骤(1)的方法将蟾蜍右后肢趾尖浸于0.5%硫酸溶液中,观察有无屈腿反射,然后洗净、拭干。

(4)在右侧大腿背侧剪开皮肤,在股二头肌及半膜肌之间分离找出坐骨神经,将其剪断,重复步骤(3),观察有无屈腿反射。

(5)用浸有2%硫酸溶液的滤纸片贴于蟾蜍下腹部的皮肤上,观察有无搔扒反射,然后用清水洗净、拭干。

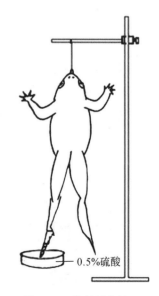

图13-1　分射弧分析

(6)用探针捣毁蟾蜍的脊髓后重复步骤(5),观察有无搔扒反射。

3.结果观察与讨论:按表 13-1 填写实验结果。

表 13-1　反射弧实验观察结果与分析

观察项目	实验结果	讨论
1.蟾蜍左后肢趾尖浸于 0.5%硫酸溶液中,观察有无屈腿反射。		
2.将左后肢皮肤剥掉,重复步骤(1)。		
3.蟾蜍右后肢趾尖浸于 0.5%硫酸溶液中,观察有无屈腿反射。		
4.剪断右侧坐骨神经,重复步骤(3)。		
5.用浸有 2%硫酸溶液的滤纸片贴于蟾蜍下腹部的皮肤上,观察有无搔扒反射。		
6.探针捣毁蟾蜍的脊髓后重复步骤(5)。		

【注意事项】

1.剪去颅脑的部位应适宜,若太高,则可能保留部分脑组织而出现自主活动,若太低,则可能伤及上部脊髓,影响上肢反射的引出。

2.浸入硫酸溶液的部位应仅限于一个趾尖,每次浸泡的范围也应相同,以保持刺激强度一致。

3.每次用硫酸溶液刺激后应迅速用清水洗净并用纱布擦干,以保护皮肤并防止硫酸溶液被稀释。

4.剥脱脚趾皮肤要完全,若剩留少量皮肤会影响实验结果。

【讨论与思考】

1.在不损坏反射弧结构的前提下,用什么方法可以使机体在受刺激时不发生反射活动?

2.如何通过实验证实坐骨神经是混合神经,即既有传入纤维又有传出纤维?

(陈　敏)

任务二　蟾蜍坐骨神经-腓肠肌标本的制备

【实验目的】

会使用常用动物实验器械;会用组织分离技术制备蛙类坐骨神经-腓肠肌标本。

【实验原理】

蛙类动物的一些基本生理活动规律与恒温动物相似,而维持其离体组织正常活动所需的理化条件比较简单,易于建立和控制,故在机能实验中常用蟾蜍或蛙的离体组织器官作为实验标本。常用蟾蜍坐骨神经-腓肠肌标本来观察兴奋性、兴奋过程、刺激的一般规律以及骨骼肌的收缩特点等。因此,制备坐骨神经-腓肠肌标本是机能实验必须掌握的一项基本操作。

【实验对象】

蟾蜍或蛙。

【实验材料】

1.实验器材　蛙手术器械(锌铜弓、粗剪刀、眼科剪、眼科镊、金属探针、玻璃分针、蛙钉)、蛙板,培养皿,烧杯。

2.实验药品 任氏液。

【实验步骤】

1.破坏脑和脊髓 取蟾蜍一只,用自来水冲洗干净。左手握住蟾蜍,用食指按住其头部前端,使头前俯。右手持探针从枕骨大孔垂直刺入,然后向前刺入颅腔,左右搅动捣毁脑组织;将探针抽出再由枕骨大孔向后刺入椎管捣毁脊髓。蟾蜍的四肢松软,呼吸消失,表示脑脊髓已完全破坏,否则应按上法再行捣毁(图13-2)。

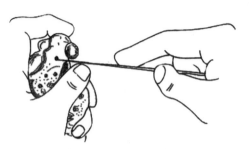

图 13-2　破坏蟾蜍脑脊髓

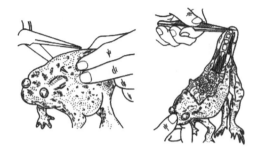

图 13-3　去除头部和内脏

2.剪除躯干上部及内脏 用粗剪刀在骶髂关节前1cm处剪断脊柱,握住蟾蜍下肢,沿躯干两侧(避开坐骨神经)剪开腹壁,躯干上部及内脏即全部下垂,剪除全部躯干及内脏组织,仅留下后肢、骶骨、脊柱及由它发出的坐骨神经(图13-3)。

3.去皮 左手握脊柱断段,右手捏住皮肤边缘,向下剥掉后肢的全部皮肤。将标本放在盛有任氏液的培养皿中(图13-4)。

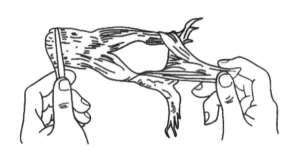

图 13-4　去皮

4.清洗用过的器械 洗净双手和用过的全部手术器械,防止蟾蜍皮肤的分泌物对神经肌肉组织的影响。

5.分离两后肢 避开坐骨神经,用粗剪刀从背侧剪去骶骨,然后沿中线将脊柱剪成左右两半,再从耻骨联合中央剪开,使两后肢分离。将分离的标本浸入盛有任氏液的培养皿中。

6.制作坐骨神经-腓肠肌标本 取一蛙腿用蛙钉固定于蛙板上。

(1)游离坐骨神经:将标本背侧向上放置,把梨状肌及其附近的结缔组织剪断,再沿坐骨神经沟(股二头肌及半膜肌之间的裂缝处),找出坐骨神经大腿部分,用玻璃针小心剥离,在神经完全暴露后用粗剪刀剪下与神经相连的脊柱,用镊子提起小块脊柱,用手术剪剪断坐骨神经的所有分支,并将神经一直游离至腘窝(图13-5)。

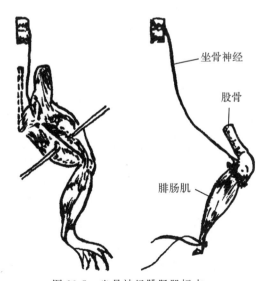

坐骨神经
股骨
腓肠肌

图 13-5　坐骨神经腓肠肌标本

(2)制作坐骨神经小腿标本:将游离干净的坐骨神经搭于腓肠肌上,在膝关节周围剪掉全部大腿肌肉并用粗剪刀将股骨刮干净,然后在股骨中部剪去上段股骨(保留 1.5～2.0cm 长的股骨),保留的部分就是坐骨神经小腿标本。

(3)制作坐骨神经-腓肠肌标本:将上述坐骨神经小腿标本在跟腱处穿线结扎后剪断跟腱。游离腓肠肌至膝关节处,然后沿膝关节将小腿其余部分全部剪掉,制得一个附着在股骨上的腓肠肌并带有支配腓肠肌的坐骨神经的标本(图 13-5)。

7. 观察　用浸有任氏液的锌铜弓轻触坐骨神经,观察腓肠肌的反应。如腓肠肌发生收缩,表明标本具有正常生理活性,兴奋性良好,实验操作成功。

【注意事项】

1. 避免蟾蜍分泌的液体进入眼内,一旦进入,立即用清水冲洗。

2. 保护标本,用玻璃分针分离神经,不可用金属器械或脏的手碰触神经,不用自来水冲洗标本。

3. 注意标本的完整,尤其注意保存一定长度的股骨头。

4. 经常给神经和肌肉滴加任氏液,保持标本湿润。

【讨论与思考】

1. 你制备的标本兴奋性如何?为什么锌铜弓一接触坐骨神经就能使腓肠肌发生收缩?

2. 制备好的坐骨神经-腓肠肌标本为何要用任氏液湿润而不能用清水?

(陈　敏)

任务三　不同刺激强度和频率对骨骼肌收缩的影响

【实验目的】

1. 观察不同刺激强度对肌肉收缩的影响,理解阈刺激、阈上刺激和最大刺激的概念。

2. 观察不同刺激频率与肌肉收缩形式之间的关系,了解强直收缩的机制。

【实验原理】

1. 一条坐骨神经干是由许多兴奋性不同的神经纤维组成的。保持足够的刺激时间不变,刚能引起其中兴奋性较高的神经纤维产生兴奋,使受这些神经纤维支配的肌纤维发生收缩,此时的刺激强度即为这些神经纤维的阈强度,具有此强度的刺激叫阈刺激;随着刺激强度的不断增加(强度超过阈强度的刺激称为阈上刺激),有较多的神经纤维兴奋,更多的肌纤维发生收缩,肌肉的收缩反应也逐步增大;当阈上刺激强度增大到某一值时,神经中所有纤维均产生兴奋,所有的肌纤维均已收缩,此时肌肉收缩达到最大幅度,再增强刺激强度,肌肉收缩反应不再继续增大。将引起肌肉最大收缩的最小刺激强度的刺激称为最大刺激。

2. 当给予肌肉连续的有效刺激,若刺激频率较低,每次刺激的时间间隔超过肌肉单次收缩的持续时间,则肌肉的反应表现为一连串的单收缩;若刺激频率逐渐增加,刺激间隔逐渐缩短,使后一刺激落在前一收缩的收缩过程中,肌肉的收缩反应发生融合,肌肉收缩开始表现为不完全强直收缩,以后成为完全强直收缩。

【实验对象】

蟾蜍或蛙。

【实验材料】

1.实验器材　蛙手术器械(金属探针、锌铜弓、粗剪刀、眼科剪、眼科镊、玻璃分针、蛙钉)、肌动器、铁架台、张力换能器、MedLab 生物信号采集处理系统。

2.实验药品　任氏液。

【实验步骤】

1.制备坐骨神经-腓肠肌标本(见任务二)。

2.固定标本　将肌动器固定在铁架台的微调固定器上,且与换能器平行,再把兴奋性良好的坐骨神经-腓肠肌标本中预留的股骨固定在肌动器的螺丝孔内。将坐骨神经搭于刺激电极正负极上。

3.连接换能器和刺激电极　将腓肠肌跟腱上缚扎的丝线系于张力换能器悬臂的着力点上(丝线要垂直并有一定的张力),肌肉处于自然拉长的长度。张力换能器和刺激电极与 MedLab 生物信号采集处理系统进行连接。

4.启动计算机和 MedLab 生物信号采集处理系统　打开电源,启动系统软件。

5.观察

(1)不同刺激强度对腓肠肌收缩的影响　按表 13-2 设置实验参数,采用自动幅度调节刺激方式。启动刺激器,随着刺激强度的逐渐增大,观察肌肉收缩曲线的变化,记录肌肉开始出现单收缩波形时所对应的刺激强度(阈刺激),收缩波形出现最大幅度时所对应的刺激强度(最大刺激强度)。

(2)观察不同刺激频率对腓肠肌收缩的影响　按表 13-2 设置实验参数,采用最大刺激强度、自动频率调节刺激方式。启动刺激器,随着刺激频率的逐渐加快,观察肌肉收缩曲线的变化,观察单收缩、不完全强直收缩和完全强直收缩的曲线特点。

表 13-2　MedLab 系统放大器参数设置

采样参数			刺激器参数			
显示方式	记录仪		自动幅度调节		自动频率调节	
采样间隔	1ms		主周期	2s	串长	2s
通道	通道 1	通道 2	波宽	2ms	波宽	2ms
DC/AC	DC	记录刺激标记	初幅度	0V	幅度	最大刺激强度
处理名称	张力	刺激标记	增量	0.02V	首频率	1Hz
放大倍数	50～100	5～50	末幅度	2V	增量	3Hz
Y轴压缩比	4∶1	64∶1	延时	1ms	末频率	50Hz

6.实验结果　将电脑记录的图形打印输出或描画于实验报告上,并注明阈刺激、最大刺激和频率参数。

【注意事项】

1.在实验过程中要不断给神经肌肉标本滴加任氏液,保持标本生理兴奋性。

2.每次刺激之后必须让肌肉有一定的休息时间,特别是在观察刺激频率的影响时。

3.由小到大增加刺激强度,找准最大刺激强度,不能刺激过强而损伤神经。

4.在实验过程中保持换能器与标本连线的张力不变。

【讨论与思考】

1. 解释不完全强直收缩、完全强直收缩产生的机制。
2. 人体内骨骼肌的收缩有无单收缩？为什么？

（陈　敏）

任务四　红细胞的渗透脆性试验

【实验目的】

观察红细胞在不同低渗溶液中的形态保持情况，理解细胞外液渗透压对维持红细胞正常形态和功能的重要性。观察糖皮质激素对红细胞膜的稳定作用。

【实验原理】

将正常红细胞悬浮于等渗 NaCl 溶液中，其形态和容积可不变。若将红细胞悬浮于低渗 NaCl 溶液中，随着细胞外液渗透压的降低，水将进入红细胞内，由正常的双凹圆碟形变成球形，并开始破裂而发生溶血。红细胞膜对低渗溶液具有一定的抵抗力，我们将红细胞对低渗溶液具有一定的抵抗力的性质称为红细胞的渗透脆性。这种抵抗力的大小可作为衡量红细胞渗透脆性的指标。对低渗盐溶液抵抗力小，表示渗透脆性高；相反，则表示渗透脆性低。实验时，将血液滴入不同浓度的低渗 NaCl 溶液，刚开始出现溶血的 NaCl 溶液浓度（正常约为 0.40%～0.45%）为该血液中红细胞的最小抵抗力；出现完全溶血时的 NaCl 溶液浓度（正常约为 0.30%～0.35%）为该血液中红细胞的最大抵抗力。药理剂量的糖皮质激素具有抗炎、抗毒、抗休克及抗免疫等作用，对红细胞起保护作用。

【实验对象】

人或兔的血液。

【实验材料】

1. 实验器材　抗凝血液，10ml 小试管，试管架，滴管，1ml 吸管，1% NaCl 溶液，蒸馏水，静脉采血管。

2. 实验药品　0.5% 氢化可的松溶液，75% 酒精，碘酒或聚维酮碘（PVP）。

【实验步骤】

1. 溶液配制　取小试管 20 个，分成两组，每组 10 个，编号后排列于试管架上，按表 13-3 要求向每组试管内加入不同体积的 1% NaCl 溶液和蒸馏水，配制 10 种不同浓度的 NaCl 低渗溶液。

表 13-3　配制不同浓度的 NaCl 低渗溶液

试管号	1	2	3	4	5	6	7	8	9	10
1% NaCl 溶液/ml	0.90	0.65	0.60	0.55	0.50	0.45	0.40	0.35	0.30	0.25
蒸馏水/ml	0.10	0.35	0.40	0.45	0.50	0.55	0.60	0.65	0.70	0.75
NaCl 浓度/%	0.90	0.65	0.60	0.55	0.50	0.45	0.40	0.35	0.30	0.25

第一组试管不加糖皮质激素（对照）；第二组用带刻度吸管向 10 个试管中加 0.5% 氢化可

的松溶液 0.5ml,然后混匀。

2.加抗凝血 用滴管吸取抗凝血,在两组试管中各加 1 滴,摇匀,静置 30min。

3.观察现象 根据各管中液体颜色和浑浊度不同,判断红细胞脆性。

(1)未发生溶血(一):液体下层为浑浊红色,上层为无色,表明红细胞无破裂。

(2)部分溶血:液体下层为浑浊红色,上层为透明红色,表明部分红细胞已破裂,称为不完全溶血。

(3)全部溶血:液体完全变成透明红色,表明红细胞完全破裂,称为完全溶血。

4.记录结果

(1)记录两组红细胞开始溶血和完全溶血时的 NaCl 浓度,分别对应红细胞的最小脆性和最大脆性。

(2)观察并比较第一组、第二组有何不同。

【注意事项】

1.配制不同浓度的低渗溶液时,小试管应干燥。

2.每个试管滴加的抗凝血的量要一致,只加 1 滴。抗凝剂首选肝素。

3.混匀时,用手指堵住试管口,轻轻倾倒 1～2 次,减少机械震动,避免人为溶血。

【讨论与思考】

1.红细胞的形态特点与生理功能有何关系?

2.红细胞在低渗溶液中为什么会出现体积膨胀甚至破裂?氢化可的松对红细胞膜是否具有稳定作用?

3.根据结果分析血浆晶体渗透压保持相对稳定的生理意义。

(姚水洪)

任务五 红细胞沉降率的测定

【实验目的】

了解红细胞沉降率试验的方法。观察红细胞沉降现象。

【实验原理】

红细胞沉降率简称血沉,为临床上常用的检验方法之一。将正常抗凝的血液静置一段时间,其中的红细胞将发生沉降,但沉降的速度缓慢,正常男性为第 1 小时末不超过 15mm,女性不超过 20mm。临床上某些疾病可显著地引起血沉速度加快,因此,血沉测定具有一定的临床诊断意义。

【实验对象】

人的血液。

【实验材料】

1.实验器材 魏氏血沉管,血沉架,洗耳球,干棉球,滤纸片,采血管。

2.实验药品 3.8%柠檬酸钠溶液,75%酒精,碘酒。

【实验步骤】

1.采集抗凝血 将 3.8%柠檬酸钠溶液 0.4ml 加入小试管内。从兔颈总动脉取血 2ml

（若采人血则须严格消毒,从肘正中静脉取血 2ml),将 1.6ml 血液注入加有抗凝剂的小试管内,轻轻颠倒小试管 3～4 次,使血液与抗凝剂充分混匀。

2. 吸入沉降管　用干燥的魏氏沉降管从小试管内吸血至刻度"0"点为止,管内不能有气泡,拭去下端管口外面的血液。

3. 静置　将沉降管竖直静置于固定架上并计时。

4. 观察　待 1h 末,读取红细胞下沉的距离(mm),该值即为血沉(mm/h)。

【注意事项】

1. 抗凝剂应新鲜,血液与抗凝剂的容积比为 4∶1。

2. 一切器具均应清洁干燥。

3. 自采血时起,应在 2h 内完成实验,否则会影响结果的准确性。

【讨论与思考】

1. 影响血沉的因素有哪些?

2. 如何证实影响血沉的快慢取决于血浆而不是红细胞?

(姚水洪)

任务六　ABO 血型的测定

【实验目的】

掌握鉴定 ABO 血型的原理,会观察红细胞凝集现象;会用玻片法测定血型;认识血型鉴定在输血中的重要性。

【实验原理】

血型指的是血细胞膜上特异的抗原(或称凝集原)类型。ABO 血型系统的分型以红细胞膜所含抗原种类为依据,即根据红细胞膜是否含有 A、B 抗原而将 ABO 血型分为 A、B、AB 和 O 四种类型,对应的抗 A、抗 B 抗体存在于血清中。当 A 抗原与抗 A 抗体相遇或 B 抗原与抗 B 抗体相遇时,将发生特异性凝集反应。本实验所做的血型鉴定就是利用抗原-抗体反应的原理,将受试者的待测红细胞分别加入抗 A、抗 B 标准血清中,观察有无凝集反应,从而得知受试者红细胞上有无 A、B 抗原而确定血型。

【实验对象】

人。

【实验材料】

实验器材:显微镜,采血针,载玻片,抗 A、抗 B 标准血清(单克隆抗体),75％酒精棉球,竹签,干棉球,记号笔。

【实验步骤】

1. 玻片标记　取一载玻片,用记号笔在玻片左、右两边角分别标上"抗 A""抗 B"标记。

2. 滴加标准血清　分别将标准抗 B 血清与标准抗 A 血清各一滴滴在已做好记号的玻片上。

3. 采血与血清混匀　用 75％酒精棉球消毒左手无名指端或耳垂,用消毒采血针刺破皮肤,分别用消毒竹签一端刮取 1 滴血,与玻片的"抗 A"标准血清混匀;再用竹签的另一端刮取

1 滴血,与玻片的"抗 B"标准血清混匀。

4.观察凝集现象　放置 1~2min 后用肉眼观察红细胞有无凝集现象,若发生凝集,则肉眼观察呈朱红色颗粒,且液体变得清亮;若未发生凝集,则肉眼观察呈云雾状。肉眼不易分辨者用低倍显微镜观察。

5.判断血型　根据有无凝集现象判定受试者血型(图 13-6)。

【注意事项】

1.应用各种采血器具时要严格消毒,采血针要做到一人一针,禁止混用。

2.用牙签将血液与标准血清混匀时,谨防两种血清接触,两种标准血清绝不能混淆。

3.注意区别凝集现象与红细胞叠连现象,轻轻晃动载玻片,若红细胞可散开表明是叠连现象;当肉眼看不清凝集现象时,应在显微镜下观察。

【讨论与思考】

1.你的血型是什么型? 可以给什么血型的人输血? 可以接受何种血型的血? 为什么?

2.在无标准血清的情况下,如你的血型是 B 型,能否测出其他同学的血型?

标准抗A血清　　　　标准抗B血清
（含抗A抗体）　　　（含抗B抗体）

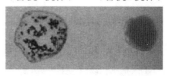
A型

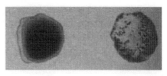
B型

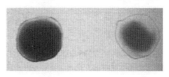
O型

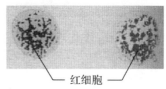
AB型

└─ 红细胞 ─┘

图 13-6　ABO 血型判定

（姚水洪）

任务七　人体心音听诊

【实验目的】

学习心音听诊的方法,识别第一心音和第二心音。

【实验原理】

心音主要是由于心动周期中,心肌收缩、瓣膜启闭和血液流动等对心血管壁的冲击引起振动所发出的声音。在每个心动周期中先后可出现四个心音:第一心音、第二心音、第三心音和第四心音,用听诊器在胸壁前听诊,一般可听到第一心音(S1)和第二心音(S2)。第一心音由房室瓣关闭和心室肌收缩振动所产生,音调较低,历时较长,声音较响,在心尖搏动处听得最清楚,是心室收缩开始的标志。第二心音由半月瓣关闭振动产生所造成,音调较高,历时较短,声音较清脆,在心底部听得最清楚,是心室舒张开始的标志。

【实验对象】

人。

【实验材料】

实验器材:听诊器。

【实验步骤】

1.确定听诊部位 受试者解开上衣,面向明亮处坐好,检查者坐在其对面。认清心音听诊的各个部位(图 13-7)。一般心音听诊有以下几个听诊区:

二尖瓣听诊区:左锁骨中线第五肋间稍内侧(即心尖部);

三尖瓣听诊区:胸骨右缘第四肋间或胸骨剑突下;

主动脉瓣听诊区:第一听诊区为胸骨右缘第二肋间,第二听诊区为胸骨左缘第三肋间;

肺动脉瓣听诊区:胸骨左缘第二肋间。

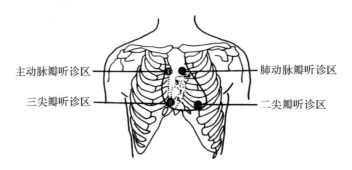

图 13-7　心脏听诊部位

2.心音听诊

(1)检查者戴好听诊器(听诊器的耳端与外耳道开口方向一致),以右手拇指、食指和中指轻持听诊器的胸件,置于受试者胸壁皮肤上,按二尖瓣听诊区→主动脉瓣听诊区→肺动脉瓣听诊区→主动脉瓣第二听诊区→三尖瓣听诊区顺序依次仔细听诊。

(2)听诊内容:

心率:正常成人为 60～100 次/min。

心律:正常成人心跳节律整齐。

心音:在每个听诊区,可听到 S1 和 S2。根据心音的性质(音调高低、持续时间)和间隔时间的长短来仔细区别 S1 和 S2。若难以区别,则可在听心音的同时用手触诊颈动脉搏动,与搏动同时出现的心音为 S1。

3.记录听诊结果。

【注意事项】

1.听诊时环境应保持安静,如果呼吸音影响听诊,可嘱咐受试者暂停呼吸。

2.正确使用听诊器,听诊器耳件方向应与外耳道一致。听诊器的胸件要不紧不松地紧贴胸壁皮肤,不要隔着衣服听诊。

【讨论与思考】

1.心音听诊区是否就在各种瓣膜的相应解剖位置上? 为什么?

2.简述两心音的产生机制以及与心动周期的对应关系。

(陈　敏)

任务八 人体心电图描记

【实验目的】

初步学习人体心电图的描记方法,能识别正常心电图波形并了解其生理意义。

【实验原理】

在正常人体内,由窦房结发出的兴奋,按一定途径和时程,依次传向心房和心室,引起整个心脏的兴奋。因此,每一心动周期中,心脏各部分兴奋过程中的电变化及其时间顺序、方向和途径等都有一定的规律。这些电变化通过心脏周围的导电组织和体液传导到全身,在一定体表部位出现有规律的电变化。将测量电极放置在人体表面的一定部位记录到的心脏电变化曲线,就是临床上常规记录的心电图。心电图是心脏兴奋产生、传导和恢复过程中的生物电变化的综合反映,对心脏起搏点的分析、传导功能的判断以及心律失常、房室肥大、心肌损伤的诊断具有重要价值。

【实验对象】

人。

【实验材料】

实验器材:心电图机,电极糊(导电膏),75%酒精棉球,分规。

【实验步骤】

1. 心电图的描记

(1)接好心电图机的电源线、地线和导联线。接通电源,预热 3~5min。

(2)受试者静卧于检查床上,全身放松。在手腕、足踝和胸前安放好引导电极。

导联线的连接方法是:红色—右手,黄色—左手,绿色—左足,黑色—右足(接地)。

胸前导联:V_1 在胸骨右缘第四肋间;V_2 在胸骨左缘第四肋间;V_3 在胸骨左缘第四肋间与左锁骨中线第五肋间之间(V_2 和 V_4 之间);V_4 在左锁骨中线第五肋间;V_5 在左腋前线第五肋间;V_6 在左腋前线第五肋间(图 13-8)。

(3)调整心电图机放大倍数,使 1mV 标准电压推动描笔向上移动 10mm。然后依次记录 Ⅰ、Ⅱ、Ⅲ、aVR、aVL、aVF、V_1、V_3、V_5 导联的心电图。

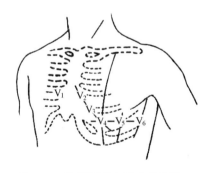

图 13-8 胸导联的电极安放位置

(4)取下心电图记录纸,进行分析。

2. 心电图的分析

(1)波幅和时间的测量:

1)波幅:当 1mV 的标准电压使基线上移 10mm 时,纵坐标每一小格(1mm)代表 0.1mV。测量波幅时,凡向上的波形,其波幅自基线的上缘测量至波峰的顶点;凡向下的波形,其波幅应从基线的下缘测量至波峰的底点。

2)时间:心电图纸的走速一般分为 25mm/s 和 50mm/s 两挡,常用的是 25mm/s,这时心电图纸上横坐标的每一小格(1mm)代表 0.04s。

（2）波形的辨认和分析：

1）心电图各波形的分析：在心电图纸上辨认出 P 波、QRS 波群和 T 波，并根据各波的起点确定 P-R 间期和 Q-T 间期。测定导联中 P 波、QRS 波群、T 波的时间和电压，并测量 P-R 间期和 Q-T 间期的时间（参见图 5-11）。

2）心率的测定：测定相邻两个心动周期中的 P 波与 P 波或 R 波与 R 波的间隔时间，按下列公式进行计算，求出心率：

心率＝60/P-P 间期或 R-R 间期

如心动周期的时间间距显著不等时，可将五个心动周期的 P-P 或 R-R 间隔加以平均，取得平均值，代入公式进行计算。

3）心律的分析：心律的分析包括：主导节律的判定；心律是否规则整齐；有无期前收缩或异位节律出现。窦性心律的心电图表现是：P 波在 Ⅱ 导联中直立，在 aVR 导联中倒置；P-R 间期在 0.12s 以上。如果心电图中的最大间隔和最小间隔时间相差在 0.12s 以上，称为窦性心律不齐。成年人正常窦性心律的心率为 60～90 次/min。

【注意事项】

1.描记心电图时，受试者静卧，全身放松。

2.温度应以 22℃ 为宜，避免低温时肌电的干扰。

3.电极和皮肤应紧密接触，防止干扰和基线漂移。

【讨论与思考】

1.常用的心电图导联有哪些？

2.说说心电图各波的生理意义和正常值。

（陈　敏）

任务九　人体动脉血压测量

【实验目的】

学习袖带法测量动脉血压的原理和方法，能规范、准确地测定人体肱动脉的收缩压与舒张压。

【实验原理】

动脉血压是指流动的血液对血管壁所产生的侧压力。测量人体动脉血压的方法有直接测压法和间接测压法；临床上常用袖带法间接测量动脉血压。其基本原理是使用血压计的袖带在动脉外加压，根据血管音的变化来测量动脉血压，测量部位一般多选择在肱动脉。

通常血液在血管内正常流动时并没有声音，但给血管施加压力使血管变窄，血流时断时续，血液发生涡流时可产生血管音。测量时，用充气袖带缚于上臂加压，使动脉被压迫而变窄，然后放气，逐步降低袖带内的压力。当袖带内压力高于收缩压时，血液完全被阻断，远端听不到任何声音。当袖带内压降低到刚刚低于收缩压时，在每一心动周期中可有少量血液冲过受压迫区并在远端形成涡流而产生血管音，此时水银柱的刻度为收缩压。此后随着带内压力的逐渐降低，冲过压迫区的血液量越来越多，产生的血管音也逐渐增大。但当袖带内压降至舒张压以下时，已不再能阻断血流，血流由断续流动变为持续流动，血管音突然变小，最后消失。通常成人以声音消失时的汞柱高度刻度为舒张压，儿童以声音由强突然变弱时的水银柱刻度为舒张压。

【实验对象】

人。

【实验材料】

实验器材:水银血压计,听诊器。

【实验步骤】

1.熟悉血压计的结构　水银柱式血压计包括三部分:检压计、袖带和打气球。检压计是一根标有 mmHg(或 kPa)刻度的玻璃管,上端通大气,下端与水银储槽相通。袖带是一个外包布套的长方形橡皮囊,借橡皮管分别与检压计的水银储槽及打气球相通。打气球是一个带有螺丝帽的球状橡皮囊,供充气和放气之用。

2.测定动脉血压

(1)受试者端坐,脱去一侧衣袖,静坐 5min。

(2)旋松血压计上打气球的螺丝帽,驱净袖带内的空气,然后将螺丝帽旋紧。打开水银柱根部水银储槽的开关。

(3)受试者前臂伸平,掌心向上置于桌上,令上臂中段(肱动脉搏动明显处)与第四肋间隙(相当于右心房水平)及血压计的零刻度线处于同一水平。将袖带卷缠在距离肘窝上方 2cm 处,松紧度适宜,以能插入 1~2 指为宜。

(4)肘窝处靠近内侧触及动脉脉搏,将听诊器胸件放于上面。

(5)充气:一手轻轻压住听诊器胸件,一手紧握橡皮球向袖带内充气,使水银柱上升到听不到血管音时,继续打气使水银柱继续上升 20~40mmHg(一般达 180mmHg 左右)。

(6)测量收缩压:松开打气球螺丝帽,徐徐放气,以降低袖带内压,在水银柱缓慢下降的同时仔细听诊。当突然听到"崩崩"样血管音时,血压计上所示水银柱刻度即代表收缩压。

(7)测量舒张压:继续缓慢放气,这时声音发生一系列的变化,先由低到高,尔后由高突然变低,最后则完全消失,此时血压计所示水银柱刻度即代表舒张压。

(8)需重复测量时,须先将袖带内空气放尽,使压力降为零后再测量。

(9)记录血压:血压记录法常以收缩压/舒张压(mmHg)形式表示。如收缩压、舒张压分别为 110mmHg 和 70mmHg,记为 110/70mmHg。

(10)整理血压计:结束测量后,须将血压计向右倾斜 45°,使玻璃管内水银全部退入水银储槽内,再关上水银储槽的开关。把袖带内空气放尽,整理好,关上血压计。

【注意事项】

1.室内须保持安静,以利于听诊。

2.袖带不宜绕得太松或太紧。

3.动脉血压通常可连续测量 2~3 次,每次间隔 2~3min。重复测量时应选择同一侧肢体,且袖带内的压力须降到零位后方可再次打气。

4.上臂位置应与右心房同高;袖带应缚于肘窝以上。听诊器胸件放在肱动脉位置上面时不要压得过重或压在袖带下测量,也不能接触过松以致听不到声音。

5.如血压超出正常范围,让受试者休息 10min 后再做测量。受试者休息期间,可将袖带解下。

6.注意正确使用血压计,开始充气时打开水银柱根部的开关,使用完毕后应关上开关,以免水银溢出。

【讨论与思考】

1. 测量血压时,为什么听诊器胸件不能压在袖带底下?

2. 为什么不能在短时间内反复多次测量血压?

3. 袖带绕得太松或太紧对测定的血压有何影响? 为什么?

(陈 敏、姚水洪)

任务十　神经、体液因素对动脉血压的调节

【实验目的】

学习直接测量动脉血压的急性动物实验方法,观察和分析一些神经、体液因素对家兔动脉血压的影响及其机制。

【实验原理】

在正常情况下,人和动物的动脉血压保持相对稳定,这是由于有关的神经反射性调节和体液因素作用的结果。

神经系统对血压的调节是通过各种反射来进行的,最重要的是压力感受性反射。该反射的感受器位于颈动脉窦和主动脉弓,传入神经为主动脉神经(迷走神经)与窦神经(舌咽神经)(家兔的主动脉神经在解剖上为独立的一条,称减压神经),传出神经为心迷走神经、心交感神经和交感缩血管神经,因而,电刺激这些神经可观察压力感受性反射引起的动脉血压变化。

肾上腺素和去甲肾上腺素是动脉血压调节的重要体液因素。它们都有强心、缩血管、升高血压的作用,但由于它们对受体的选择性和亲和力不同,因此它们升高血压的作用机制和表现有所不同。

【实验对象】

家兔。

【实验材料】

1. 实验器材　MedLab 生物信号采集处理系统(MedLab6.0),血压换能器,兔手术台,哺乳类动物手术器械,动脉夹,动脉插管,小烧杯,吸管,铁支架,保护电极,玻璃分针,不同颜色的丝线,放血瓶。

2. 实验药品　生理盐水,20%氨基甲酸乙酯,1000U/ml 肝素,1∶10000 去甲肾上腺素。

【实验步骤】

1. 家兔称重、麻醉、固定、手术

(1)家兔称重、麻醉与固定:家兔称重后,用 20%氨基甲酸乙酯 1ml/kg 由耳缘缓慢注入,注射时应密切观察动物的肌张力、心跳、呼吸及角膜反射变化,以免麻醉过深。麻醉后将动物背位固定于手术台上,剪去颈部手术野的兔毛以便进行操作。

(2)分离颈部神经和血管:沿颈部正中线作 5~7cm 的切口,分离皮下组织和肌肉,暴露气管。将气管两旁的肌肉拉开,便可在气管两侧深部找到包在颈动脉鞘内的颈总动脉、颈迷走神经、交感神经和减压神经(其中迷走神经最粗,交感神经较细,减压神经最细,而且常与交感神经紧贴在一起)。在右侧颈动脉鞘内,先分离减压神经和交感神经,然后分离迷走神经和颈总

动脉。每条神经分离出 2～3cm,并分别在各神经下穿不同颜色的丝线备用(本实验可分离左侧颈总动脉测量血压,并分离右侧的颈总动脉、迷走神经、减压神经供刺激用)。

(3)动脉插管:在左颈总动脉下穿两根丝线,远心端结扎(尽量远离心脏),作插管时牵引用,近心端打松结,供固定动脉插管时使用。在两根丝线之间一段动脉的近心端夹一动脉夹(动脉夹与结扎之间相距 3cm)。在动脉上作一斜切口(切勿剪断该动脉),向心脏方向插入动脉插管(若动脉插管与压力换能器相连的,插入前,换能器和动脉插管内必须灌注抗凝剂),用备用的丝线扎紧插管,以防滑出。此时要注意:①保持插管与动脉方向一致,以免插管穿破血管造成大出血;②换能器应与心脏同一水平。

(4)手术结束后给动物静脉注射肝素,全身抗凝,注射剂量为 10mg/kg(1ml/kg),使家兔全身肝素化。

2.连接实验装置

(1)将压力换能器插头连到 MedLab 生物信号采集处理系统相应通道的输入插口。

(2)开机,启动 MedLab 生物信号采集处理系统,依次选择"实验/常用生理学实验"→"动脉血压记录"。按表 13-4 设置放大器、采样和刺激器参数。

表 13-4　MedLab 生物信号采集处理系统采样和刺激器参数设置

采样参数			刺激器参数	
显示方式		记录仪	刺激模式	串刺激
采样间隔		1ms	时程	5s
X 轴压缩比		20：1		
			波宽	1ms
通道	通道 2	通道 4		
DC/AC	DC	记录刺激标记	幅度	1V
处理名称	血压	刺激标记	频率	30Hz
放大倍数	100～200	5～50		
Y 轴压缩比	4：1	16：1		

(3)采样,观察和描记动脉血压曲线:旋开三通管,使动脉插管与血压换能器相通,并移去动脉夹,则可见屏幕上记录血压曲线。

3.观察项目

(1)观察正常血压:观察正常血压变化一级波和二级波。血压曲线有时看到三种波形。

一级波(心搏波):是由于心室舒缩引起的血压波动,心缩时上升,心舒时下降,频率与心率一致。

二级波(呼吸波):是由于呼吸运行所引起的血压波动。吸气时,回心血量增加,血压上升;呼气时,回心血量减小,血压下降。

三级波:不常出现,可能是由于血管运动中枢紧张性的周期性变化的结果。

(2)夹闭一侧颈总动脉:夹闭右侧颈总动脉 5～10s,观察动脉血压的变化。

(3)刺激减压神经中枢端:用两根备用线结扎减压神经,于两结扎处中间剪断神经,然后用中等强度的电流刺激减压神经中枢端 15s,观察动脉血压的变化。

(4)刺激迷走神经外周端:用两根备用线结扎迷走神经,于结扎处中间剪断神经,然后用电脉冲(5V,25Hz)刺激迷走神经外周端15s,观察动脉血压的变化。

(5)耳缘静脉注射1∶10000去甲肾上腺素0.3~0.4ml,观察动脉血压变化。

4.实验结果 将电脑记录的曲线打印输出或记录于表13-5中。

表 13-5 家兔动脉血压调节实验结果

处理因素	血压变化/mmHg	
	处理前	处理后
(1)夹闭一侧颈总动脉		
(2)刺激减压神经中枢端		
(3)刺激迷走神经外周端		
(4)耳缘静脉注射1∶10000去甲肾上腺素0.3~0.4ml		

【注意事项】

1.麻醉药注射速度要慢,剂量要准确,注意观察呼吸变化,以免过量引起动物死亡。如实验时间过长,动物苏醒挣扎,可适量补充麻醉药。

2.手术操作时,动作要轻,以减少不必要的出血。

3.注意保护神经,不要过度牵拉,并经常保持湿润。

4.实验中注射药物较多,注意保护耳缘静脉。

5.每次给药后均以少量生理盐水冲洗注射器,以保证药液完全进入体内。

6.每项实验完成后,应等血压基本恢复并稳定后再进行下一项实验。

【讨论与思考】

1.夹闭一侧颈总动脉5~10s后动脉血压有何变化? 其作用机制是什么?

2.比较肾上腺素、去甲肾上腺素对心血管作用的异同。

(陈 敏、姚水洪)

任务十一 人体肺通气功能测定

【实验目的】

学会正确使用肺量计测定肺通气功能,会统计某人群肺容量和肺通气量值。

【实验原理】

肺与外界空气之间进行气体交换的过程称为肺通气。评价肺通气功能的指标主要是肺容量和肺通气量。肺可容纳的最大气体量称为肺总容量,它由潮气量、补吸气量、补呼气量和余气量四个基本肺容量组成。除余气量外,其余各部分气量可通过呼吸时进出的气体进入肺量计,引起肺量计内气体量的变化而被测定,从而了解呼吸过程中肺容量的变化。在生理状态下通常是通过测定肺活量来反映肺通气功能的(肺活量=潮气量+补吸气量+补呼气量)。

【实验对象】

人。

【实验材料】

实验器材:改良式肺量计,橡皮吹嘴,鼻夹,75%酒精棉球等。

【实验步骤】

1.实验准备 将改良式肺量计的下筒装满水。筒的中央有两条通气管与外界相通,管的上口露出水面。上筒的直径较下筒略小,倒浸入下筒盛的水中,该筒的重量与滑轮对侧的平衡锤保持平衡。通气管的下端有三通阀,当阀门开放时,呼吸气可经过通气管进出肺量计,上筒随之上下移动,这时对侧平衡锤上的指针就可指出筒内的气量(图 13-9)。

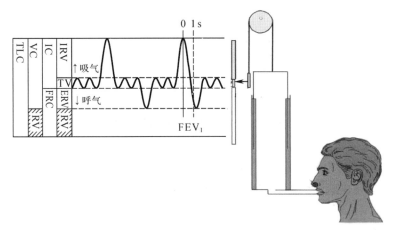

图 13-9 肺量计与肺通气指标

IRV.补吸气量;IC.深吸气量;VC.肺活量;TLC.肺总量;TV.潮气量;

ERV.补呼气量;FRC.功能余气量;RV.余气量;FEV_1.1s 末用力呼气量

2.潮气量、补吸气量、补呼气量和肺活量的测定 将肺量计气筒内充入空气 4～5L,然后关闭阀门。受试者衔好消毒的橡皮吹嘴,夹鼻,闭眼静坐,平静呼吸。待受试者习惯用口呼吸后,启动肺量计并打开阀门。这时,受试者呼吸气量的改变便可由指针所指位置读出(图 13-10)。

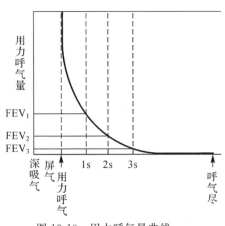

图 13-10 用力呼气量曲线

(1)潮气量:让受试者进行多次平静呼吸,吸气量和呼气量的平均值即潮气量。

(2)补吸气量:让受试者在一次平和吸气之末,继续做一次最大限度的吸气,所吸入的气量即为补吸气量。

(3)补呼气量:让受试者在一次平和呼气之末,继续做一次最大限度的呼气,所呼出的气量即为补呼气量。

(4)肺活量:让受试者做最大吸气后尽力呼气所呼出的气量即为肺活量。

3.用力呼气量的测定 将肺量计内重新装满新鲜空气 4～5L。在记录仪上描记肺通气量曲线,另加一标志记录时间。

受试者口衔橡皮吹嘴,夹住鼻子,用口呼吸。先记录平和呼吸 3～4 次后,令受试者做最大限度的吸气,在吸气之末屏气 1～2s,然后尽力、尽快深呼气,直到不能再呼为止。从记录纸上可测出 1s、2s 和 3s 内呼出的气量(图 13-10)。

从用力呼气量记录曲线上读出第 1、第 2 及第 3 秒末呼出的气量并计算它们占肺活量的百分数。我国正常人第 1 秒末肺活量百分数约为 83％,第 2 秒末肺活量百分数约为 96％,第 3 秒末肺活量百分数约为 99％。

【注意事项】

1.每次使用肺量计前应检查肺量计是否漏气、漏水。

2.测定时应防止从鼻孔和口角漏气。

【讨论与思考】

1.试分析肺活量与时间肺活量的不同意义。

2.为何用力呼气量比肺活量更能反映肺的通气功能?

(陈　敏、姚水洪)

任务十二　呼吸运动的调节

【实验目的】

学习记录家兔呼吸运动的方法;观察并分析肺牵张反射和一些理化因素变化对呼吸运动的影响。

【实验原理】

呼吸是机体与环境之间进行气体交换的过程。在正常情况下,呼吸按一定的节律和深度进行并随机体代谢活动水平而改变。调节呼吸的主要是化学感受性反射和肺牵张反射。动脉血液中 PO_2、PCO_2 和 H^+ 浓度的变化可作用于不同的化学感受器,反射性地影响呼吸运动。而肺的扩张和回缩可通过肺牵张反射影响呼吸。肺牵张反射主要是肺扩张引起吸气抑制反射,从而使呼吸变得深而慢,其传入神经是迷走神经。

【实验对象】

家兔。

【实验材料】

1.实验器材　MedLab 生物信号采集处理系统(MedLab6.0),呼吸换能器 1 个,兔手术台,哺乳类动物手术器械一套,注射器(20ml、5ml、1ml),50cm 长的橡皮管 1 根,玻璃分针,保护电极。

2.实验药品　20％氨基甲酸乙酯,CO_2 气囊,N_2 气囊,3％乳酸,生理盐水。

【实验步骤】

1.家兔称重、麻醉、固定、手术

(1)家兔称重、麻醉、固定:家兔称重后以 20％氨基甲酸乙酯(剂量为 1ml/kg)为麻醉剂,由兔耳缘静脉缓慢注入。待兔麻醉后,腹部朝上固定于手术台上。

(2)手术:沿兔颈部正中切开 4～5cm。用止血钳向下钝性分离,暴露气管,把甲状软骨以下的气管与周围组织分离,在气管下穿一细线。分离出两侧迷走神经,在神经下穿一细线备用。在气管上做一"T"形切口,然后插入"Y"形气管套管,并用棉线将气管套管结扎固定。手术完毕后,用温热的生理盐水纱布盖于伤口。

2.连接实验装置

(1)将呼吸换能器插头连到 MedLab 生物信号采集处理系统相应通道的输入插口。

（2）开机,启动 MedLab 生物信号采集处理系统,依次选择"实验/常用生理学实验"→"呼吸运动调节"。按表 13-6 设置放大器、采样和刺激器参数。

表 13-6 MedLab 生物信号采集处理系统采样和刺激器参数设置

采样参数			刺激器参数	
显示方式		记录仪	刺激模式	串刺激
采样间隔		1ms	时程	5s
X 轴压缩比		20：1		
通道	通道2	通道4	波宽	1ms
DC/AC	DC	记录刺激标记	幅度	1V
处理名称	血压	刺激标记	频率	30Hz
放大倍数	100～200	5～50		
Y 轴压缩比	4：1	16：1		

（3）采样,观察和描记家兔呼吸曲线。

3. 观察项目

（1）正常呼吸运动:记录一段正常呼吸运动曲线作为对照,观察吸气相、呼气相、呼吸的幅度和频率。

（2）增大无效腔后对呼吸运动的影响:在气管套管开口端连接一长约 50cm 的橡皮管,使无效腔增大,观察呼吸运动的变化。

（3）增加吸入气中的 CO_2 浓度对呼吸的影响:将 CO_2 气囊管口与气管插管的通气口用小烧杯罩住,打开气囊,使吸入气中 CO_2 含量增加,观察呼吸运动的变化。

（4）缺 O_2 对呼吸运动的影响:将 N_2 气囊打开,使吸入气中 N_2 含量增加,造成缺氧,观察呼吸运动的变化。

（5）血液酸碱度对呼吸运动的影响:用 5ml 注射器,由耳缘静脉注入 2% 乳酸溶液 3ml,使血液的 pH 值降低,观察呼吸运动的变化。

（6）观察迷走神经在呼吸运动中的作用:在观察一段正常的呼吸运动后,先剪断一侧迷走神经,观察呼吸运动节律有无明显变化。然后,再剪断另一侧迷走神经,观察呼吸节律变化情况。

（7）以中等强度电刺激迷走神经中枢端,观察呼吸运动的变化。

4. 实验结果 将电脑记录的曲线打印输出或描画于实验报告上。

【注意事项】

1. 在插气管插管前一定要注意把气管内清理干净后再插管。

2. 增大无效腔出现明显变化后应立即打开橡皮管的夹子,以恢复正常通气。

3. 吸入 CO_2 和 N_2 时气体流速不宜过急,以免直接影响呼吸运动,造成假象,干扰实验结果。

4. 经耳缘静脉注射乳酸时,要避免乳酸外漏引起动物躁动。

5. 每项实验完成后,一旦呼吸有所变化,应迅速停止刺激以免造成家兔死亡,并等呼吸基本恢复并稳定后,再进行下一项实验。

【讨论与思考】

1.正常呼吸运动受哪些因素的调节,主要机制是什么?

2.迷走神经在呼吸运动调节中有何作用?

（陈　敏）

任务十三　影响尿生成的因素

【实验目的】

观察神经、体液因素和利尿剂对尿生成的影响,并分析其作用机制。

【实验原理】

尿是血液流经肾单位时经肾小球滤过作用、肾小管和集合管的重吸收和分泌作用而形成的。凡影响上述过程的因素都可影响尿的生成而引起尿量及尿液成分的改变。影响肾小球滤过作用的主要因素是肾血浆流量、有效滤过压和滤过膜状态,有效滤过压大小取决于肾小球毛细血管血压、血浆的胶体渗透压和囊内压等;影响肾小管和集合管重吸收功能的主要是小管液溶质浓度和肾小管上皮细胞的功能状态,后者又为 ADH、醛固酮等多种激素所调节。

【实验对象】

家兔。

【实验材料】

1.实验器材　MedLab 生物信号采集处理系统(MedLab6.0),兔解剖台,手术器械,张力换能器,膀胱套管,刺激电极,注射器,丝线,大小烧杯,温度计,纱布等。

2.实验药品　生理盐水,20％氨基甲酸乙酯,20％葡萄糖,1∶10000 去甲肾上腺素,垂体后叶素,呋塞米,0.3％肝素。

【实验步骤】

1.家兔称重、麻醉、固定、手术

(1)家兔称重、麻醉、固定:家兔称重,用 20％氨基甲酸乙酯按 1ml/kg 的剂量由耳缘静脉缓慢注入,家兔麻醉后仰卧固定于手术台上。

(2)颈部手术:分离左侧颈总动脉,做动脉插管,以记录血压;分离出右侧迷走神经,穿线备用。

(3)腹部手术:剪去下腹部手术野兔毛,在耻骨联合向上沿中线做 5～6cm 长的切口。沿腹白线打开腹腔,将膀胱轻轻拉出,仔细辨认膀胱的结构,选择血管较少的部位做一小切口,插入膀胱插管,用粗线固定结扎。注意保持插管与输尿管间的通畅,避免堵塞,然后将插管的另一端连至记滴器,开始记录尿滴。手术结束后用 38℃左右的生理盐水纱布覆盖住切口。

2.连接实验装置　将血压换能器和记滴器分别连在 MedLab 生物信号采集处理系统(MedLab6.0)的 CH2 和 CH4 通道上,刺激输出连接保护电极。启动 MedLab 生物信号处理系统,依次选择"实验/常用生理学实验"→"影响尿生成的因素"。按表 13-7 设置放大器、采样和刺激器参数。

表 13-7　MedLab 生物信号采集处理采样和刺激器参数设置

采样参数			刺激器参数	
显示方式		记录仪	刺激模式	串刺激
采样间隔		1ms	时程	5s
X轴压缩比		20：1		
通道	通道 2	通道 4	波宽	1ms
DC/AC	DC	记录刺激标记	幅度	1V
处理名称	血压	刺激标记	频率	30Hz
放大倍数	100～200	5～50		
Y轴压缩比	4：1	16：1		

3.观察项目

(1)记录正常的血压和尿量。

(2)静脉快速注射 38℃生理盐水 20ml,观察并记录血压和尿量变化。

(3)静脉注射 38℃ 20%葡萄糖 5ml,观察并记录血压和尿量变化,于葡萄糖注射前后分别用尿糖试纸检测尿糖,观察有无糖尿现象。

(4)静脉注射 1：10000 去甲肾上腺素 0.3ml,观察并记录血压和尿量变化。

(5)静脉注射呋塞米 5mg/kg,观察并记录血压和尿量变化。

(6)静脉注射垂体后叶素 2U,观察并记录血压和尿量变化。

(7)切断两侧迷走神经,以中等强度电刺激连续刺激一侧迷走神经外周端,观察血压和尿量变化。

4.记录结果　将实验结果记录于表 13-8 中。

表 13-8　影响尿生成的因素实验结果

处理因素	用量	血压变化		尿量变化	
		处理前	处理后	处理前	处理后
生理盐水	20ml				
20%葡萄糖	5ml				
1：10000 去甲肾上腺素	0.3ml				
呋塞米	5mg/kg				
垂体后叶素	2U				
切断两侧迷走神经,刺激一侧迷走神经外周端					

【注意事项】

1.本实验需要多次耳缘静脉注射,应注意保护耳缘静脉。静脉穿刺应从耳尖开始,逐次移向耳根。

2.手术操作应轻柔,避免引起损伤性尿闭。腹部切口不可过大,剪开腹膜时注意避免损伤内脏。

3. 均需待前项实验作用的影响基本消失后进行下一项实验,以排除其他因素对实验结果的影响。

4. 各项实验顺序的安排是:在尿量增多的基础上进行减少尿量的实验,在尿量减少的基础上进行促进尿生成的实验。

【讨论与思考】

1. 一次口服大量清水和静脉注射大量生理盐水时,尿量的变化有何异同? 其作用机制如何?

2. 呋塞米的利尿原理是什么? 临床应用应注意什么?

(陈　敏、姚水洪)

任务十四　视野测定

【实验目的】

学习视野的测定方法,会测定正常视野的范围。

【实验原理】

视野是单眼球固定注视正前方一点时所能看到的空间范围。使用视野计测定视野,将所测得的视野用视野图纸记录后得到视野图。视野测定可帮助了解视网膜、视觉传导途径和视觉中枢的功能。正常人的视野,鼻侧和上侧较窄小,颞侧和下侧较宽阔。在同一光亮条件下,白色视野最大,其次为黄蓝色,再次为红色,绿色最小。不同方位、不同颜色视野的大小,不仅与面部结构有关,还取决于不同光敏感特性的感光细胞在视网膜上的分布情况。

【实验对象】

人。

【实验材料】

实验器材:弧形视野计,各色视标,视野图纸,遮眼板。

【实验步骤】

1. 熟悉视野计的构造　弧形视野计是一个半圆弧形金属板,固定在支架上。其中的 1/2 可绕水平轴做 360°旋转,旋转的角度可从分度盘上读出。弧形外面的刻度,表示由该点射向视网膜周边的光线与视轴所形成的夹角,视野的界限就是以此角度来表示的。在圆弧内面中央装有一面小镜作为目标物,其对面的支架上附有托颌架和眼眶托。

2. 测定视野

(1)将视野计对着光线放好,受试者背对光线,面对视野计坐下。令受试者把下颌放在托颌架上,眼眶下缘靠在眼眶托上。调节托颌架的高度,使眼与弧架的中心点位于同一水平面上。

(2)先把弧架放在水平位置,令受试者遮住左眼,右眼固定注视弧架的中心点,主试者先用白色视标沿弧架内面,慢慢地从周边向中央移动,随时询问受试者是否看见了视标,当受试者回答看见时,就将视标倒移回一段距离,然后再向中央移动,重复测试一次,待得出一致结果时记下弧架上相应的经纬度数,将其记录在视野图纸的相应经纬度上。可用同样的方法,将视标慢慢地从中央向周边移动,测定相应方向的视野。

(3)将弧架转动 45°,重复上述操作。如此可测出 8 个点的经纬度数,将视野图纸上的 8 个点依次连接起来,就得出白色视野的范围。

(4)用同样的方法分别测定红、绿、蓝等色的视野范围及另一眼的视野。

3.实验结果　在视野图纸上画出白色、红色、绿色、蓝色等色的视野范围。

【注意事项】

1.测试过程中,受试者的测试眼始终盯视弧架中心点,眼球不能转动,只能用"余光"观察视标。

2.测定有色视野时,需待受试者辨出视标的颜色才能记录刻度,主试者不得暗示。

3.测试时,视标移动速度要慢,如有时间可多测几个点,这样得到的视野图更加精确。

【讨论与思考】

1.为什么正常人的视野不呈圆形?

2.不同颜色的视野范围为何不同?

(陈　敏)

任务十五　视敏度的测定

【实验目的】

学习视力表测定视力的原理,会用视力表测定视力。

【实验原理】

视敏度也称为视力,是指眼辨别物体微细结构的能力,即辨别物体两点间最小距离的能力。通常以眼能看清文字或图形所需要的视角来作为衡量指标。视角是物体所发出的光线相对于眼的节点所成的夹角。一般规定,当视角为 1 分时,能辨别两个可视点或图形形象的视力为正常视力。视力表就是根据视角的原理制定的,有不同的记录方法,如小数法、分数法等。目前我国规定视力测定采用对数视力表,其计算公式为:对数视力＝5－ln 视角(5m 远处眼能看清的视角)。能分辨的视角越小视力越好,如能分辨 10 分视角,则对数视力为 4.0,若能分辨 1 分视角,则对数视力为 5.0。

【实验对象】

人。

【实验材料】

实验器材:标准对数视力表,指示棒,遮眼板,米尺。

【实验步骤】

1.视力表挂在光线充足均匀的地方,被测者在距离表 5m 处测试。视力表上第 10 行"E"字(5.0)应与被测者眼同高。

2.受试者用遮眼板遮住一眼,另一眼看视力表,按主试者的指点从上到下识别"E"字的开口方向,直到能辨认清楚最小一行字为止。依照表旁所注的数字确定其 5 分记录法的对数视力。

3.同法测定另一眼的视力。

4.如受试者对最上一行符号(表上视力值 4.0)无法辨认,则令受试者向视力表方向移近,

到能辨别最上一行为止,测量受试者与视力表的距离,按照以下公式计算视力:

小数视力$=4.0\times$被测者与视力表的距离(d)/能看清字母行数的设计距离(D)

【注意事项】

1.测试距离应准确。

2.视力表处的光线要符合要求。

【讨论与思考】

某人在5m远处不能分辨视力表最上面一行(表上视力值4.0)的"E"字,此时应怎么办?如在1m远处才能分辨视力表上4.0行的"E"字,该人的视力是多少?

(陈　敏)

任务十六　瞳孔反射

【实验目的】

学习瞳孔反射的检查方法,观察瞳孔对光反射和近反射,了解瞳孔对光反射的反射弧及其意义。

【实验原理】

瞳孔反射包括瞳孔对光反射和瞳孔近反射。瞳孔反射是指人眼视物的距离和射入眼内光线的强度发生变化反射性地引起瞳孔直径的变化,从而控制进入眼内的光量的过程。做瞳孔对光反射实验时通常可以观察到,用强光照射一侧眼时,不仅使同侧瞳孔缩小(直接对光反射),而且对侧瞳孔也缩小(间接对光反射)。反射过程为:强光照射视网膜产生的冲动经视神经、视束的传导到达对光反射中枢中脑顶盖前区,换元后发出纤维达双侧动眼神经缩瞳核,支配到两眼瞳孔括约肌,使双侧瞳孔缩小。

【实验对象】

人。

【实验材料】

实验器材:手电筒,遮眼板。

【实验步骤】

1.观察正常瞳孔　正常人眼双侧瞳孔等大等圆,自然光线下直径约$2.5\sim4.0$mm。

2.瞳孔近反射　令受试者注视正前方远处的物体,以观察其瞳孔的大小。然后将物体由远处慢慢向受试者眼前移动,观察受试者瞳孔大小的变化和两眼瞳孔间距离的变化。

3.瞳孔对光反射

(1)直接对光反射:先观察受试者的瞳孔是否圆形、对称等大,然后在光线暗处用手电筒对准一侧瞳孔,突然开亮照射,立即观察瞳孔直径的变化。同法检查另一侧瞳孔,试比较两侧瞳孔的变化是否相同。

(2)间接对光反射:受试者用手在鼻梁处隔开两视野,让受试者两眼正视前方,再用手电筒照射一侧瞳孔,观察另一侧瞳孔大小是否也有变化(互感现象)。同法检查另一侧瞳孔。

【注意事项】

1.检查瞳孔近反射时,受试者眼睛要紧紧盯住物体。

2.检查瞳孔对光反射时,受试者两眼要直视远方,不可注视手电光。

【讨论与思考】

1.瞳孔对光反射为什么是双侧性的?

2.瞳孔对光反射有何临床意义?

（陈　　敏）

任务十七　声波传导途径的检测

【实验目的】

学习气传导和骨传导的检查方法,比较气传导和骨传导的传音效率。

【实验原理】

外界声波传导至内耳的途径有两条:气传导和骨传导。气传导主要是声波经外耳、骨膜、听骨链、卵圆窗传入内耳。骨传导则是声波直接作用于颅骨等传入内耳。在正常情况下,气传导的效率大于骨传导。比较两种声波传导的特征,可用于鉴别传导性耳聋和神经性耳聋。若骨传导的效果接近或大于气传导,则患耳为传导性耳聋;若骨传导发生障碍,两耳骨传导不等,患耳减弱,则患耳为神经性耳聋。

【实验对象】

人。

【实验材料】

实验器材:音叉(256～512Hz),橡皮锤,棉球。

【实验步骤】

1.同耳的骨气导比较试验(任内试验)

(1)保持室内安静,受试者取坐位。主试者振动音叉后立即将音叉柄底端置于受试者一侧颞骨乳突部,此时通过骨传导受试者可听到音叉响声,随时间推移,音响逐渐减弱,当受试者听不到声音时,立即将音叉移到同侧距外耳道口1cm处,此时受试者又可通过气传导重新听到声音;反之,先将音叉置于外耳道口,待听不到声音时立即将音叉移至同侧颞骨乳突部,若受试者仍听不到声音,说明正常人气传导大于骨传导,这在临床上称为林纳试验阳性。

(2)用棉球塞住受试者同侧外耳道,模拟传导性耳聋,重复上述实验步骤,会出现气传导时间缩短,等于或小于骨传导时间,这在临床上称为林纳试验阴性(表 13-9)。

表 13-9　声音传导测试结果判断

检查方法	结果	临床判断
林纳试验	阳性(气传导＞骨传导)	正常耳
	阴性(气传导＜骨传导)	传导性耳聋
韦伯试验	两耳相同(两侧骨传导相同)	正常耳
	偏向患侧(患侧气传导干扰减弱)	传导性耳聋
	偏向健侧(患侧感音功能障碍)	神经性耳聋

2.两耳骨传导偏向试验(韦伯试验)

(1)主试者将振动的音叉柄底端置于受试者前额正中发际处,令其比较两耳听到的声音强度是否相等。正常人听到的声音强度相等。

（2）用棉球塞住受试者一侧外耳道，重复上述实验，询问受试者两耳听到的声音强度是否相等，有无偏向，偏向哪侧。传导性耳聋偏向患侧，神经性耳聋偏向健侧（表 13-9）。

3. 记录结果　将实验结果记录于表 13-10。

表 13-10　声波传导途径实验结果

	同耳骨气导比较试验（任内试验）	两耳骨传导偏向试验（韦伯试验）
正常耳		
一耳模拟气传导障碍		

【注意事项】

1. 敲击音叉不要用力过猛，切忌在坚硬物体上敲击，可用橡皮锤敲击手掌。

2. 在操作过程中，只能用手指持音叉柄，避免音叉与一切物体接触。

【讨论与思考】

1. 在正常情况下气传导为何大于骨传导？

2. 如何鉴别传导性耳聋和神经性耳聋？

（陈　敏）

图书在版编目(CIP)数据

人体机能 / 姚水洪,陈敏主编. —杭州：浙江大
学出版社,2020.7
ISBN 978-7-308-19722-9

Ⅰ.①人… Ⅱ.①姚… ②陈… Ⅲ.①人体生理学—
医学院校—教材 Ⅳ.①R33

中国版本图书馆 CIP 数据核字(2019)第 259416 号

人体机能

主　编　姚水洪　陈　敏

策划编辑	阮海潮	
责任编辑	阮海潮(1020497465@qq.com)	
责任校对	陈静毅　蔡晓欢	
封面设计	春天书装	
出版发行	浙江大学出版社	
	(杭州市天目山路 148 号　邮政编码 310007)	
	(网址:http://www.zjupress.com)	
排　　版	浙江时代出版服务有限公司	
印　　刷	杭州高腾印务有限公司	
开　　本	787mm×1092mm　1/16	
印　　张	17.75	
字　　数	459 千	
版 印 次	2020 年 7 月第 1 版　2020 年 7 月第 1 次印刷	
书　　号	ISBN 978-7-308-19722-9	
定　　价	49.00 元	

互联网+教育+出版

教育信息化趋势下，课堂教学的创新催生教材的创新，互联网+教育的融合创新，教材呈现全新的表现形式——教材即课堂。

立方书

 轻松备课   分享资源   发送通知   作业评测   互动讨论

"一本书"带走"一个课堂" 教学改革从"扫一扫"开始

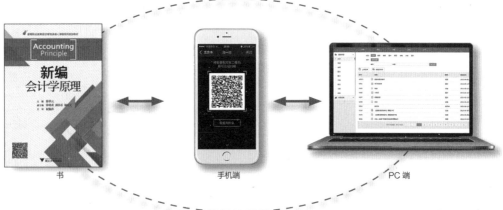

书　　　　　手机端　　　　　PC端

打造中国大学课堂新模式

【创新的教学体验】

开课教师可免费申请"立方书"开课，利用本书配套的资源及自己上传的资源进行教学。

【方便的班级管理】

教师可以轻松创建、管理自己的课堂，后台控制简便，可视化操作，一体化管理。

【完善的教学功能】

课程模块、资源内容随心排列，备课、开课，管理学生、发送通知、分享资源、布置和批改作业、组织讨论答疑、开展教学互动。

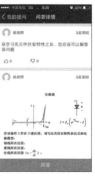

扫一扫 下载APP

教师开课流程 ➡

➡在APP内扫描封面二维码，申请资源

➡开通教师权限，登录网站

➡创建课堂，生成课堂二维码

➡学生扫码加入课堂，轻松上课

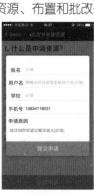

网站地址：www.lifangshu.com
技术支持：lifangshu2015@126.com；电话：0571-88273329